ON/OFF GESUNDHEIT

Den Körper neu erschaffen durch Ernährung

Andreas Jopp

Das Buch ist gewidmet

Meinem Partner & Koautor Oliver Fuxen, ohne den das Buch nicht möglich gewesen wäre.
Unserem Team, das gemeinsam mit uns das Leben und die Gesundheit Hunderter Menschen verändert hat.
Den Klienten, die uns mit ihrer Freude über Verbesserungen und zurückerhaltene Gesundheit immer wieder inspirieren.

INHALT

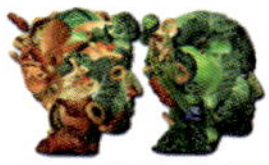

ESSEN FÜR EIN FITTES GEHIRN 101

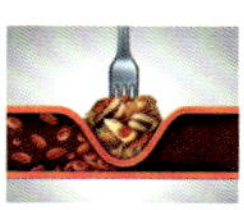

ESSEN FÜR FREIE TRANSPORTWEGE 133

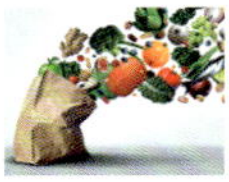

WIE VIELE KÖRPER HABEN SIE? VIELE! 203

ANHANG 218

EINLEITUNG – IHRE BIOCHEMISCHE FABRIK

Haben wir wirklich die Wahl? Energiegeladen statt dauermüde, gut gelaunt statt leicht entnervt, schnell erholt statt ruhebedürftig – wir möchten uns einfach gut fühlen. In Top-Form sein. Möchten lange jung bleiben, langsamer altern, keine körperlichen Baustellen haben oder diese möglichst reibungslos beseitigen. Alles steht und fällt mit Ihrem Körper: Einem Superorganismus aus 70 Billionen Zellen. Diese funktionieren wie eine riesige biochemische Fabrik. Je nachdem, welche Biostoffe Sie auftanken, können Sie entweder in Topform sein, oder Ihre Biomaschine herunterfahren. Sie können sich täglich erneuern oder Ihren einzigartigen Körper Stück für Stück ruinieren. Biostoffe steuern, wie gut Sie sich täglich reparieren. Ihr Körper ist eine riesige Baustelle. Ständig im Auf- und Abbau. In jedem Alter.
Wenn Sie abends zerknittert und müde ins Bett fallen, und morgens mit Millionen neuer Zellen verjüngt und erholt wieder aufwachen, hat Ihr Körper sich über Nacht zum Teil neu erschaffen. Ganz egal, ob jung, alt, sportlich, gesund oder schon stark heruntergewirtschaftet im Notzustand – diese Regeneration ist lebenswichtig für jeden von uns.
Die Biochemie dafür wurde über Millionen von Jahre hinweg entwickelt. In der Evolution gab es keine Ärzte oder Medikamente. Die Lebewesen mit den besten Reparaturmechanismen kamen weiter. Unser Körper kann sich optimal selbst warten. Sich täglich gesund sanieren, WENN wir ihn denn für uns arbeiten lassen ... Denn unser molekulares Feinlabor wird angetrieben durch die Biomoleküle der Natur: Die Ernährung. Von den 35 Tonnen Lebensmittel, die Sie im Laufe Ihres Lebens in Ihr System reintanken. Sie entscheiden täglich, was Sie Ihrer biochemischen Fabrik anliefern.

Die neueste Forschung zeigt das bislang ungeahnte Potenzial der Ernährung. Sie vollzieht dabei nur nach, was in der Evolution in endlosen biochemischen Testreihen bereits entstanden und in Ihrem Körper abgespeichert ist. Sie können Ihren Körper auf Höchstleistung essen, und jederzeit den Wartungsmodus anwerfen. Unser Regenerationsmodus übertrifft alles, was die Medizin- und Pharmaindustrie je entwickeln könnte. Ernährung ist nicht die kleine unbedeutende Stiefschwester, sondern die bestimmende Kraft Ihrer biochemischen Fabrik. Wir können uns damit genetisch jünger essen, die Löschtaste für Schäden aktivieren und uns täglich gesund regenerieren.

Wir sind nicht alleine in unserem Körper

Nur 43 % der Zellen in Ihrem Körper sind menschliche Zellen. Überhaupt ist nur 1 % des genetischen Materials in Ihrer biochemischen Fabrik von Ihnen. Die rasante Erforschung dieser Mikrowelt hat die Sicht auf uns als Mensch für immer verändert. Wir sind tatsächlich Mensch-Bakterien-Hybriden. Und wir haben dank dieser phänomenalen Arbeitsteilung mit den Mikroben übermenschliche biochemische Kräfte verliehen bekommen. Sie können diese 39 Billionen Bakterien für sich arbeiten lassen, wenn Sie diese gut füttern. Sie essen also nie für sich alleine. Die Mikroben essen mit. Dieses Bakterien-Heer kann sich aber auch gegen Sie wenden. Dann kann es Ihre Gene, Ihre Stimmung und Ihren Stoffwechsel herunterfahren, und sogar schwere Krankheiten verursachen.

Das ON/OFF-Prinzip der Ernährung

Gehen Sie mit mir auf eine Reise durch Ihren Körper. Erfahren Sie, wie Sie wichtige Bereiche mit Biostoffen optimieren können, anstatt sich weiter auszubremsen. Ich nenne es das ON/OFF-Prinzip der Ernährung, weil Sie Ihre Biochemie hoch- oder auch herunterfahren können. Unsere Reisestopps sind die Top-Destinationen im Körper, die viele verbessern, erhalten oder gesund sanieren möchten: Ihr Immunsystem, Ihr Gehirn, Ihre Gene, Ihr Zellschutz, Ihr Transportsystem (Herz-Kreislauf), und Ihr Darm. Auf der Reise durch den Körper zeige ich Ihnen, wie Sie dieses ON/OFF-Prinzip der Ernährung optimal für sich nutzen können.

ON – *die Schlagkraft des Immunsystems gegen Viren, Bakterien und Krebszellen verbessern.* Welche Mikronährstoffe und Superfoods aktivieren das Immunsystem? OFF – was fährt die Immunzellen herunter?

ON – *Zellen und Gene schützen,* damit diese nicht entarten. Welche Biostoffe schützen Ihre Zellen am besten? ON – Das Geheimnis: Nicht irgendwelches Obst & Gemüse, sondern die potentesten davon auf den Teller zu bringen. Smart essen. OFF – den Industrieschmodder abstellen, der Ihre Zellen entarten lässt.

ON – *den Alterungsprozess an den Genen verlangsamen und sogar umkehren.* Biostoffe haben Andockstellen an den Genen und können diese an- und abschalten. ON – werden Sie zum Programmierer Ihrer Gensoftware. Biostoffe falten wichtige Genprogramme auf. ON - essen Sie sich jünger.

OFF – schmeißen Sie leere Kalorien raus, die Ihre Reparaturprogramme behindern und Ihre Gensoftware messbar altern lassen.

ON – *Ihr Gehirn aktivieren, verbessern, und vor Abbau schützen.* Welche Stoffe steuern Ihr Gehirn? Ihr Gehirn baut ab Mitte 30 ab. ON – rüsten Sie Ihr Gehirn auf DSL-Geschwindigkeit auf. ON – verbessern Sie den Festplattenspeicher des Gehirns. ON – verändern Sie die Biochemie Ihrer Stimmung. OFF – verlangsamen Sie den Alterungsprozess und die Zerstörung des Gehirns frühzeitig durch Ihre Ernährung.

ON – *Ihr Transportsystem jung halten.* Schon ab 30 haben wir erheblich zugesetzte Gefäße. Sie sind nur so jung wie Ihr 300.000 Kilometer langes Transportsystem. OFF – halten Sie aktiv dagegen. Schalten Sie diesen Prozess frühzeitig ab. ON – aktivieren Sie die Löschtaste für Gefäßschäden in jedem Alter. ON – aktivieren Sie die essbare Biowerkstatt bei Totalschäden (Herz-Kreislauf-Erkrankungen). Die neue Forschung zeigt: Diese funktioniert besser als Medikamente.

ON – *Ihr Darm ist der Wohnort mächtiger Fremdzellen: Ihres Mikrobioms.* Es produziert eine Vielzahl von großartigen Stoffen für den gesamten Körper. ON – füttern Sie Ihre Billionen von Mikroben, damit diese optimal für Sie arbeiten. ON – sanieren Sie Ihren Darm gesund. OFF – das Mikrobiom nicht weiter schädigen und verändern, durch fehlende Nährstoffe und Schadstoffe.

Wir möchten uns einfach gut fühlen und langsamer altern. Sie können heute damit anfangen. Ich wünsche Ihnen viel Spaß auf dieser Entdeckungsreise durch Ihren Körper.

Ihr
Andreas Jopp

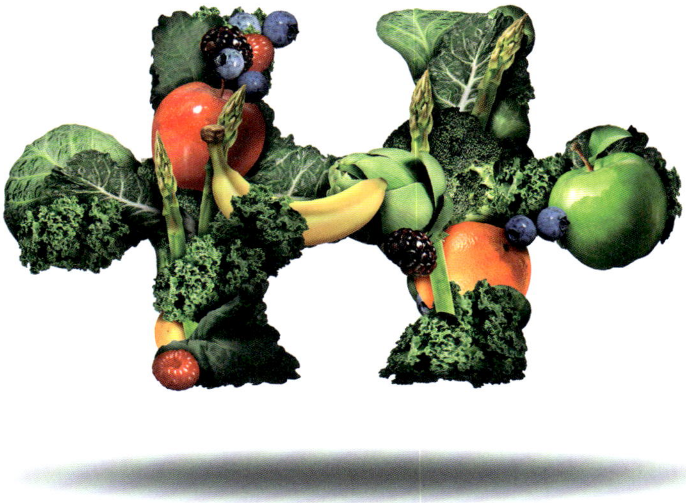

REGENERATION – LÄNGER & BESSER LEBEN

Wie regenerationsfähig ist unser Körper eigentlich? Welche kleinen Veränderungen haben den größten Effekt auf die Lebenszeit und Gesundheit? Wieviel Lebenszeit könnte man denn gewinnen? Sie entscheiden heute, wie Sie sich in Zukunft fühlen werden.

Friedhelm saß im Wartezimmer seiner Ärztin und fragte sich, was ihn wohl erwartete. Nach seinem Urlaub hatte er einen Anruf von seiner Hausarzt-Praxis erhalten. Die Ärztin wollte gerne seine Werte mit ihm besprechen und fragte an, ob er diesmal etwas früher im Quartal zur Besprechung kommen könne. Anspannung machte sich breit. Er ließ seine Blutwerte regelmäßig kontrollieren. Immerhin war er selbst Wissenschaftler, verglich immer seine neuesten Blutwerte mit älteren Daten. Er hatte diese Dinge gerne unter Kontrolle. Gefühlt war er fast sein ganzes Leben ein dankbarer, ärztegläubiger, um nicht zu sagen, medizinisch *„höriger"* Patient gewesen. Er senkte seit Jahren die Cholesterinwerte und den Blutdruck mit Medikamenten. Wie die meisten in seinem Alter. *„Dr. G., bitte in Zimmer 3"*, schrillte es aus dem Lautsprecher. *„Guten Tag, Herr Dr. G."*, begrüßte ihn seine Ärztin und musterte ihn genauer als üblich. *„Sie sind nun schon seit 10 Jahren bei mir in Behandlung. Ich beobachte Ihre Blutwerte seit geraumer Zeit. Und habe diese kürzlich mit 400 meiner anderen Patienten verglichen."* Mit seinen 79 Jahren fühlte er sich tatsächlich energiereicher denn je. *„Sie haben in den letzten Jahren immer mehr Medikamente abgesetzt und mir immer erst im Nachhinein davon berichtet"*, fuhr seine Ärztin fort. Es folgte ein kurzes Schweigen. *„Ihre Blutwerte werden trotzdem immer besser. Ihr Belastungs-EKG ist in den letzten 4 Jahren von 110 Watt auf 180 Watt angestiegen. Ohne dass sie zusätzlich Sport treiben. Das entspricht der Pumpkraft eines 40-jährigen trainierten Mannes. Eigentlich sollte Ihre Herzkraft altersgerecht eher abnehmen. Da läuft etwas komplett in die falsche Richtung! …"*

Tatsächlich fühlte er sich jünger als vor 10 Jahren. Die letzten Medikamente sollten auch noch weg. *„Nun, wie Sie wissen, habe ich meine Ernährung geändert und nehme seit 4 Jahren gezielt Vitalstoffe. Sie hatten da ja so Ihre Zweifel, ob sich das in meinem Alter noch lohnt … Nun, ich habe es trotzdem gemacht."* Ernährung …Vitalstoffe … eine verbesserte Pumpkraft … hängt das miteinander zusammen? Das musste ein Ausnahme-Fall sein … auf jeden Fall werde ich hierfür auch nicht bezahlt, könnte der Ärztin in dem Moment durch den Kopf gegangen sein. Friedhelm fuhr fort: *„Übrigens habe ich gerade eine Reise nach Tibet gebucht. Wir werden mit einem Führer auf 5.600 Metern wandern. Würde etwas dagegensprechen?"* Die Ärztin schüttelte konsterniert den Kopf. *„Das wäre soweit o. k. In 6 Monaten dann zur Blutentnahme"*, und gab ihm die Hand. So genau wollte sie es dann wohl doch nicht wissen, dachte Friedhelm im Nachhinein. Immerhin behandelt sie ihre Patienten nach Leitlinie. Mit Medikamenten. Erfolgreich. Seit Jahren.

Dies ist nur eine von vielen Hundert Geschichten, die ich in den letzten Jahren erlebt habe, wenn wir mit Ernährung & Vitalstoffen den Stoffwechsel von Klienten saniert haben. Menschen, die sich in erster Linie energiereicher, leistungsfähiger und belastbarer fühlen wollten. Bessere Gesundheit und ein glücklicheres Lebensgefühl entstanden als willkommener Nebeneffekt. In all diesen Fällen ging es letztlich um die optimale Regeneration des Körpers. Die exakten Messwerte von Dr. Friedhelm G. liegen mir vor. Als er mir seine Geschichte erzählte, blieb mir der Satz der Ärztin sofort in Erinnerung: *„Da läuft etwas komplett in die falsche Richtung!“* Daraus ist die Idee zu diesem Buch entstanden. Das unerwartete Potenzial der Ernährung fundiert recherchiert als Reise durch den Körper aufzuzeigen. Ärzte behandeln mit Medikamenten einzelne getrennte Erkrankungen. Sie wissen meist zu wenig bis nichts über die Regenerationsfähigkeit des Körpers durch Ernährung & Vitalstoffe, und die neue faszinierende Forschung dazu.

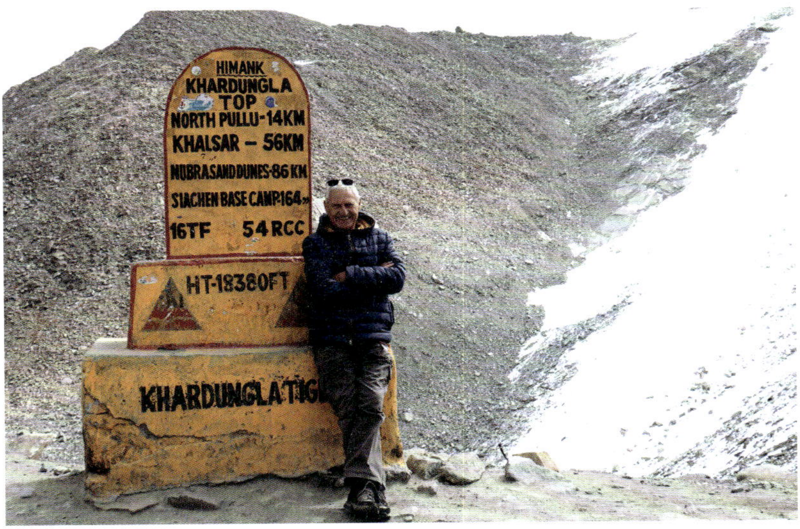

Friedhelm auf 5600 Metern. HT (height) 18380 FT (feet).

Die Löschtaste zur Regeneration

Und nun sind wir schon mitten im Thema: Wie regenerationsfähig ist unser Körper eigentlich? Können wir eine Löschtaste aktivieren, um uns auf Zellebene zu erneuern, vorhandene Schäden zu löschen und langsamer zu altern? Wie aktiviert unsere Lebensweise & Ernährung diese Löschtaste? Und warum kann diese Taste durch die meisten Medikamente nicht aktiviert werden? Der Körper hat keinen Mangel an Medikamenten. Sondern an Biostoffen, mit denen er optimal funktioniert! Mit denen er sich auf der Zellebene neu erschaffen und heilen kann. Je besser Ihr Körper sich täglich regeneriert und je besser Ihr Stoffwechsel funktioniert, desto leistungsfähiger sind Sie. Gleichzeitig bleiben Sie länger gesund.

Jeder hat einen Körper. Dieser Satz hört sich banal an. Viele betreiben ihre Biomaschine aber vollkommen falsch. Meinen, sie müssten nur Kalorien hineinstopfen, und wie ein Wunder käme dann Leistung dabei heraus. Die Gleichung geht aber so: Junkfood rein, Junk-Leistung raus. Wir funktionieren nur so gut, wie wir unsere biochemische Fabrik betanken. Junkfood blockiert vor allem unseren Wartungsmodus. Diese Wartung – die Regeneration unseres Körpers – ist das wahre Wunder des Lebens. Sie können diesen Prozess unterstützen, verlangsamen oder blockieren. Es liegt ganz bei Ihnen.

Wie viele Körper haben wir? Viele.

Unser Körper hat ein enormes Potenzial, sich neu zu erschaffen, sich zu reparieren und sich zu heilen. Ein Großteil Ihrer Zellen wird innerhalb von 6 Monaten ausgetauscht. Alle 7–10 Jahre haben wir uns inklusive der Knochen zu 90 % einmal grunderneuert. Diese Feinreparaturen auf Zellebene sind enorm wirksam. Stattdessen werden heutzutage viel zu häufig, viel zu schnell Pharmaprodukte eingesetzt. Gerade einmal über 5–6 Jahre ausgetestet, vielleicht seit 20–30 Jahren angewendet, greifen diese brachial in einzelne isolierte Stoffwechselprozesse ein. Nebenwirkungen sind die Folge, weil diese Fremdmoleküle eben nicht ganz zu unserem komplexen Stoffwechselprogramm passen. Wie vergleichen sich diese kurzfristigen Erfahrungen mit den endlos langen Testreihen über Millionen von Jahren? Überlebens-Testreihen (Selektion) mit der Gensoftware, die so exakt auf die genaue Steuerung und Erneuerung mit Biostoffen angepasst wurde. Die tägliche Regeneration Ihres Körpers, und die Heilung durch Ernährung sind keineswegs ein Wunder. Friedhelm hatte einfach diesen Wartungsmodus mit zusätzlichen Biostoffen aktiviert. Das funktioniert vielleicht nicht bei jedem so gut. Es kommt darauf an, wie kaputt eine Biomaschine schon ist. Aber sich wesentlich gesünder zu sanieren, als man jetzt gerade ist, das kann jeder. Wie viele andere hatte Friedhelm sich zu früh und zu lange auf die Krücke mit Medikamenten verlassen, anstatt den Körper gezielt neu zu erschaffen. Zu lange wurde die Gesundheit an einen Arzt delegiert. Immer im guten

Glauben an die Wissenschaft. Und damit das Beste für sich zu tun. Der Irrglaube von vielen Menschen heute ist, dass die lächerliche kurze Erfahrung mit Pharmaprodukten naturwissenschaftlicher ist als das Wechselspiel und die Wirkung aus essbaren Biostoffen auf die Genetik, die über Millionen Jahre entwickelt wurde. Dies ist nicht nur anmaßend, sondern auch dumm. Vom einfachen Bakterium bis hin zum Säugetier konnte sich kein einziges Lebewesen je auf eine externe „Reparaturmedizin" verlassen.

80 % der Erkrankungen sind ernährungsbedingt

Und diese ernährungsbedingten Krankheiten verursachen über 80 % der Gesundheitskosten. Würden Sie Ihr wertvolles Auto mit Heizöl betanken? Wohl kaum. Bei zu vielen herrscht dagegen eine fatale Vollkasko-Mentalität: Den Wagen frühzeitig ruinieren und dann die Allgemeinheit dafür zahlen lassen. Wir werden durch schlechte Ernährung krank und wollen dann 40 Jahre später durch Medizin wieder gesund werden. Nur, so funktioniert das nicht.

Die Grundlagen von Erkrankungen werden Jahrzehnte früher gelegt: Ihre 300.000 Kilometer langen Blutbahnen setzen sich jedes Jahr ein kleines Stück mehr zu, wenn sie mit klebrigem Fettschmodder und Zuckermolekülen täglich überschwemmt werden. Jeder Zweite stirbt heutzutage an Herz-Kreislauf-Erkrankungen. Ihr Immunsystem kommt nicht mehr hinterher, täglich Krebszellen zu entfernen, wenn es nicht ausreichend Mikronährstoffe (Vitamine, Mineralien, Spurenelemente) und antikrebswirksame Pflanzenstoffe bekommt. Jeder Dritte stirbt an Krebs. Jeder Zweite sammelt immer mehr Fett an, und wird übergewichtig. Das Risiko für Herzinfarkte, Diabetes und Krebs explodiert dadurch. Die Gensoftware kann nicht mehr richtig abgelesen werden und faltet sich in Teilbereichen zu, wenn durch den Einfluss von Schadstoffen und zu wenigen Biostoffen die wichtigen An/Aus-Schalter der Gene nicht weiter aktiviert werden können (Epigenetik). Die Gene verkürzen sich und altern messbar schneller, wenn sie nicht durch Biostoffe geschützt werden (Telomere). Die täglichen Reparaturleistungen lassen nach, weil dafür notwendige Baustoffe und Mikronährstoffe fehlen. Die Stammzellen im Knochenmark, die uns mit neuen Zellen versorgen, altern frühzeitig durch eine vitalstoffarme Ernährung. All diese Mechanismen verkürzen die gesunde Spanne Ihres Lebens dramatisch. Und bremsen die tägliche Regeneration Ihres Körpers.

Möchten Sie 12–17 Jahre länger leben?

Was hat den größten Effekt auf die Lebenszeit und Gesundheit? Mit fünf Lebensgewohnheiten beeinflussen Sie tatsächlich 78 % aller Erkrankungen. Das ist erstaunlich. Vergleicht man die Teilnehmer, die diese 5 Gewohnheiten umsetzen, mit Teilnehmern, die mit Vollkasko-Mentalität gleich alle 5 Gewohnheiten ignorieren, so verliert die Vollkaskogruppe 12–14 Jahre ihrer Lebenszeit. Frauen im Durchschnitt 14 Jahre. Männer 12 Jahre. Und das trotz teurer Hightech-Medizin. Das zeigen langjährige, große Studien der Harvard-Universität mit 123.000 Ärzten und Krankenschwestern. Alle waren am Anfang der Studie gesund. Ein ganzes Dutzend Professoren erheben alle 2 Jahre alle nur erdenklichen Daten dieser Gruppe und werten diese seit 34 Jahren aus.[1] Viele Hundert Einzelstudien, welche Ernährung uns gesund hält, wurden daraus veröffentlicht. Wir werden dieser Gruppe im Buch noch öfter begegnen. Ja, es gibt sie: Die EINE gesunde Ernährung. Die 5 einfachen, positiv wirkenden Lebensgewohnheiten sind: 1.) Besser essen (in den oberen 40 % eines gesunden Ernährungsindexes). 2.) Mehr bewegen (30 Minuten am Tag flott gehen). Schon aus diesen ersten beiden Gewohnheiten folgt fast automatisch Faktor 3.) Kein Übergewicht. 4.) Nicht zu viel Alkohol (1–2 Glas Alkohol senkt sogar das Risiko. Ab 3 Gläsern oder 30 Gramm Alkohol pro Tag steigt es dann wieder an) 5.) Nicht rauchen (4.000 toxische und krebserregende Substanzen werden beim Rauchen direkt eingeatmet.)

Kein Verzicht also, sondern Genuss: Sich in die oberen 40 % der besseren Ernährung hinein-schlemmen, etwas Wein trinken, und sich pro Woche insgesamt 3 Stunden bewegen. Keine unerreichbaren Ziele. Sollte man meinen. Umso erstaunlicher sind daher die Zahlen, wie wenige ihre Biomaschine so behandeln: Nur 25 % der Teilnehmer setzten mindestens 3 dieser Lebensgewohnheiten um, magere 9 % setzten 4 davon um, und nur 1,2 % setzten alle 5 um. Wir fressen und sitzen uns schlicht und ergreifend zu Tode. Kaum jemand kümmert sich also um die Gebrauchsanweisung seiner Biomaschine. Am Außen wird poliert und gepflegt. Eine ganze Mode-, Kosmetik- und Wellness-Industrie lebt davon. Im Innen lässt man das Potenzial seiner Biomaschine dagegen brachliegen. Mit wie wenig Aufwand man mehr als ein Jahrzehnt länger gut leben könnte, zeigt auch eine ganz ähnliche, deutsche Studie mit 23.000 Teilnehmern. Diese kommt sogar auf ein 14–17 Jahre längeres Leben.[2]
Noch ein paar beeindruckende Zahlen? Woran erkrankten die 123.000

Ärzte und Krankenschwestern in der Harvard-Studie? Woran sind sie gestorben? 42.000 Todesfälle wurden in den 34 Jahren mit allen medizinischen Daten ausgewertet. Bei denen, die alle 5 Lebensgewohnheiten beachtet hatten, verminderte sich das Risiko für Krebs um 65 %!! Das Risiko für Herz-Kreislauf-Erkrankungen fiel um 82 %!! Und das Risiko für Diabetes fiel um 91 %!! Beeindruckend. Alles nur mit ein bisschen gut essen, mehr bewegen, und ohne Rauchen.
Wir alle müssen das Geld zur Reparatur dieser unnötigen Schäden jeden Tag erarbeiten. In Deutschland werden 11,5 % des gesamten Bruttosozialprodukts für das Krankheits-(Gesundheits-) System ausgegeben. 1 Milliarde Euro pro Tag! 4.355 Euro pro Kopf und Jahr.[3] Stellen Sie sich nur mal vor, wir bekämen alle dieses Geld stattdessen am Ende jeden Jahres ausgezahlt … Auf der anderen Seite werden lächerliche 7,34 Euro pro Jahr von den Krankenkassen pro Versichertem ausgegeben, um aufzuzeigen, wie und warum sich besser essen & bewegen lohnt.[4] Damit weniger Menschen ihre Biomaschine auf Kosten der Allgemeinheit unsinnig vor die Wand fahren. Ein krasses Missverhältnis also, wofür strategisch Geld ausgegeben wird. Glückwunsch an Sie: Sie sind hier, um Ihr Leben lieber selbst in die Hand zu nehmen.

Sich besser fühlen – Ihre Lebensqualität

Natürlich gewinnt man nicht nur 12–17 Jahre zusätzliche Lebenszeit, sondern auch noch 20 Jahre Lebensqualität vor dem verfrühten Ableben, wo man keine Zeit mit Krankenhaus, Operationen, Ärzten, Medikamenten Nebenwirkungen und eingeschränkter Lebensfreude verplempert hat. Wo Sie vielleicht wie Dr. Friedhelm G. mit 79 Jahren einfach mal auf 5.600 Meter kraxeln könnten. Mit den Enkeln toben. Am Strand laufen. Auf dem Fahrrad radeln. Sich des Lebens freuen. Und: Vor allem verbessern Sie die 50 Jahre davor, in denen Sie sich jünger, energiereicher, und damit auch zufriedener fühlen können. Nur, weil Sie Biostoffe statt Heizöl tanken. Vor allem vermeiden Sie viele der kleineren oder auch größeren ernährungsbedingten Erkrankungen, an denen man nicht stirbt, die aber enorm lästig und einschränkend sind.

Die Investition dafür? Simple 60 Minuten am Tag. Das teilt sich auf in 30 Minuten besser essen und 30 Minuten mehr bewegen. Das ist lecker. Macht Spaß. Lohnt sich. Wenn man es herunterbrennt, ist es wirklich so einfach. Die Antwort, ob Sie sich das wert sind, können nur Sie sich geben. Nur, welche Ernährung hält denn fit, lässt unsere Zellen und Gene langsamer altern und hilft unserem Körper, sich zu regenerieren? Low Carb, Keto und andere Modediäten verwirren viele. Gibt es die EINE gute Ernährung? Ja! Die Forschung ist eindeutig.

Die Bequemlichkeitsfalle – Fertigprodukte machen Sie fertig

80 % unserer Lebensmittel sind hochverarbeitet. Von den 100.000 angebotenen Nahrungsmitteln bräuchten wir tatsächlich nur 100 Lebensmittel, um unfassbar lecker zu schlemmen und die Biomaschine optimal laufen zu lassen. Viele haben die eigene Ernährung komplett an die Industrie abgegeben. Normiertes Essen aus der Fabrik. Food-Designer, Chemiker und Lebensmitteltechnologen panschen die Stoffe mit Lebensmittelzusätzen und Haltbarkeitsmitteln zusammen. Chemie macht's möglich, dass in einem Erdbeerjoghurt kaum noch Erdbeere enthalten ist. Chemikalien, Fett und Zucker sind eben preiswerter. Die Gewinnspanne der Industrie steigt so an. Der Verlust für Ihre Biomaschine steigt im gleichen Maße.

Vielen Kindern schmeckt Erdbeer-Aroma inzwischen besser als echte Erdbeeren. Die sind ihnen nicht geschmacksintensiv genug. Convenience-Produkte sollen unser Leben erleichtern. Sie machen es aber tatsächlich schwerer, weil Ihr Energieniveau damit sinkt. Wir tappen so in eine Bequemlichkeitsfalle. Je müder Sie mit den Lebensmitteln werden, desto weniger können Sie sich aufraffen, schnell etwas selbst zu kochen und sich zu bewegen. Fertigprodukte machen uns fertig! Schlimmer noch: *Wir gewöhnen uns an dieses Gefühl. Halten es für normal. Wissen gar nicht, wie gut wir uns fühlen könnten.*

Selbst, wenn ich mit Menschen spreche, die sich angeblich gut ernähren, haben diese oft 1.000 oder mehr leere Kalorien in der Ernährung. Diese leeren Kalorien liefern kaum Biostoffe. Auszugsmehl, Zucker oder Fett anstelle von Vitaminen, Pflanzenstoffen oder Ballaststoffen. Die Rechnung ist einfach: Für 1.000 Kalorien aus hochverarbeiten Produkten bekommen Sie immer auch für 1.000 Kalorien weniger Biostoffe für Ihre biochemische Fabrik. Diese fährt dann die Leistung und Reparaturvorgänge herunter. Stellen Sie sich Ihre Leistungsreserven vor, die hier brachliegen. Die meisten haben ein enormes Potenzial nach oben. Sich besser zu fühlen.

- Lehnen Sie sich einen Moment zurück.
  Wie möchten Sie sich wirklich fühlen?
- Die zweite Frage ist immer:
  Was habe ich davon, wenn ich etwas ändere?
- Und bevor man irgendetwas ändert, will jeder wissen:
  Welche Beweise gibt es, dass dies wirklich funktioniert.
  Sonst fängt man gar nicht erst an.

Das Wissen dazu gebe ich Ihnen in diesem Stoffwechselkrimi. Damit Sie Ihre Biomaschine optimal nutzen können. So erreichen Sie leicht Ihren persönlichen Wohlfühl-Berg. Dieser muss nicht auf 5.600 Metern liegen, wie bei Friedhelm. Sondern einfach in Ihrem glücklichen, energiereicheren und längeren Leben. Jeden Tag.

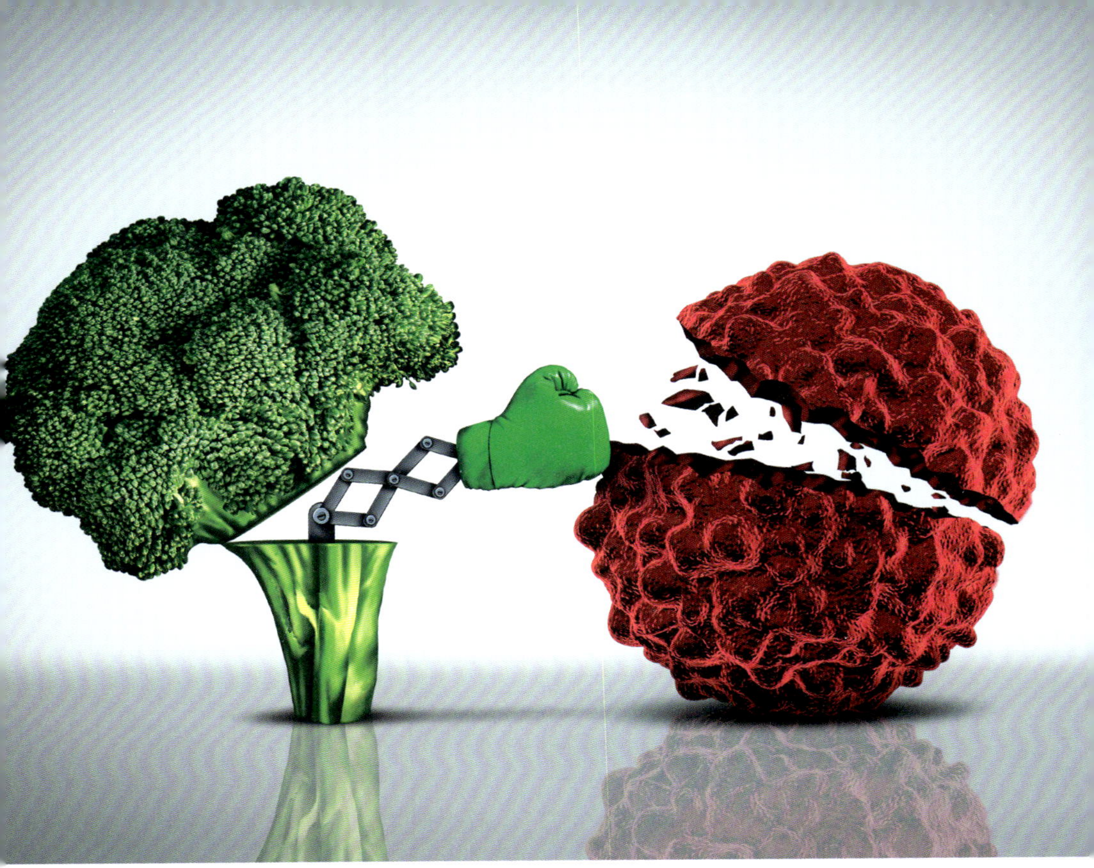

ESSEN FÜRS IMMUNSYSTEM

Ihr Immunsystem: Eine Biotech-Armee. Sie sichert täglich Ihr Überleben. Gegen Milliarden von Viren, Bakterien und Krebszellen. Wie versorgen Sie eigentlich Ihre Schutztruppe, um Sie einsatzfähig & schlagkräftig zu halten? Mit Hochleistungsstoffen oder Weißbrot?

UNTER DER LUPE: WIE FUNKTIONIERT DAS IMMUNSYSTEM?

Der größte Ausnahmezustand seit dem Zweiten Weltkrieg. Durch einen Virus. COVID-19 zeigte uns, wie verletzlich wir Menschen trotz Hightech-Forschung sind. Epidemien haben von jeher das Schicksal der Menschheit bestimmt. Noch im 20. Jahrhundert starben 300 Millionen Menschen an Pocken, 97 Millionen an Masern und 38 Millionen an HIV. 1980 erklärte die WHO den Pockenvirus durch weltweite Impfungen für ausgerottet. HIV forderte 38 Millionen Tote bis 2019. Dieser Virus kann mit Medikamenten heutzutage blockiert werden. Ohne Medikamente oder Impfungen hängt Ihr Überleben vollständig von Ihrem eigenen Immunsystem ab. In der Corona-Epidemie hatten Menschen mit einem schwachen Immunsystem, wie Ältere und Menschen in der Dritten Welt, ein vielfach erhöhtes Sterberisiko. Was sind die Stellschrauben, die bestimmen, wie gut das Immunsystem funktioniert?

- *Mehr Biostoffe für die Funktion des Immunsystems*
  Vitamine, Spurenelemente, Pflanzenstoffe und Eiweiß sind unbedingt notwendig für die Funktion und die Schlagkraft des Immunsystem. Je besser die Biostoffversorgung, desto schlagkräftiger ist die Immunantwort.
- *Belastungen, die das Immunsystem drücken*
  Übergewicht, Diabetes, Herz-Kreislauf-Erkrankungen, Krebs und chronische Erkrankungen drücken das Immunsystem. Das Risiko für Erkrankungen kann mit guter Ernährung stark vermindert werden.
- *Das biologische Alter des Immunsystems bremsen*
  Ein 70-Jähriger kann das Immunsystem eines 60-Jährigen haben, oder ein 60-Jähriger das Immunsystem eines 80-Jährigen. Es kommt darauf an, wie stark die Gene, das Knochenmark, und die Organe gealtert sind. Ihr Lebensstil hat einen direkten, messbaren Einfluss auf den Alterungsprozess. An den Telomeren, den Enden Ihrer Gene, kann das biologische Alter gemessen werden.

Das Immunsystem betrifft jeden. Viren, Bakterien, Pilze, Krebszellen – wir sind im dauerhaften Abwehrmodus. Auf Schleimhäuten werden Viren- und Bakterien-auflösende Stoffe ausgeschüttet. Im Darm arbeiten Darmbakterien & Immunsystem zusammen. Spezialisierte Zellen spüren jederzeit Krebszellen auf. Wenn doch etwas Fremdes in unseren Hochsicherheitstrakt eindringt, schlägt eine komplexe Immunabwehr zu. Das Immunsystem ist bei Weitem der faszinierendste Hightech-Kriegsschauplatz. Jeder Hollywood- Film ist verglichen damit simple Steinzeit. Wie Stachelschweine aussehende B-Zellen patrouillieren zum Beispiel permanent durch Ihre Blutbahnen. 200.000 hochspezialisierte Stachel ragen nach außen mit den verschiedensten Erkennungsmolekülen. Wird so etwas wie ein Virus entdeckt, heftet sich eine Erkennungsflagge (Antigen) eines dieser Stachel daran und markiert es für die Fresszellen zur Zerstörung. Schneller als eine Maschinenpistole können B-Zellen dann gleichzeitig bis zu 200 spezialisierte Antikörper-Missiles herausschießen, um sofort die sich vermehrenden Eindringlinge im Körper zu markieren.

Um es für jeden Leser und auch für Laien nachvollziehbarer zu machen, was im Körper passiert, schalten wir daher am besten mal live in so ein Viren-Kriegsgebiet:

Live-Schaltung ins Immunsystem

Wir sind auf Sendung! Fresszelle an Einsatzzentrale:

„Virenalarm! Feindliche Objekte geortet! Habe sie sofort weggefressen und Zytokin-Botenstoffe ausgeschüttet, um weitere Truppen in Richtung Schleimhäute und Lunge zu aktivieren. Die Killerzellen haben sofort den Beschuss mit freien Radikalen eröffnet. Das Ding vermehrt sich wie blöd. Ich brauche nagelneue Killer- und Fresszell-Rekruten."

Einsatzzentrale:

„Achtung: Das Zielgebiet ist mit chemischen Botenstoffen durch die Leukozyten-Truppen markiert worden. Weitere Truppen sind angefordert! Ich funke die Muskeln an: Noteiweiß sofort freisetzen! Ich kann nicht permanent Milliarden von Immunzellen vorhalten. Die Eiweißkosten wären zu hoch. Die müssen jetzt aber schnellstens neu gebaut werden! Und wo sind die verdammten B-Vitamine? Ohne die läuft hier nichts im Eiweißzusammenbau für neue Truppen. Was ist das denn für eine miserable Versorgungslage? Hey, Killerzellen, ihr haltet weiter die Linien!"

Killerzellen (Abteilung 1: Unspezifische Immuntruppe) an Einsatzzentrale:

„Verstanden! … Wir haben jetzt den Beschuss aufgenommen! Doch wieso ist kein Vitamin E und C da? Seid ihr verrückt? Bei DEM Kanonenfeuer durch freie Radikale müssen wir uns doch verdammt noch mal panzern. Oder wollt ihr, dass wir komplett durchlöchert werden? Entweder ihr stellt sofort die Antioxidantien-Schutzwesten zur Verfügung, oder wir blasen die Aktion ab! Over."

Fresszellen an Einsatzzentrale:

„Hey da! Wir Fresszellen werden viel zu wenig aktiviert durch Vitamin-D-Mangel. Aber so weit es geht, fressen wir jetzt schon sofort diese verdammte Virensuppe auf. So viel wir können. Und zerlegen sie in Einzelteile. Mal sehen, was sie so besonders macht. Oberflächenstücke vom Virus präsentieren wir euch an unseren Außenmembranen. Dann können die B-Zellen aus der intelligenten Spezialeinheit das Ding nachbauen. Das wird auf jeden Fall 3–4 Tage dauern."

B-Zellen (Abteilung 2: Spezialisierte Immuntruppe.) an Einsatzzentrale:

„Haben Virusbestandteil von der Fresszell-Oberfläche übernommen. Gedächtniszelle aus der Memory-T-Zellabteilung hat den genetischen Fingerabdruck überprüft. Durch die Datei mit bekannten Verdächtigen laufen lassen. Negativ! Unbekannt! Mit so was noch nie in Kontakt gewesen. Impfung negativ. Wäre ja nett gewesen. Dieses Ding ist ja so was von aggressiv! Temperaturanstieg jetzt auf 41 Grad. Bei 43 werden die Eiweißzellwände des gesamten Körpers instabil. Alarmstufe rot! Wir bauen die Virusoberfläche sofort nach. Haben Knochenmark chemisch angefunkt, damit wir neue T-Zell- und B-Zell-Rekruten in die Milz reinbekommen."

Knochenmark winkt ab:

„Piano. Piano. Schnell geht hier längst nichts mehr! Ich bin hier seit Jahren im Dauerverschleiß und -einsatz: Ständige Entzündungen im Körper. Allergien. Zellschäden, und was ich sonst noch so alles mit Vorläuferzellen ersetzen muss, weil der Wirt ständig dieses unbrauchbare Junkfood reinkippt. Ich bin überlastet und nicht mehr der Jüngste. Ich schick euch, was noch da ist, an Vorläuferzellen. Die könnt ihr dann klonen."

Einsatzzentrale:

„O. k.! Verstehe! In der Milz trainieren wir dann die Klone des Knochenmarks und machen sie scharf. So lange müsst ihr da von der unspezifischen Abwehr die Stellung halten! Und alles beschießen, was fremd ist. Verdammt! Was da jetzt wieder an Kollateralschäden auch an den gesunden Zellen entsteht! Übel. Keine von denen ist mit Antioxidantien verstärkt! Mist, denn so könnten sie viel eher die freien Radikale wegstecken. Und dann das noch: Überall nur abgespeichertes Fett. Alle Blutbahnen voll verklebt. Wie sollen wir da zügig vorwärtskommen? Was für ein Mist! Wie sieht es denn mit dem Vitamin-C-Nachschub für euch Killer-Jungs von der unspezifischen Einheit aus?"

Killerzellen an alle:

„Immer noch nix. Können nur niedrig-aktiv schießen, sonst durchlöchern wir uns selbst."

B-Zellen (Abteilung 2: Spezifische Immuntruppe.) an alle:

„O. k. Das kennen wir ja. Beschuss geht nur, wenn wir gezielt eliminieren.

Ohne die Spezifische Immunabwehr ging ja noch nie viel. Wir schicken morgen paar Milliarden neu trainierte spezifische Lymphozyten raus! Jede dieser B-Zellen wird 200 Antikörper-Missiles pro Sekunde abschießen, die sich genau an das Antigen des verdammten Virus dranhängen."

Einsatzzentrale an Fresszellen:

„Ihr räumt dann den Müll ab."

Einsatzzentrale an Muskeln:

„Ihr hört jetzt mal genau zu: Ich brauche mehr Glutamin-Aminosäuren von euch. Meine Jungs brauchen Treibstoff. Paar mehr Muskeln wären da schon hilfreich gewesen. Ihr seid faul geworden, und eure Glutamin-Synthese ist so was von lahm. Ihr seid unser Hauptlieferant für die Immunzellen. Wir sprechen uns noch, nach dieser Krise!"

Einsatzzentrale an alle:

„Die B-Zell-Truppen patrouillieren jetzt alles außerhalb der Zellen. An die T4-Zellen: Ihr koordiniert den ganzen Einsatz mit Zytokin-Signalen. Hey, T8-Killerzellen: Ihr dockt euch an alle Zellen, wo sich der Virus schon in den Zellen verschanzt hat und weiter vermehrt. Diese Zellen unablässig mit Perforin durchlöchern und hochgehen lassen. Alles klar?"

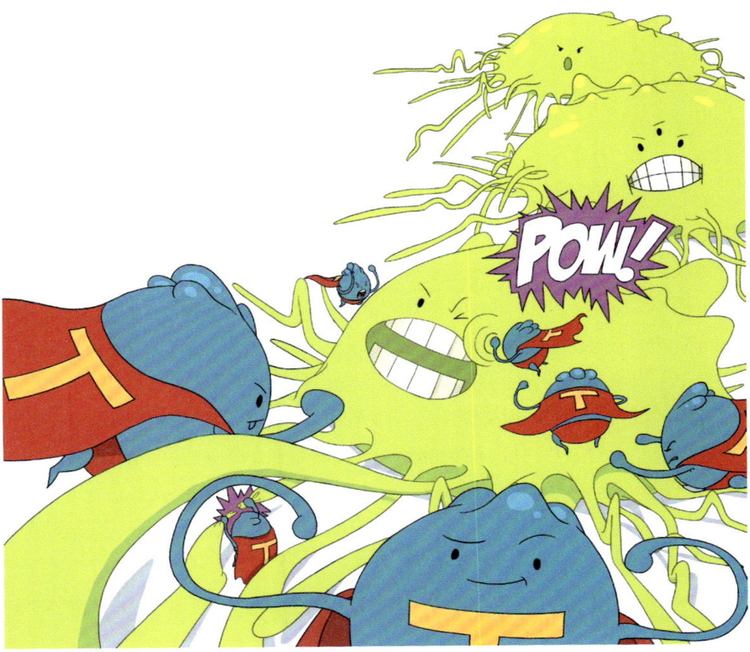

💣☠☠⌛⌛† …10 Tage später … †††

Regulator-T-Zelle (Oberkommando der spezifischen Abwehr) an T-Zellen und B-Zellen:

„Chemisches Signal ist raus: Gefecht einstellen!!

Einsatzzentrale an Fresszellen: „Räumt den Virenmüll ab. Man kommt ja kaum noch durch. Anti-entzündliche Botenstoffe sind in der Lunge ausgeschüttet worden. Passt auf, sonst geht uns das Gewebe noch hops. Fieber SOFORT runterfahren. Fresst alle Kollateralschadenszellen in den nächsten Tagen weg. Wir brauchen keine Zellen, die nachher Mist bauen!"

Einsatzzentrale an Memoryzellen:

„Ihr speichert das ganze Antigen-Programm ab. So ein Chaos über 10 Tage will ich nicht noch mal haben. Wäre fast schiefgegangen. Die ewigen Nachschubprobleme und eine überalterte Truppe. Kein Wunder, so eine miese Performance, bei 30 Jahren Junkfood. Immerhin: Wir sind jetzt Corona-immun. Wenn sich so ein COVID-19-Virus noch mal blicken lässt, schießen wir ihn direkt gezielt mit Antigenen ab. Over."

Was steigert die Schlagkraft des Immunsystems?

Ihr Immunsystem arbeitet effizienter als jedes Biotech-Labor: Zur Entschlüsselung des COVID-19-Virus bis zu einem fertigen Impfstoff braucht die Forschung wenigstens 12 Monate. Ihr eigenes Biotech-Labor im Körper kann dies dagegen in zwei Wochen schaffen. Um dann mit selbst produzierten Antikörpern und T-Zellen immun zu sein. Der entscheidende Faktor, um den Krieg zu gewinnen, ist immer die Schlagkraft der Immuntruppen.

Im Bus, auf der Arbeit, in der Schule, wo Sie auch nur irgendetwas anfassen – überall lauern Grippeviren und über 200 Rhinoviren, die für durchschnittlich 3 Erkältungen bei Erwachsenen und 8–10 Erkältungen pro Jahr bei Kindern sorgen. Diese Abwehr funktioniert in direkter Abhängigkeit von Vitaminen, Spurenelementen und Pflanzenstoffen. Sind die Blutwerte für diese Mikronährstoffe und Phytonährstoffe niedrig, dann steigt 1.) die Infektionshäufigkeit und 2.) das Risiko, den Kampf im Wettlauf zwischen Virus und Immunsystem zu verlieren. Das bedeutet auch: Sie können nicht erst anfangen, Ihr Immunsystem fit zu machen, wenn sie bereits den Infekt im Hals merken. Prävention funktioniert nur, wenn man sie dauerhaft und ganzjährig macht. Der Vitamin-D-Spiegel zum Beispiel steigt nur langsam an. Er muss ständig hoch sein, damit die Immunzellen scharf geschaltet sind. Ernährung & zusätzliche Mikronährstoffe werden umso wichtiger, je schwächer das Immunsystem im

Alter wird. Hunderte von seriösen Studien wurden zu Mikronährstoffen & Immunsystem in den letzten 30 Jahren veröffentlicht.

ON – VITAMINE AKTIVIEREN DAS IMMUNSYSTEM

*„Warum sind denn Vitamine überhaupt so wichtig?"*Vitamin C und E werden gebraucht, um die Zellmembranen der Immunzellen zu stabilisieren. Die Fress- und Killerzellen haben den 40-fachen Gehalt an Vitamin C und E im Vergleich zu anderen Körperzellen. Auch die Ausschüttung von Botenstoffen (Zytokine), um andere Immunzellen zu aktivieren, wird beim kleinsten Mangel von Vitamin E heruntergefahren.[5] Beim milliardenfachen Neubau von Immunzellen während einer Infektion funktioniert die ganze Produktionskette mit Noteiweiß aus den Muskeln nicht, wenn es gleichzeitig an Vitamin B6 oder Folsäure mangelt. Wie Vitamine das Immunsystem aktivieren ↑ ,oder wie ein Mangel daran das Immunsystem unterdrückt ↓, sehen Sie in der Tabelle. Insgesamt 91 Studien zu Vitaminen & Immunsystem sind hier übersichtlich dargestellt.[6]

Die Spurenelemente sind in der Tabelle noch nicht einmal enthalten. Zink und Selen sind aber so essenziell, dass sich jeder Mangel auf das Immunsystem auswirkt. Für Selen besteht in Nordeuropa grundsätzlich ein Mangel. Zinkmangel kommt gerade bei Älteren oft vor.[7]

So aktivieren Vitamine die Zellen des Immunsystems

Vitamine	T4 Zellen	Fress-zellen	Killer-zellen	Antikörper-antwort	Lymphozyten-vermehrung	B-Zell-Aktivatät
A	↑	↑	↑	↑	↑	
Beta-Carotin	↑	↑	↑		↑	
B12	↑					↑
C		↑	↑			
E	↑	↑	↑	↑	↑	↑
D		↑	↑	↑	↑	↑
Vitaminmangel verursacht						
B6	↓	↓	↓	↓	↓	↓
A	↓	↓	↓		↓	

Verkürzen Sie die Erkältungsdauer mit Vitamin C

Tiere können Vitamin C im Darm produzieren, Menschen nicht. Vor einer Million Jahren, als der Mensch eine hohe Vitamin-C-Zufuhr aus

den Pflanzen im Urwald hatte, wirkte sich das noch nicht negativ aus. Mit dem heutigen Industriemüll allerdings, der sich Ernährung nennt, macht uns Menschen der Vitamin-C-Mangel extrem anfällig für Erkältungen. Eine Katze kann zu Infektionszeiten bis zu 15.000 Milligramm Vitamin C pro Tag produzieren. Es erstaunt daher nicht, dass eine hohe Vitamin-C-Zufuhr die Erkältungszeiten verkürzt. In der Tabelle sehen Sie, was wirklich funktioniert.
„Wie viel Vitamin C kann man einnehmen?“ In den Studien wurden 2.000 Milligramm pro Tag gegeben. Je 1.000 Milligramm alle 4 Stunden funktioniert am besten. Sie können Vitamin C bis an die Durchfallgrenze einnehmen. Die liegt meist bei 5.000–6.000 Milligramm.

Vitamin D gegen Infekte

Im Winter, wenn unsere Vitamin-D-Spiegel niedrig sind, sind wir besonders anfällig für Infekte. Grippe-Epidemien entstehen daher vorzugsweise im Winter. Erst mit der April-Sonne kann die Haut in Nordeuropa überhaupt wieder nennenswert Vitamin D selbst produzieren. 90 % der deutschen Bevölkerung haben zu niedrige Vitamin-Werte.
Vitamin D boostet die Abwehr auf den Schleimhäuten. Aktiviert in allen Luftwegen die Produktion von Kampfstoffen, die Bakterien & Viren abtöten.[8] Die Immunzellen haben extra Andockstellen für Vitamin-D, womit das Immunsystem überhaupt erst aktiviert wird. An Grippe und schweren bakteriellen Infekten der Luftwege sterben weltweit jährlich 2,6 Millionen Menschen. Für ältere Menschen ist es die siebthäufigste Todesursache. Daher war das Interesse, Vitamin D zu erforschen, extrem hoch. Ganz eindeutig konnte man zeigen: Vitamin D senkt dramatisch die Anfälligkeit für schwere Atemwegsinfektionen. Und das sind nicht einfach nur Erkältungen, sondern Grippe und schwerwiegende Krankenhauskeime. Übrigens: Stark Übergewichtige sind wesentlich infektanfälliger. Denn Vitamin D kann sich in den Fettzellen verfangen, wodurch die Vitamin-D-Blutwerte sinken. Machen Sie Ihr Immunsystem also ganzjährig gegen Viren fit. Das ist Prophylaxe!
„Und wie soll ich Vitamin D einnehmen?“ Am besten 1.000–2.000 IE täglich. *„Kann ich auch schnell den Vitamin D-Spiegel hochpushen?“* Manche Ärzte geben oft hohe Dosierungen wöchentlich von 10.000 IE. Diese hohen Dosierungen haben in den Studien versagt. Sie können sogar das Immunsystem drücken.[9] Es zeigt sich wie so häufig: Die tägliche Zufuhr von wichtigen Vitalstoffen macht den Unterschied.

Vitamine vermindern schwere Atemwegsinfektionen und die Dauer von Erkältungen

Vitamin E	
617 Männer/Frauen über 65 Jahren[10]	Doppelblind Placebo-kontrollierte Studie. (Weder Arzt noch Patient wissen, wer Vitamin E oder Placebo bekommt.) Die Patienten, die 200 IE Vitamin E bekamen, hatten wesentlich seltener Atemwegsinfektionen und Erkältungen.
Vitamin D	
5 Studien Kinder[11]	Metaanalyse über 5 Studien. Vitamin D senkte das relative Risiko für Atemwegsinfekte um 43 % gegenüber der Placebo-Gruppe.
11 Studien mit 5.600 Patienten[12]	Metaanalyse über 11 Studien. Vitamin D senkte im Vergleich zu Placebo das relative Risiko für Atemwegsinfekte um 49 % in der Gruppe, die täglich 1.600 Einheiten Vitamin D über 3 Monate einnahm. Extrem hohe monatliche Dosierungen, um schnell die Vitamin-D-Werte zu steigern, hatten keine Wirkung.
25 Studien mit 11.000 Patienten[13]	Metaanalyse über 25 Studien: Vitamin D senkte im Vergleich zu Placebo die Häufigkeit von Atemwegsinfekten. Hohe Monatliche Dosierungen funktionieren dagegen nicht.
Vitamin C	
5 Studien mit 598 Sportlern[14]	Metaanalyse über 5 Studien. Vitamin C senkte relative Risiko für Erkältungen um 52 % im Vergleich zu Placebo.
31 Vergleichsstudien mit 9.745 Erkältungsfällen[15]	Metaanalyse über 31 Studien: 1–2 Gramm Vitamin C pro Tag verminderte die Dauer von Erkältungssymptomen bei Kindern um 18 %, bei Erwachsenen um 8 %.
Flavonoide wie OPC, Querzetin, Bioflavonoide	
14 Studien[16]	Metaanalyse über 14 Studien. Flavonoide haben immunstimulierende Wirkung. Zusätzliche Flavonoide als Nahrungsergänzungsmittel senkten Infekte der oberen Luftwege um 30 % im Vergleich zur Placebo-Gruppe.

Wie gut sind wir versorgt?

„Zusätzliche Vitamine brauche ich nicht. Ich lese außerdem immer wieder in der Presse, dass man gut versorgt ist und keine Vitamine braucht."

Warum Journalisten nicht die offiziellen Zahlen, Daten und Fakten LESEN, ist mir vollkommen unverständlich.

„Ach ja, wie OFFIZIELL sollen die denn sein?" Die absolute Referenzstudie für Deutschland ist die Nationale Verzehrstudie. Die stammt vom Bundesforschungsinstitut für Ernährung (Max-Rubner-Institut) und wurde im Auftrag des Bundesministeriums für Ernährung, Landwirtschaft und Verbraucherschutz durchgeführt. Nehmen wir doch einfach mal als Beispiel einige Altersgruppen und dabei nur die Nährstoffe, die direkt im Immunsystem eine Rolle spielen.

Wie viel Prozent erreichen nicht die Minimalzufuhr für bestimmte Mikronährstoffe, die besonders wichtig für das Immunsystem sind?[17]

	Männer 35-50	Männer 65-80	Frauen 35-50	Frauen 65-80
Vitamin C	32%	30%	30%	30%
Vitamin E	51%	46%	51%	47%
Vitamin D	78%	94%	90%	97%
Folsäure	79%	89%	87%	91%
Zink	27%	44%	18%	27%

Wie bitte soll bei dieser Mangel-Versorgung Ihr Immunsystem ausreichend gut funktionieren? „Wenn Sie 5 Portionen Obst und Gemüse essen, dann sind Sie ausreichend versorgt." Liest man so oft. Mal genau hingeschaut: WENN! FÜNFMAL! OBST! UND! GEMÜSE! AUSREICHEND!
DANN wäre die Minimalzufuhr (ausreichend) erreicht. Noch keineswegs das Optimum (sehr gut). Das liegt bei 7–9 Portionen. Hierauf ist unser Immunsystem eingestellt, seit Millionen von Jahren.

Seien wir ehrlich zu uns selbst. Es gibt zwei Strategien: Entweder Sie stellen Ihre Ernährung radikal um. Weniger Fett. Alles, und ich meine: Alles Hochverarbeitete raus. Dafür Obst, Gemüse, Vollkorn und Nüsse rein. Und wenn Sie das nicht ständig schaffen sollten, dann macht es Sinn, zusätzlich Mikronährstoffe zu ergänzen. Und um zusätzliches Vitamin D kommt in Nordeuropa wohl niemand herum. Es ist nicht in Obst und Gemüse enthalten.

Bekommen wir genügend Vitamine?

Es gibt drei Faktoren, warum wir zu wenig Mikronährstoffe bekommen:
1. Fett – wir essen 35–40 % der Kalorien als Fett.
Meist aus gesättigtem tierischen Fett. Hierin sind fast keine Mikronährstoffe enthalten. Mit 392 Kilogramm Butter, Käse, Milch belasten Deutsche pro Kopf und pro Jahr die eigenen Blutbahnen.

2. 80 % der Lebensmittel, die wir essen, sind hochverarbeitet.
Beispiel Brot mit dem typischen Auszugsmehl Typ 405. Mineralien wurden hier entfernt. Der Verlust: –60 % Kalzium, –85 % Magnesium, –75 % Selen, –78 % Zink, –76 % Eisen, –80 % Chrom, –86 % Mangan, –68 % Kupfer, –50 % Molybdän. Doch die braucht der Körper.
45 kg Brot, 36 kg Zucker, 26 kg Süßwaren tankt der Durchschnitts-Deutsche pro Jahr in seinen Stoffwechsel. Pizza und Nudeln sind dabei noch nicht einmal enthalten. Außer Kalorien ist darin kaum etwas Verwertbares zu finden. Jeder zweite Deutsche ist übergewichtig. Natürlich, weil man sich so gut ernährt … Nur: In Studien misst man regelmäßig zu niedrige Magnesium-, Kalzium-, Zink-, Vitamin-D-, Folsäure- und Vitamin-B6-Blutwerte. Vor allem bei Übergewichtigen findet man oft zu niedrige Werte.

3. Vitaminverlust durch Lagerung, Transportwege und Kochen
Was ist in dem neuseeländischen Apfel noch enthalten, nachdem er unreif geerntet wurde, 6–12 Monate lagerte und dann einige Tage dekorativ im Supermarkt lag? Wichtig zu wissen: Vitamine sind Licht-, Sauerstoff-, Wärme- und Lager-empfindlich. Einige Beispiele:

- *Lagerung:*
  Der Vitamin-C-Verlust nach 48 Stunden bei unterschiedlichen Temperaturen von Spinat: Bei 4 Grad sind es –34 % weniger, bei 20 Grad –52 % weniger. Vitamin C ist an über 15.000 verschiedenen Stoffwechselreaktionen im Körper beteiligt. Wie soll Ihr Stoffwechsel mit dem bisschen, was verbleibt, optimal funktionieren?
- *Kochen und Verarbeiten:*
  Werfen Sie Spinat nur 3 Minuten in heißes Wasser, sind 95 % der Folsäure weg. Salat verliert, nachdem er aufgeschnitten ist, pro Stunde 30 % seines Vitamingehaltes. Der praktische, vorgewaschene Salat im Plastikbeutel im Supermarkt oder aus der Salatbar in Ihrer Betriebskantine enthält nur noch Bruchteile des ursprünglichen Vitamingehalts.

Wenn Sie sich intensiver dafür interessieren, wie Vitamine Ihre Leistungskraft, Stimmung, Stressresistenz und die Vermeidung von Erkrankungen beeinflussen, und wie man dosiert, auf was man bei Produkten achten sollte, dann empfehle ich Ihnen mein Buch: Risikofaktor Vitaminmangel. Es ist ein faszinierendes Thema.

Verdünnte Lebensmittel und Ihr Immunsystem

„Warum all diese Zahlen?" Weil viele sich in der falschen Sicherheit wiegen, viel besser versorgt zu sein, als es tatsächlich der Fall ist. In der Beratung habe ich kaum jemanden, der nicht täglich 500– 1.000 leere Kalorien isst, in denen kaum noch Vitalstoffe enthalten sind. Verdünnte Lebensmittel, die von der Industrie billig mit Fett und Zucker gestreckt wurden. Bei denen die Vitalstoffe durch Verarbeitung entzogen wurden. Ganz viele essen sogar noch deutlich mehr leere Kalorien und wundern sich dann, wenn Sie nicht leistungsfähig sind. Wenn der Körper minimale Probleme nicht reparieren kann. Wenn die Schutzsysteme versagen und Ihre Biomaschine dauerhaft funktionsuntüchtig wird.

Noch einmal das Bild, weil es so einprägsam ist: Würden Sie Heizöl in einen Sportwagen tanken? Kein Wagenbesitzer wäre so dumm, dann die gleiche Leistung des Sportwagens zu erwarten und zu glauben, dass dieser „das schon irgendwie verträgt", ohne kaputtzugehen. Denken Sie doch einfach daran, wenn Sie das nächste Mal zur Tankstelle – Ihrem Supermarkt – fahren oder sonst wo auftanken.

ON – OBST & GEMÜSE ALS SUPERBOOSTER FÜRS IMMUNSYSTEM

In der Corona-Krise wurden Büchsennahrung & Nudeln gehamstert, und die Immunabwehr dadurch zusätzlich heruntergedrückt. Tiefkühlkost statt Büchse wäre strategisch besser gewesen, weil die Phytonährstoffe in Obst & Gemüse die Immunzellen stimulieren. Circa 5.000–10.000 verschiedene Pflanzenstoffe kommen in der menschlichen Ernährung vor. Diese immunstimulierende Wirkung kann sehr einfach in Impfstudien gezeigt werden. Je älter jemand ist, desto schlechter springt das Immunsystem auf Impfungen an, um Antikörper zu entwickeln, die dann bei einer zukünftigen Infektion aus der Datenbank des Immunsystems sofort abgerufen werden können. In einer Studie teilte man Ältere in zwei Gruppen ein: Gruppe 1 verzehrte über vier Monate täglich 5 Portionen Obst & Gemüse, und Gruppe 2 bekam weniger als 2 Portionen. Dann wurde gegen Lungenentzündung geimpft. Das Immunsystem der „5-Mal-am-Tag-Gruppe" sprang wesentlich besser auf die Impfung an, und produzierte 82 % mehr Antikörper.[18] Hieran zeigt sich, wie sehr Obst & Gemüse das Immunsystem boosten. Je älter man wird, desto mehr sollte man davon essen. Unsere Abwehr ist einfach nicht für vitalstoffarme Spaghetti geschaffen.

Der Pflanzen-Boost fürs Immunsystem:

In einer neuen Metaanalyse über 83 Studien mit mehr als 23.000 Teilnehmern wurden mit aufwendigen Bluntuntersuchungen Dutzende immunstimulierende Wirkungen durch Obst & Gemüse aus gut geführten Studien zusammengefasst.[19] Die Wirkungen reichen von der Aktivierung der T-Killerzellen über die Geschwindigkeit der Produktion neuer Immunzellen (Proliferation), der Ausschüttung von Kampfstoffen gegen Viren und Bakterien (Antikörper, IL2, Zytokine), bis hin zum Hochregulieren von Genen (Epigenetik), die für das Immunsystem direkt verantwortlich sind.[20]

Wichtig: Vitamine sind essenziell, also unentbehrlich, für das Immunsystem. Das ist aber nur die halbe Miete, denn zusätzlich aktivieren Hunderte verschiedener sekundärer Pflanzenstoffe (Phytonährstoffe) die Immunzellen. Teilweise haben diese sogar direkte Andockstellen an diesen. Wer hätte gedacht, dass einfache Champignons die Antikörperantwort um 54 % verbessern können, oder Brokkoli-Sprossen innerhalb von 4 Tagen die Anzahl der Killerzellen um das 20-Fache hochfahren?[21] Keine Champignon-Lobby wird diese Stoffe je in Arztpraxen unterbringen, weil ja Champignons frei verkäuflich und deshalb nicht patentierbar sind.

„Wow, welche Obst-& Gemüsesorten sind denn die besten Booster?" Die Superfoods unter den erforschten Lebensmitteln für das Immunsystem sind: Heidelbeeren, Brombeeren, Erdbeeren, Himbeeren, Cranberry-Saft, Granatäpfel, Walnüsse, Knoblauch, Pilze, Brokkoli und alle Kohlsorten.

Champignons und Pilze für die Abwehr

Welches ist die allererste Eintrittspforte für Viren und Bakterien? Richtig: Ihre Schleimhäute. Natürlich hat das Immunsystem besondere Truppen auf Lager, die Eindringlinge in Mund, Lunge, Bronchien, Augen, Darm und Genitaltrakt zerstören: Die Antikörper (IgA). Jedes Pharmaunternehmen wäre scharf auf das Patent, wenn es ein Molekül gäbe, diese IgA-Armee zu verdoppeln. In nicht patentierbarer Form gibt es das schon längst: Pilze. Selbst gewöhnliche Champignons fahren die IgA-Ausschüttung um 54 % hoch. Im Studienergebnis: Gruppe 1 bekam für eine Woche jeden Tag 100 Gramm (circa 1 Tasse) Champignons. Die andere Gruppe nicht. Dann wurde im Speichel gemessen. Die Champignons-Esser schütteten 54 % mehr Antikörper aus, und dies ging erst 2 Wochen später zurück, nachdem schon keine weiteren Champignons mehr gegessen wurden.[22]

Pilze haben aber noch andere Vorteile: Sie wirken direkt auf Brustkrebszellen.[23 24] Pilze sind übrigens keine Pflanzen. Neben Pflanzen und Tieren sind sie eine eigene Klasse. Das macht sie auch vom Biostoffprofil so ungewöhnlich.

Mein Tipp: Champignons sind praktisch: Kein Schälen, nur kurz schneiden. Fertig. Als kalorienarmer Snack zwischendurch oder zum Schnippeln auf Salate, zum Zufügen zu Saucen, zum Aufpeppen von Pasta, in der Pfanne schmoren mit etwas Rotwein und Kräutern, als Champignons-Toast mit Zwiebeln und Knoblauch, oder für ein schmackhaftes Pilz-Risotto. Geht so einfach. Schnell. Schmeckt köstlich.

Heidelbeeren steigern die Killerzellen

Beeren sind die absoluten Superfoods. Vollgestopft mit Antioxidantien, antikrebswirksamen und anti-entzündlichen Phytonährstoffen. Den Einfluss auf Immunzellen kannte man lange schon aus dem Reagenzglas. Aber, Regel Nr. 1: Man weiß nichts, bevor man es nicht in unserer Biomaschine (Körper) getestet hat. Heidelbeeren können die Anzahl der natürlichen Killerzellen im Menschen verdoppeln. Man teilte Sportler in 2 Gruppen ein. Gruppe 1 bekam für 6 Wochen eine Tasse Heidelbeeren, Gruppe 2 bekam einen blauen Shake mit Aromen.

Warum Sportler? Leichter Sport stimuliert das Immunsystem. Leistungssport dagegen drückt das Immunsystem. Die Killerzellen von Leistungssportlern sind meist nur halb so hoch nach dem Sport, daher findet man eine hohe Infektanfälligkeit. Eine gute Versuchsanordnung also. Davor und nachdem die Sportler zweieinhalb Stunden auf dem Laufband waren, wurden deren Killerzellen analysiert. Die Sportler ohne Heidelbeeren hatten nach dem Laufen wie erwartet nur halb so viele Killerzellen. Bei den Sportlern der Heidelbeergruppe hatten sich die Killerzellen dagegen verdoppelt. Killerzellen eliminieren Viren und Krebszellen. Stellen Sie sich vor, was eine Packung Heidelbeeren kostet, verglichen mit einem Ausfalltag eines Fußball-Nationalspielers.[25]

„Das trifft doch sicher nur auf Sportler zu." Dachte ich mir auch und habe

weiter recherchiert. Hier also eine Heidelbeerstudie mit Teilnehmern, die eine sitzende Tätigkeit ausüben. Und auch hier konnte man nach 6 Wochen eine Verdopplung der Killerzellen messen.[26]

Mein Tipp: Tiefgekühlte Heidelbeeren kann man immer im Haus haben. Das ist nur ein Griff ins Kühlfach. Wozu fertigen Heidelbeer-Joghurt kaufen, wenn darin bloß 4 Heidelbeeren enthalten sind, dafür aber Unmengen Zucker und Farbstoffe? Heidelbeeren fix aufs Müsli, gemixt in Salatsaucen für einen fruchtigen Geschmack (geht auch mit Himbeeren), in den täglichen Smoothie oder den Eiweißshake, oder als Heidelbeer-Eiweiß-Pfannkuchen. Lecker.

Superfoods mit Ellagsäure

Das Supermolekül Ellagsäure – zu finden in Beeren, Nüssen, Granatäpfeln - hat immunstimulierende und antikrebswirksame Wirkung. Krebszellen verstecken sich teilweise so raffiniert unter Tarnkappen (PD-LP1), dass das Immunsystem diese nicht gut erkennen kann. Ellagsäure kann die Produktion dieser Tarnkappen blockieren. So wird das Immunsystem in die gute Lage versetzt, wieder seinen Job machen zu können, nämlich Krebszellen zu entfernen.

Mein Tipp: Hier die Superfoods mit der meisten Ellagsäure pro 100 Gramm: Brombeere (43 mg), Walnüsse (28 mg), Granatapfelsaft (17 mg), Himbeeren (2,1 mg), Erdbeeren (1,2 mg.) Mit einem Schälchen Beeren und einer Handvoll Walnüsse können Sie Ihr Immunsystem auf Hochtouren bringen.

Cranberry-Saft und andere dunkelbunte Superfoods

Cranberrys (Moosbeeren) gehören zur Familie der Heidelbeeren. „Schon die Ureinwohner in den USA nutzten Cranberrys gegen Erkältungen." Da ich persönlich keine Ureinwohner kenne, habe ich immer etwas Bauchweh mit diesen hübschen Geschichten. Ich habe also nachgeforscht. Man testete Cranberrys doppelblind (das heißt, weder Patient noch Arzt wissen, wer was bekommt) und Placebo-kontrolliert für 10 Wochen, und den Effekt auf das Immunsystem. Und tatsächlich: Bei den Teilnehmern auf Cranberry-Saft vermehrten sich die Immunzellen ($\gamma\delta$-T-Zellen). Und ein immunstimulierender Botenstoff gegen Infektionen (Interferon) erhöhte sich um 148 %.[27] Viele Studien zeigen bei täglichem Saftverzehr vor allem eine Wirkung gegen Harnwegsinfektionen bei Frauen. Es sind also wieder die Beeren, die perfekte Immunbooster sind.

Mein Tipp: Weitere Superfoods, die in Studien nachweislich das Immunsystem stimulieren konnten, sind:[28] Schwarze Johannisbeeren, Brombeeren, Himbeeren, Erdbeeren, Kiwi, rosa Pampelmusen, Chili, alle Kohlsorten, wie Grünkohl, Rotkohl, Rosenkohl oder Brokkoli, Pilze, Knoblauch, rote Trauben.

ON: Legen Sie die Aktivierungsschalter im Darm um

Gibt es Aktivierungsschalter, die das Immunsystem ankurbeln? Tatsächlich gibt es direkte Andockstellen an den Immunzellen für viele Pflanzenstoffe. Dazu zählen Polyphenole, Flavonoide, Carotinoide und viele andere bunte Pflanzenmoleküle.[29] Die sind in vielen Obst- & Gemüsesorten enthalten: In Pflaumen, Kirschen, Rote Bete, Tomaten, Kohlsorten, Petersilie, rote Zwiebeln, rote Trauben und in Rotwein.

Haben Sie schon einmal festgestellt, wie Ihr Urin sich verfärbt, wenn Sie Rote-Bete-Saft trinken oder Rote Bete gegessen haben? Diese hochaktiven Moleküle durchfluten Ihren ganzen Körper. Die Zellen baden praktisch in diesen roten Polyphenolen. An den Genen, Zellen und Immunzellen befinden sich spezifische Andockstellen für diese Polyphenole, die dann Stoffwechselvorgänge in Gang setzen. Erstaunt Sie das? Wenn man darüber nachdenkt, ist es logisch: Über Jahrmillionen wurde unser genetisches Material immer wieder auf diese Stoffe angepasst, die in der gesamten Pflanzenwelt weit verbreitet sind. Essen bedeutete: Pflanzenstoffe aufnehmen.

Andere Beispiele für solche ON-Schalter findet man im Darm. Dieser hat eine sehr dünne Darmwand, die Außen (im Darm) und Innen (Körper) trennt. Sie muss so dünn sein, damit Nährstoffe durchkommen. Deswegen hat die empfindliche Darmwand ein super scharfes Immunsystem, damit Eindringlinge schnell entfernt werden können. Die Immunzellen im Darm sind überzogen mit Andockstellen, den AH-Rezeptoren, womit die Zellen scharf gestellt werden können. Und was aktiviert diese AH-Rezeptoren besonders? Zum Beispiel die Biostoffe in Brokkoli, anderen Kohlsorten und allen dunkelgrünen Pflanzenstoffen.[30] Andere Andockstellen gibt es für die Inhaltsstoffe aus roten Trauben, grünem Tee und anderen Phytonährstoffen.

Zusätzlich werden Ihre Darmbakterien mit den verschiedensten Ballaststoffen gefüttert. Wie Sie diese Billionen von nützlichen Mitbewohnern mit Pflanzenstoffen & probiotischen Bakterien für sich und Ihr Immunsystem arbeiten lassen können, erfahren Sie ab Seite 163.

Mein Tipp: Aktivieren Sie die ON-Schalter im Darm mit bunten Pflanzenstoffen. Wenn ich einen grünen oder blauen Smoothie trinke, stelle ich mir immer vor, wie auf einmal Tausende von ON-Schaltern im Darm und auf den Zellen umgelegt werden. Dazu kaufe ich Obst & Gemüse, das möglichst dunkel und bunt ist. Tiefrot wie Beeren anstelle von Bananen. Oder dunkelgrün wie Eichblattsalat, anstatt Eisbergsalat. In Dunkelgrün sind die meisten Pflanzenstoffe enthalten.

ON – IHR IMMUNSYSTEM ELIMINIERT KREBSZELLEN

Neben Viren und Bakterien entfernt das Immunsystem täglich neue Krebszellen. Jeder von uns hat mehrmals am Tag Krebs, der durch das Immunsystem schnellstens wieder entfernt wird. Tatsächlich haben 40 % der Frauen zwischen 40–50 Jahren dauerhaft kleine Tumore in der Brust und 50 % der Männer zwischen 50–60 Jahren haben Mikrotumore in der Prostata. Solange die Tumore nicht aktiviert werden, ist das kein Problem.

Wichtig: *Verschiedene Pflanzenstoffe wirken wie eine tägliche Mini-Chemotherapie auf diese Mikrotumore.* Wenn Krebszellen sich trotzdem vermehren, kann ein aktives Immunsystem diese wie mit einer roten Flagge markieren. Kurz danach rollen eine Armee hochpotenter T-Zellen an und entfernt sie.

Wie unfassbar effizient das Immunsystem Krebs wegfressen kann, zeigen die neuen Krebstherapien, die das Immunsystem aktivieren: Bis zu 4 Kilogramm Krebsmasse konnte das Immunsystem in 3 Wochen vernichten. Dazu hatte man bestimmte Immunzellen entnommen und im Labor darauf trainiert, genau diese Form des Krebses zu vernichten.[31]

Das Immunsystem ist also der wichtigste Freund und Partner, um Krebs bei sich zu vermeiden. Phytonährstoffe & Mikronährstoffe machen Ihr Immunsystem täglich scharf. Und für Krebspatienten gilt: Neben OP, Chemo- und Strahlentherapie ist das Immunsystem die 4. Säule in der Krebstherapie. Das Immunsystem eliminiert während und nach der Behandlung die restlichen Krebszellen. Unterstützen Sie Ihr Immunsystem mit einer konsequent pflanzlichen Ernährung.

Diese Vierergruppe drückt Ihr Immunsystem

Haben Sie schon mal Herpes an der Lippe gehabt? Herpes-Viren haben Sie immer im Körper. Ein gutes Immunsystem hält sie einfach in Schach. Und wann bricht der Herpes aus? Meist, wenn folgende 4er-Kombo zusammenkommt: 1. Hoher Stress, 2. Schlechte Biostoffversorgung, 3. Wenig Bewegung, 4. Zu wenig Schlaf. Alle vier drücken das Immunsystem. Typischer Fall: Sie hängen im Büro fest, schieben sich hektisch zwischendurch Fertignahrung hinter die Kiemen, bewegen sich kaum, sondern sitzen den ganzen Tag, und hängen abends viel zu lange vor dem TV, um irgendwie noch etwas zu erleben. Und ehe Sie es merken, haben Sie Herpes an der Lippe. Andere HP-Viren verursachen Krebs, wenn man älter ist, und das Immunsystem schwächelt. Wie zum Beispiel Gebärmutterhalskrebs. Wenn man jung genug ist, kann man sich gegen diesen tückischen Krebs impfen lassen.

Stress lässt sich nicht immer verbessern. Die Bereiche Essen, Bewegung, Schlaf dagegen schon. *„Das ist alles nichts Neues …"*, denken Sie vielleicht. Dachte ich auch, bis ich mir mal die Ergebnisse zu Bewegung angeschaut habe

ON: BEWEGUNG & MUSKELN AKTIVIEREN DIE IMMUNABWEHR

Was würden Sie dafür bezahlen, wenn die Pharmaindustrie Ihnen ein Mittelchen anzubieten hätte, das die Krebshäufigkeit für 13 verschiedene Krebsarten senkt, und jedes Jahr lästige Infekte halbiert? Nun, das gibt es bereits, kostenfrei: Bewegung. Schon 15 Minuten zügiges Gehen pro Tag machen einen gewaltigen Unterschied.

Bewegen gegen Infekte

Das Ergebnis einer Studie mit 1.002 Teilnehmern zeigt: 43 % weniger Infektionen der oberen Luftwege, wenn man Teilnehmer, die 5-mal pro Woche die Biomaschine mit Bewegung hochfahren, vergleicht mit Sofahockern.[32] Bewegung regt das Immunsystem enorm an.

Ihre Muskelmasse ist eine mächtige Stoffwechselfabrik für Ihr Immunsystem. Manche Forscher sehen diese sogar als Teil des Immunsystems. Je stärker die Muskelmasse mit dem Alter abnimmt, desto mehr lässt auch das Immunsystem nach. Tatsächlich ist die Muskelmasse sogar ein unabhängiger und genauer Prognosefaktor für die Lebenszeit bei Älteren und Kranken. Ihre Muskeln produzieren wichtige Botenstoffe, regulieren Hunderte von Genen hoch (Epigenetik) und produzieren einen Eiweißbaustein (Aminosäure), der Hauptbrennstoff für Immunzellen ist. Dieser nennt sich Glutamin. Krankenhaus-Liegezeiten lassen sich durch zusätzliches Glutamin zum Beispiel stark verkürzen. Außerdem sind die Muskeln die Not-Eiweißspeicher des Körpers, um im Bedarfsfall schnellstens Immunzellen aus Eiweiß bauen zu können. Der Eiweißbedarf steigt zu Infektionszeiten um 30 % an. Bei einem schweren Infekt verliert man so Teile des Eiweißspeichers (Muskeln), die später, wenn man gesund ist, wieder aufgefüllt werden. Der Grund, warum wir nach Infekten längere Zeit nicht wirklich leistungsfähig sind, hängt am Muskelverlust. Den kann man mit Eiweißshakes während des Infekts vermindern.

Mein Tipp: Eiweiß kurbelt das Immunsystem an. Nehmen Sie bei Infekten 2 Esslöffel Glutamin pro Tag und trinken Sie 1–2 Eiweißshakes, um den Muskelverlust zu vermindern und schneller wieder leistungsfähig zu sein.
Übrigens, rund 40 % der über 65-Jährigen bekommen überhaupt zu wenig Eiweiß, und das drosselt deren Immunsystem.[33] Hilfreiche Superfoods sind da Hülsenfrüchte. Die haben so viel Eiweiß pro 100 Gramm wie Fleisch. Mit Erbsen, Linsen und Bohnen powern Sie Ihre Abwehr. Zusätzliche Eiweißshakes lohnen im Alter. Ältere Menschen haben zusätzlich oft wenig Appetit, und bekommen so trotzdem das wichtige Eiweiß.

Bewegen für die Krebsabwehr

Eine Metaanalyse über 71 Studien zeigte Folgendes: Die Krebshäufigkeit sinkt erheblich bei Menschen, die sich 2,5 Stunden pro Woche sportlich bewegen. Je mehr moderate Bewegung, desto stärker sinkt das Risiko. Bei 18.600 Teilnehmern, die bereits Krebs hatten, sank das Risiko, daran zu sterben, um 27 %. Und das bei moderatem Sport.[34] Eine weitere Metaanalyse mit 1,44 Millionen Teilnehmern zeigte, dass das Risiko für 13 verschiedene Krebsarten dramatisch abnimmt, wenn man sich in der Freizeit bewegt.[35]
„Ja, was für Sport soll ich denn machen?“ Das ist vollkommen egal! In der Studie wurde die Wirkung von „BEWEGEN IN DER FREIZEIT“ erfasst, nicht etwa Sport im engeren Sinn.
Mein Tipp: Es gibt eine einfache Regel: Wenn Sie es mögen, dann tun Sie es. Machen Sie keinen Work-out, sondern einen Fun-out. Was Spaß macht, macht man regelmäßig. Täglich machen ist besser als 2x pro Woche. Ob Sie nun Fahrrad fahren oder zügig mit dem Hund unterwegs sind – Hauptsache, Sie tun es. Jeden Tag. Ein billiger Schrittzähler ist da als Motivator oft wirkungsvoller als ein teures Sportgerät.

Fazit – Essen fürs Immunsystem

Ihr Immunsystem ist Ihr wichtigstes Schutzsystem. Jeden Tag entfernt es Viren, Bakterien und Krebszellen. Sie können die Schalter des Immunsystems aktivieren, oder herunterfahren. ON: Biostoffe aktivieren das Immunsystem. Vitamine und Phytonährstoffe haben direkte Andockstellen an den Immunzellen, aktivieren Genabschnitte, die das Immunsystem kontrollieren, mit direktem Einfluss auf die Immunantwort. Obst & Gemüse wird damit zum wichtigsten Hebel in Ihrem Schutzsystem. In jedem Alter. Je mehr Vorerkrankungen Ihr Körper ansammelt und je älter Sie werden, desto wichtiger wird es, Ihr Hightech-Immunsystem mit Biostoffen zu betanken.

Nach diesem wichtigen Schutzsystem gegen Eindringlinge und Krebs durch das Immunsystem lernen wir im nächsten Kapitel das große zweite Schutzsystem kennen: Den Zellschutz mit Pflanzenstoffen.

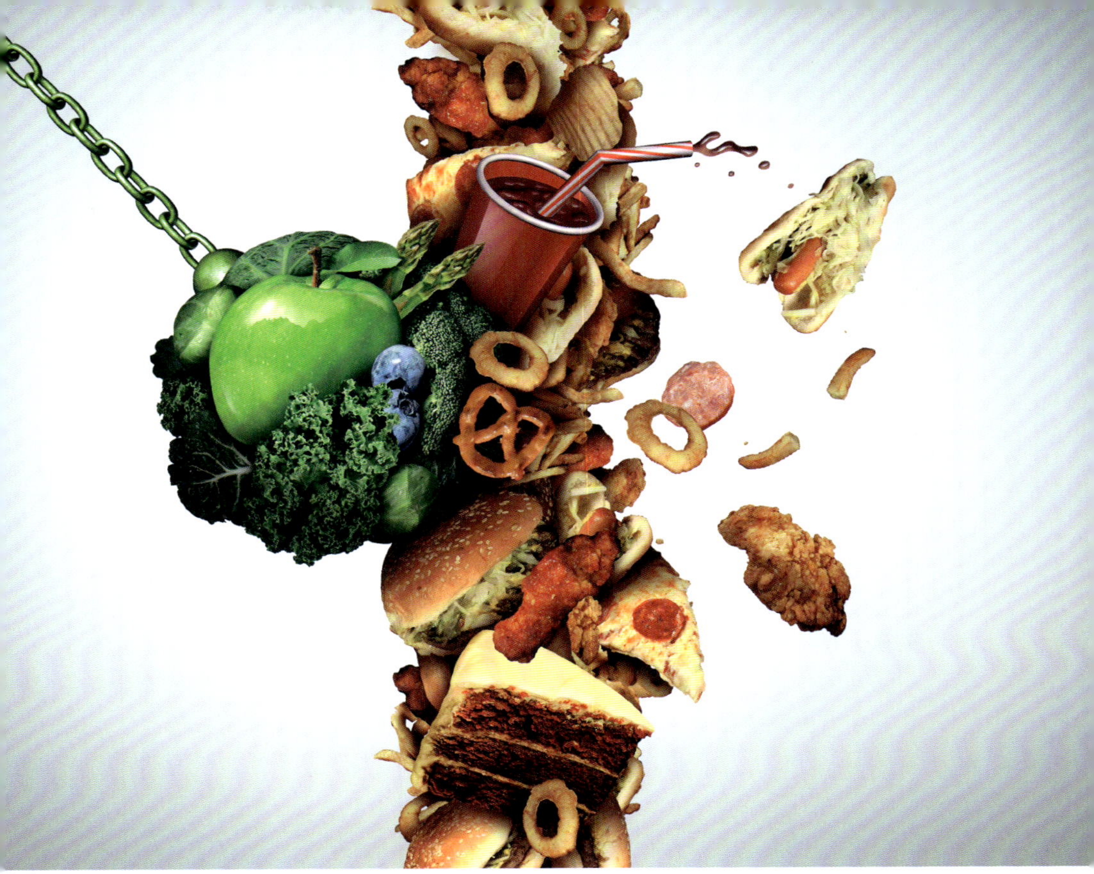

ESSEN FÜR DEN ZELLSCHUTZ

Ihre Zellen & Gene sind ständigen Angriffen ausgesetzt. Bei fehlendem Zellschutz kommt der Körper mit seinen Reparaturen nicht nach. Jedes Essen ohne schützende Pflanzenstoffe setzt Ihre Biomaschine unter Dauerbeschuss. Welches sind die Superfoods für dieses Schutzsystem? Wie erkennt man sie? Sie werden erstaunt sein.

ESSEN MIT ODER OHNE PHYTOVERPACKUNG

Was passiert eigentlich, wenn Sie Cola trinken oder Cornflakes essen?

Mal angenommen, Sie kombinieren beim gemütlichen Abend vor dem TV zwei Gläser Cola (14 Stück Würfelzucker) mit einer Packung Gummibärchen (54 Stück Würfelzucker). Oder Sie sitzen im Büro und trinken den fertigen Erdbeer-Shake aus dem Supermarkt-Milchregal (14 Stück Würfelzucker), essen dazu eine Rosinenschnecke oder irgendein anderes hochverarbeitetes Kohlehydrat wie Cornflakes. Sobald die Kalorien den Körper fluten, wird daraus Energie produziert. Leider läuft dieser Prozess nicht ganz ohne Abfallprodukte astrein, denn bei dieser Energiegewinnung entstehen hochreaktive Moleküle, die für die nächsten 3 Stunden Amok laufen: *freie Radikale.*[36]

Diese freien Radikale durchlöchern Zellmembranen, schädigen Ihre Gen-Software und lassen Blutfette oxidieren, die sich dann an Ihren Arterien festsetzen. Sie heizen entzündliche Prozesse an, die für viele verschiedene Erkrankungen, von Allergien über Hauterkrankungen bis hin zu Rheuma und Alzheimer, eine Rolle spielen. Freie Radikale sind außerdem für den Alterungsprozess an Ihren Genen verantwortlich.

Warum aber sollte in der Evolution eine solche „schmutzige" Energieproduktion selektiert worden sein, die unsere Zellen schädigt? Die Frage ist einfach beantwortet: In der Natur gibt es keine reinen Kohlehydrate. Kein gebackenes Auszugsmehl, keinen Zucker, keine Nudeln und keine hochverarbeiteten Produkte der Industrie, die mit Zucker gestreckt werden. Alle Kohlehydrate der Natur kommen in einer ganz besonderen Verpackung daher: *Mit Pflanzenstoffen.* Mit Ballaststoffen, die unsere Darmbakterien füttern. Und, *mit Phytonährstoffen & Vitaminen.* JEDE Pflanze liefert diese Biostoffe als VERPACKUNG automatisch mit. In einer Orange sind Dutzende Pflanzenstoffe, welche wie ein Fangnetz ständig freie Radikale entsorgen: *Die Antioxidantien.*

Was passiert nun nach einem Fluten des Körpers mit leeren Kalorien, also mit Kalorien ohne diese Phytoverpackung? Der Körper verbraucht dann die eigenen Antioxidantien, um den Radikalmüll abzufangen. In den ersten drei Stunden nach der Nahrungsmittelzufuhr mit leeren Kalorien (d. h. ohne Antioxidantien von außen) fallen messbar die Vitamin-E-Werte im Körper ab.[37] Vitamin E und C sind starke Antioxidantien. Beides sind aber auch Vitamine, die gleichzeitig an Tausenden anderen

Stoffwechselprozessen beteiligt sind. Und die müssen dann, bei dem hohen Verbrauch durch die akute „Müllentsorgung", anderswo gedrosselt werden.

„Hm, 3 Stunden ist ja nicht lang!" Nun, das kommt drauf an. Wenn wir mehrmals am Tag leere Kalorien ohne schützende Pflanzenverpackung in uns reinstopfen, dann sind unsere Körperzellen fast ohne Pause unter diesem Bombardement. Tatsächlich wird jede einzelne Körperzelle pro Tag von ca. 10.000 freien Radikalen angegriffen. Deswegen sind unsere Zellen gepanzert mit Antioxidantien, die freie Radikale abfangen. Antioxidantien müssen also ständig nachgetankt werden, um dieses effiziente Schutzsystem aufrechtzuerhalten. Sonst sammeln sich immer mehr Zellschäden, zunehmende Zellalterung, entartete Zellen und zugesetzte Blutbahnen an.

Was passiert, wenn Sie ein Glas frischen Orangensaft trinken?

Es gibt keinen Anstieg der freien Radikale.[38] Warum? Die werden abgefangen durch Vitamin C und vor allem durch viele verschiedene antioxidative Pflanzenstoffe wie Narringin, Hesperidin, Bioflavonoide. Viele dieser Pflanzenstoffe haben eine noch vielfach höhere antioxidative Kraft im Vergleich zu Vitamin C, um die freien Radikale zu binden. Nehmen wir zum Beispiel einen Apfel. Wenn man misst, wie viele freie Radikale dieser neutralisieren kann (antioxidative Kapazität), stellt man fest, dass Vitamin C davon nur 1 % ausmacht. 99 % kommen aus Querzetin, Katechinen und weiteren 5 Pflanzenstoffen im Apfel.[39]
Über Millionen Jahre hinweg wurde unser Zellsystem an diese hohe Zufuhr mit Antioxidantien angepasst. Essen war gleichbedeutend mit: Pflanzenstoffe essen. Mit jeder Portion Pflanzenstoffe (heutzutage Obst & Gemüse), tanken Sie also Ihren Zellschutz auf und schonen Ihre Antioxidantien-Reserven, die Sie vielleicht für wichtigere Zwecke zum Feuerlöschen brauchen werden. *„Sind freie Radikale eine neue politische Partei?"*, fragte mich ernsthaft jemand letztes Jahr. Nun, stellen wir sie uns einfach als zerstörerische Terrorzellen im Körper vor. Das kommt dem Ganzen ziemlich nahe.

Ihr Phyto-Abwehrteam – eine Mannschaftsleistung

„Ist das nicht ein alter Hut mit den Antioxidantien?" Sie haben recht, die Forschung zu Antioxidantien begann in den 1970ern. Und es war schon fast ruhig darum geworden, weil man mit einzelnen Antioxidantien, wie Beta Carotin oder isoliertem Vitamin E, in den Studien aus den 1990er

Jahren nicht sonderlich erfolgreich war. Schaut man sich dagegen die neuere Forschung zu Antioxidantien aus Obst, Gemüse, Kräutern und Gewürzen an, sieht das Ganze völlig anders aus. Hierin sind Hunderte verschiedener Antioxidantien enthalten, die zusammen als starkes Team spielen und so einzelne, isolierte Antioxidantien in ihrer Wirkung bei Weitem übertreffen.

Das funktioniert wie bei der Abwehr bei einem Fußballspiel, bei dem es zum ständigen Ballwechsel kommt. Verteidigt wird nicht das Tor, sondern Ihre Zellen und Ihre Gensoftware. Vitamin E fängt den Freien-Radikal-Ball ab, Vitamin C übernimmt und spielt den Ball dem Top-Spieler im himbeerroten Trikot zu, der den Ball komplett entsorgt. Ohne den Spieler im roten Trikot, der den Ball übernimmt, wären Vitamin E und C sonst verbraucht gewesen. Oxidiert vom freien Radikal. Nicht weiter einsatzfähig. Extrem ungünstig, denn jeder Vitaminmangel fährt Ihren Stoffwechsel und auch das Immunsystem herunter. Sie brauchen die ganze Mannschaft der Biostoffe, ansonsten bekommen Sie einen Ball nach dem anderen in Ihr „Tor", in Ihre Zellen reingepfeffert. Ihren Tor-Punktestand können Sie in guten Laboren messen lassen: Traurige, verbliebene Bruchstücke von Ihrer Gensoftware (Deoxyguanosin-Test) werden hier gemessen, wenn hier viele Tore von freien Radikalen reingeschossen wurden. Klar ist: Dann stimmt etwas nicht mit Ihrem Abwehrteam. Genau hier liegt das große Potenzial der bunten Phyto-Spieler.

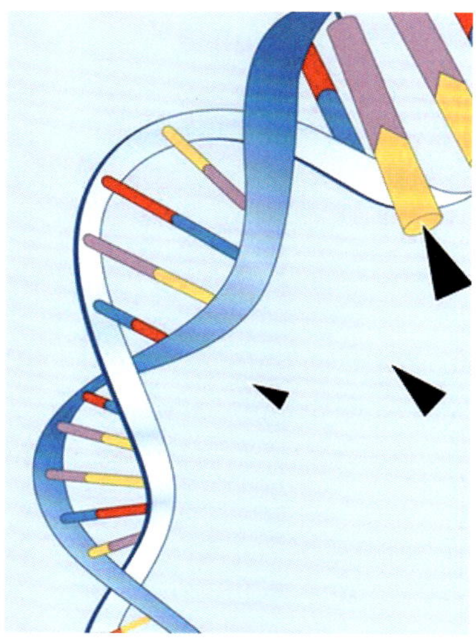

Freie Radikale schädigen die DNA-Software. Herausgelöste Stücke der Erbsoftware kann man als oxidative Schäden messen.

Setzen Sie die Topspieler ein, nicht die Gurken

Was macht ein gutes Spielteam aus? Viele Topspieler mit optimalem Teamgeist. Eigentlich logisch. Was soll man im Team mit einem guten Einzelspieler anfangen, zwischen lauter mittelmäßigen Performern? Genau dahin schauen die neuen Studien. Zum Beispiel bei 32.000 Frauen, deren Ernährung über 10 Jahre ausgewertet wurde, und die alle zu Beginn der Studie gesund waren. Bei den Frauen, die die meisten Antioxidantien in der Ernährung hatten, senkte dies sowohl das Risiko für Herzinfarkte als auch das für Schlaganfälle.[40 41] Bedenken Sie: Schlaganfälle sind die dritt-häufigste Todesursache. Die kleinen Blutgefäße im Gehirn reagieren sehr empfindlich auf freie Radikale und auf oxidierte Fette, die sich dort festsetzen. Auch Alzheimer wird durch oxidierte Fette mitverursacht.

Was aber in der Studie noch bemerkenswerter war: Es lag nicht an der Anzahl der Portionen Obst & Gemüse, sondern am antioxidativen Potenzial der Ernährung. Das heißt übersetzt: Wichtig ist die smarte Auswahl der Lebensmittel. Also: Die besten Spieler einzusetzen. Das bedeutet: Mehr Power-Beeren im roten Trikot zu essen, anstelle von blassen Gurken.
Man kann tatsächlich messen, wie gut die Himbeere-Topspieler im Spiel mit freien Radikalen agieren. Für die Schlagkraft EINES 100 g schweren Himbeere-Spielers müssten Sie 86 x 100 g Gurken-Spieler essen. Sie können das gesamte Spielfeld mit diesen Gurken vollstellen, sich damit vollstopfen, und trotzdem nichts ausrichten. Lassen Sie die Profis ran. Essen Sie smart. Damit gewinnen Sie. *„Und was ist außer Himbeeren noch so ein Top-Performer?“* Zu den Superfoods kommen wir gleich. Vorher schauen wir uns noch einen Moment lang die Auswirkungen der freien Radikale an, und warum es sich lohnt, diese zu neutralisieren.

ON/OFF – Gesundheit anschalten, Freie-Radikal-Erkrankungen herunterschalten

„Und um was für Erkrankungen handelt es sich dabei?“ Die fehlenden Phytonährstoffe aus Obst & Gemüse werden mitverantwortlich gemacht für die Entstehung von

- entzündliche Prozessen und Schäden am Gehirn, die zu Alzheimer führen,
- entzündliche Prozessen an den Blutgefäßen mit Herz-Kreislauf-Erkrankungen

- Freie Radikale aktivieren Krebszellen.
- Freie Radikale heizen Entzündungen bei Rheuma und Autoimmunerkrankungen an. Sämtliche Erkrankungen mit „*-itis*“ am Ende sind entzündliche Erkrankungen. Dermatitis, Divertikulitis, Arthritis. Die Pharmaindustrie verdient prächtig an nebenwirkungsreichen anti-entzündlichen Medikamenten.
- Schäden an den Augen und ein verfrühter Verlust der Sehfähigkeit (Katarakt, AMD) gehen auf das Konto der freien Radikale.
- Neu: Entzündungen durch freie Radikale sind Mitauslöser von Depressionen (18 Studien mit 3.779 Patienten).[42]

ON/OFF: Mit Phytonährstoffen schalten Sie Ihre Gesundheit an, und schalten die Entwicklung von Erkrankungen herunter. Viele entzündliche Erkrankungen können damit vermindert werden.

ON – Ihre Augen mit Antioxidantien schützen

Die Augen sind Ihr wichtigstes Sinnesorgan. Viele verlieren diese bunte Welt im Alter, weil sie jahrzehntelang mit der Ernährung geschlampt haben und so die hochempfindlichen Teile des Auges zerstört wurden. Freie Radikale entstehen durch UV-Licht im Auge. Genau deswegen hat das Auge von allen Organen die höchste Dichte an Antioxidantien. Mikronährstoffe (Vitamin C, E, Selen, Zink) und Pflanzenstoffe (Beta-Carotin, Zeaxanthin, Lutein) arbeiten hier eng zusammen. Als Power-Team. Die Top-Spieler: In dunkelgrünem Gemüse wie Spinat, Grünkohl, Lauch, Broccoli ist besonders viel der beiden Pflanzenstoffe (Zeaxanthin, Lutein) enthalten. Wenn Sie es nicht täglich schaffen, diese Top-Schutztruppen nachzutanken, dann können zusätzlich eingenommene Antioxidantien mit diesen Vitalstoffen die Augen schützen. Die Studien zeigen dies eindrucksvoll.

Teilnehmer	Ergebnis
Metaanalyse über 6 Studien mit 41.999 Personen[43]	Eine hohe Zufuhr der Pflanzenstoffe Zeaxanthin und Lutein senkt das relative Risiko für Katarakte um ↓ 25 %. Je höher die Zufuhr, desto höher war der Schutz.
Metaanalyse über 27 Studien[44]	Eine hohe Vitamin-E-Zufuhr verringert das relative Risiko für Katarakte um ↓ 27 %.

Teilnehmer	Ergebnis
Metaanalyse über 19 Studien[45]	Teilnehmer mit den höchsten Vitamin-C-Blutwerten aus der Ernährung oder zusätzlichem Vitamin C hatten ein um ↓ 30 % niedrigeres relatives Risiko für Katarakte.
Metaanalyse über 14 Studien[46]	Die Einnahme von Multivitamin-/Mineralprodukten verringerte das relative Risiko für Katarakte um ↓ 34 %.

OFF – Trend-Diäten wie Low Carb oder High Fat bringen Sie ins Defizit

„Ich esse doch gar nicht so viele Kohlehydrate. Ich mache jetzt Keto-Diät.“ Für diejenigen, die sich mit den Trend-Diäten nicht so gut auskennen: In Keto-Diäten isst man sehr viel Fett und wenig Kohlehydrate. Darunter finden sich viele tierische Fette: Käse, Wurst, fette Milchprodukte und viel Fleisch. Wenig Kohlehydrate bedeutet dann gleichzeitig wenig Vollkornprodukte & Obst – Low Carb also. Der Effekt der ganzen Fett-Stopferei: Man ist extrem satt. Man kann dabei sogar abnehmen. Fein. Kurzfristig vielleicht o. k. Aber was passiert langfristig in der körpereigenen Energieproduktion nach dem Doppel-Käse-Burger, der fetten Bratwurst, dem Wurst-Brot, dem Vollfettjoghurt oder dem angeblich gesunden Kokosfett? Sie können es sich schon denken: Massive Schädigung Ihrer Zellen durch freie Radikale. Und, dieser Zell-Beschuss bleibt für die nächsten 3–4 Stunden hoch.[47] Keto und fettreiche Ernährung oder Low Carb heizen nur das Zellbombardement und den Alterungsprozess an. Definitiv also keine gute Ernährung langfristig. Immer, wenn die Phytoverpackung zum Zellschutz fehlt, kommt es zur Schieflage. Nach Millionen Jahren der Evolution ist unser System überhaupt nicht auf so viel Fett und leere Kohlehydrate angepasst.

Wichtig: Tierische Lebensmittel enthalten kaum Antioxidantien. Obst & Gemüse & Hülsenfrüchte haben im Durchschnitt die 64-fache Kraft, freie Radikale zu binden (ORAC-Wert), im Vergleich zu tierischen Lebensmitteln. Um das herauszufinden, wurden 3.100 Lebensmittel akribisch getestet.[48] Was können Sie nun tun, um den Beschuss nach dem fetten Rührei oder den Cornflakes zu neutralisieren? In einer Studie verfütterte man dazu Cornflakes mit bzw. ohne Heidelbeeren an die Test-Teilnehmer.[49] Bei denen ohne Heidelbeeren blieb die Belastung durch freie Radikale 3–4 Stunden lang hoch. Bei der Zugabe von einem Minimum von 95 g Heidelbeeren moppten die Pflanzenstoffe die schädlichen freien Radikale auf.

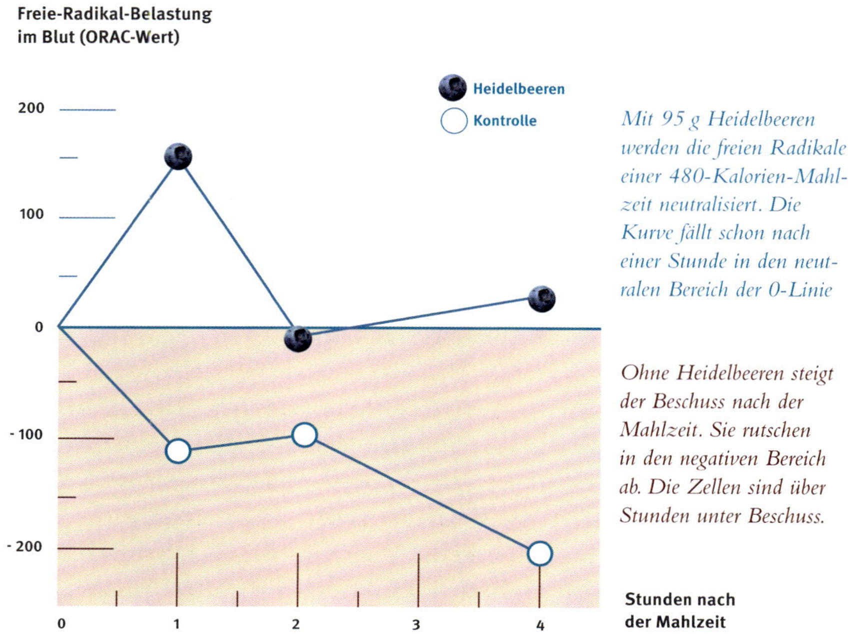

Obst & Gemüse schützt Ihre Zellen und Blutbahnen nach jeder Mahlzeit. Tanken Sie regelmäßig den Pflanzenschutz mit auf.

Mein Tipp: Essen Sie zu JEDER Mahlzeit Gemüse oder einen Salat dazu, und Obst danach. Und: Nehmen Sie vor allem die besten antioxidativen Spieler ins Team mit auf. Nach der Rosinenschnecke einen Apfel, zum Schweinebraten Rotkohl, zum Steak Spinat anstatt Pommes. Apfel, Rotkohl, Spinat: Alles drei sind übrigens Superfoods. Mit den Kombis haben Sie sich zwar noch keinen Überschuss an Antioxidantien für Ihre Zellen erwirtschaftet, aber zumindest eine neutrale Gefechtslage. So viel braucht man wenigstens, um die freien Radikale der Energieproduktion zu neutralisieren. Doch wie sieht die traurige Realität aus? Das Lieblingsgericht in deutschen Kantinen ist SchniPo (Schnitzel mit Pommes), danach ein Teilchen oder ein Fertig-Joghurt. Abends „Wurst & Brot“. Maximal garniert mit den obligatorischen Gurkenscheibchen, Silberzwiebeln oder gar einer halben Tomate. Alternativ die Drei-Käse-Tiefkühlpizza oder die Pasta aus dem Kühlregal, mit Butter „verfeinert“. Es soll ja schnell gehen. Wundert man sich dann? Wenn die Blutbahnen zugesetzt werden, die Zellen entarten, oder das Augenlicht im Alter zu früh nachlässt. Manch einer redet sich dann ein, man habe einfach Pech gehabt. Die Oma hatte es ja auch schon. Das muss also genetisch sein.

ON – Essen für eine schöne Haut – Mit dem Argon-Laser ins Science-Fiction-Zeitalter

Hatten Sie schon mal das Gefühl, nach einem stressigen Tag wie zerknittert mit mehr Falten auszusehen? Das passiert tatsächlich. Stress, schlechter Schlaf, Infekte, Rauchen, Abgase, UV-Licht und schlechte Ernährung sind die größten Radikalquellen. Die in der Haut abgespeicherten Antioxidantien werden bei der Belastung zu schnell aufgebraucht. Der Effekt: Die Haut sieht blass und faltiger aus. Folgendes Experiment hört sich an wie aus einem Science-Fiction-Film: Mithilfe eines Argon-Lasers kann man in der Haut messen, nach welchem Ereignis das Radikal-Bombardement einsetzt. Das Bild vom Laser erstellt, wie bei CNN, einen Kriegsverlauf für die Zell-Anwohner. Was sich wie ein Action-Film anhört, wurde an der renommierten Berliner Charité-Klinik „gedreht".[50] Spannend: Schon kurz nach einem Belastungsevent (starker Stress, schlechter Schlaf, durchzechte Nacht, Schadstoffbelastung) können die Antioxidantien-Werte in der Haut in den Keller gehen. Es kann dann bis zu 3 Tagen dauern, bis sich die Haut wieder über Zufuhr durch Ernährung aufgetankt hat. Zusätzlich hatte man die Faltentiefe in der Studie gemessen. Vor allem in den Wintermonaten wurde der Knittereffekt noch langsamer ausgebügelt.

Mein Tipp – Sie wollen schön sein: Man sieht es an der Haut. Je mehr Pflanzenstoffe für einen gesunden Teint in ihr abgespeichert sind, desto schöner und gesünder wirkt die Haut. Dass dies andere effektiv sehen können, wird in Studien gezeigt, in denen man Fremde das Aussehen beurteilen lässt. Welches sind nun die besten Superfoods bei den Antioxidantien?

SMART ESSEN

ON – Zellschutz Essen ist dunkelbunt

Dunkelbuntes Obst und tiefgrüne Gemüsesorten haben die meisten Antioxidantien. Leider kauft der Verbraucher dunkles Obst am wenigsten. Beliebt sind stattdessen Bananen, helle Trauben, Ananas. Warum? Weil sie einen hohen Zuckergehalt haben. In diesen Sorten stecken aber die wenigsten Antioxidantien. Nicht anders bei Gemüse. Hier stehen Salatgurken, Eisbergsalat, Kopfsalat und Spargel ganz oben auf der Hitliste. Rucolasalat und Broccoli hätten ein Vielfaches an Antioxidantien anzubieten. Man müsste einfach smarter einkaufen.

Es ist relativ einfach zu erkennen: Je bunter, desto mehr Antioxidantien

sind darin enthalten. Denn die Farbpigmente schützen die Pflanzenzellen vor den freien Radikalen. Möhren (orangefarbenes Beta Carotin), Tomaten (rotes Lycopin), dunkle Blattsalate, tiefgrüne Kohlsorten, Himbeeren, Brombeeren und Heidelbeeren (tiefblaue Anthocyane), Erdbeeren, Pflaumen, Aprikosen, rote Äpfel.
Jetzt der Test für Sie: Was hat mehr Antioxidantien? Ein gelber Golden Delicious oder ein roter Gala-Apfel? Eisbergsalat oder Eichblattsalat? Banane oder Orange? Genau! So einfach ist das. Bringen Sie möglichst Dunkelbuntes auf den Teller. Das größte antioxidative Potenzial haben dunkle Beeren. Tiefgefrorene Heidelbeeren, Himbeeren, gemischte Beeren kann man immer im Haus haben.

Mit Kaffee Zellschutz trinken

Kaffee enthält eine Vielzahl potenter antioxidativer Flavonoide. Wie gesund Kaffee tatsächlich ist, wurde lange Zeit verkannt. Gleich zwei neue Metaanalysen zeigen ein um 15–21 % abfallendes Risiko für Herz-Kreislauf-Erkrankungen bei hohem Kaffee-Konsum (Metaanalyse von 32 Studien und von 21 Studien).[51 52] Für viele, die sich schlecht ernähren, gehört Kaffee zu den wenigen Antioxidantien, die überhaupt noch getankt werden. Raucher profitieren besonders von den Antioxidantien aus Kaffee. Das Risiko für Herz-Kreislauf-Erkrankungen und Tod wird gesenkt (Metaanalyse über 31 Studien mit 1,6 Millionen Teilnehmern). Bei bis zu 4 Tassen Kaffee pro Tag steigt dieser positive Effekt an.[53]
Die gesunden Polyphenole, sozusagen Super-Antioxidantien, machen es möglich. In Europa macht Kaffee tatsächlich 40 % der Polyphenolzufuhr aus. Die restlichen 60 % kommen aus Obst und Gemüse.
Mein Tipp: Mild gerösteter Kaffee enthält viel mehr Antioxidantien als stark geröstete Sorten. Presskaffee (französische Kaffeepresse) kann noch mehr Antioxidantien lösen. Hierbei lässt man den Kaffee in einer Glaskanne 4 Minuten ziehen. Dadurch werden mehr Antioxidantien aus dem Kaffee freigesetzt. Dann drückt man das Sieb in der Kanne herunter. Im Gegensatz zum Hochdruck-gepressten Espresso hat man im Presskaffee wesentlich mehr der gesunden Pflanzenstoffe. Bei normalem Filterkaffee dagegen bleibt ein Teil der Antioxidantien im Filter hängen. In angesagten Coffee-Bars bekommt man immer häufiger Presskaffee. „Intensives Aroma mit weniger Bitterstoffen", meinte der hippe Barista von Truth Coffee in Kapstadt zu mir, die gerade den Preis für den weltbesten Kaffee gewonnen hatten. *„Kommen Sie doch zu unserem speziellen Kaffee-Barista-Seminar."* Er muss es ja wissen. Presskaffee ist Kult.

Grüner Tee – der Superdrink

„Uhh ... Ich bin kein Fan von grünem Tee. Der schmeckt so säuerlich." Zugegeben: Grüner Tee ist wirklich gewöhnungsbedürftig für europäische Zungen. So ging es mir auch, bis ich grünen Tee mit Pfefferminz entdeckt habe. Es gibt auch viele andere Aroma-Varianten: Mit Ingwer, Orangen, Earl Grey, Mango ... Machen Sie sich doch einfach ab und zu einen Eistee mit etwas Stevia in einer Trinkflasche fürs Büro. So kommt man ganz schnell auf 3 Tassen grünen Tee. Warum 3 Tassen? Ab dieser Menge sieht man in den neuesten Metaanalysen einen starken Krebsschutz (Brust, Darm, Magen, Speiseröhre, Prostata) und ein dramatisch niedrigeres Risiko für Schlaganfälle und Herzinfarkte (Metaanalyse über 9 Studien).[54] Katechine machen grünen Tee zum Superdrink.

Tipp: Den grünen Tee auf jeden Fall 4–5 Minuten ziehen lassen. Damit lösen sich mehr Katechine als bei nur 1–2 Minuten.

Trinken Sie sich glücklich

Kakao ist ein Superfood. Er hat die höchsten Flavonoid-Werte aller Lebensmittel: Epikatechin, Katechin and Procyanide. Der Antioxidantiengehalt ist extrem hoch. Eine Tasse entölte Trinkschokolade enthält nur einen Bruchteil der Kalorien von einer Tafel Schokolade, in der fette Kakaobutter und Zucker drin sind. Statt 49 % Fettgehalt wie in Bitterschokolade, sind es nur 12 % im Kakaopulver. Ich dachte mir sofort: *„Dann doch lieber eine Tasse Kakao jeden Tag als eine Tafel Schokolade pro Woche."*

Recherche mit Tücken

„Welche Lebensmittel können freie Radikale am besten neutralisieren?" Im Internet gibt es einen Wettlauf von Produkten um die beste antioxidative Kapazität (ORAC-Wert), und man findet komplett unterschiedliche Werte. Fast alle nachfolgenden ORAC-Werte sind daher aus der neutralen Datenbank des US-Landwirtschaftsministeriums. Niemand isst natürlich anhand von Tabellen! Es geht hier nur darum, dass Sie ein Gefühl dafür bekommen, in welchen Lebensmitteln die meisten Antioxidantien enthalten sind. In kurz: Alles läuft auf drei einfache Grundregeln hinaus.[55] Diese sind so denkbar simpel, dass es jeder im Supermarkt umsetzen kann:

- ➡ Je dunkelbunter Obst & Gemüse ist, desto mehr Antioxidantien enthält es.
- ➡ Je würziger, aromatischer und intensiver es schmeckt, desto mehr

antioxidative Pflanzenstoffe sind enthalten. Kräuter & Gewürze sind die Super-Antioxidantien mit den höchsten ORAC-Werten überhaupt.

➜ Tierische Lebensmittel haben kaum Antioxidantien. Die zu essen, bringt Sie in ein Defizit an Antioxidantien. Pflanzliche Lebensmittel haben im Durchschnitt einen 67-mal höheren Antioxidantien-Gehalt.

Noch kürzer als Tipp: Essen Sie dunkelbunt, aromatisch, pflanzlich.

Tierische Lebensmittel lösen oxidativen Stress aus. Ohne zusätzliche Pflanzenstoffe werden die Zellen belastet.	antioxidative Kapazität pro 100 g (ORAC)
Steak	10
Ei	20
Lachs	30
Milch	40
Käse-Pizza	170
Außer Zucker nicht viel gegessen	
Wassermelone	142
Ananas	385
Banane	578
helle Trauben	1.018
rote Trauben	1.837
Frucht oder lieber Saft? Und welche Äpfel?	
☹ Apfelsaft	414
Golden-Delicious-Apfel	2.200
roter Granny Smith	3.898
☺ roter Delicious-Apfel	4.275
Superfood Beeren	
Kirschen	3.747
Erdbeeren	4.302
Heidelbeeren	4.669
Himbeeren	5.065
schwarze Johannisbeeren	5.347
Brombeeren	5.905
Pflaumen	6.100
Je grüner oder dunkler, desto besser	
☹ Salatgurke	75

Tierische Lebensmittel lösen oxidativen Stress aus. Ohne zusätzliches Gemüse werden die Zellen belastet.	**antioxidative Kapazität pro 100 g (ORAC)**
☹ heller Eisbergsalat	438
☹ hellgrüner Kopfsalat	1.532
☺ roter Eichblattsalat	2.426
weiße Zwiebeln	863
rote Zwiebeln	1.521
Blumenkohl	739
Broccoli	3.083
Rotkohl	3.145
weiße Lima-Bohnen gekocht	243
rote Kidney-Bohnen gekocht	2.200
Superfood Nüsse	
Macadamia	1.695
Mandeln	4.454
Pistazien	7.678
Haselnüsse	9.645
Walnüsse	13.541
Pekannüsse	17.940
Powerwurzel	
frischer Ingwer	14.840
Superfood Kakao	
dunkle Schokolade	13.120
ungesüßtes, entöltes Kakaopulver	55.653
Rotwein	**100 ml haben folgenden ORAC-Wert**
Bier	150
Weißwein	392
Rose	1.005
Rotwein (Merlot)	2.607
Superdrinks Tee, Kaffee, Kakao	**100 ml haben folgenden ORAC-Wert**
grüner Tee	1.253
entölter Kakao (1 Esslöffel)	2.793
Arabica-Kaffee	2.780
grüner Matcha-Tee	3.130
Hibiskus-Tee	6.690
Exotische Superfoods	
Holunder (Europa)	14.697
Aronia(Nordamerika)	16.062
Maqui (Brasilien)	19.850
Hagebutte (Europa)	96.159
Acai (Brasilien)	102.700
Baobab (Afrika)	140.000

Smart kombinieren – Sammeln Sie Zellschutzpunkte

Smart essen bedeutet: Einfach zu JEDER Mahlzeit Obst & Gemüse dazu, oder danach. So neutralisieren Sie nicht nur die zerstörerischen freien Radikale, die bei der Energieproduktion anfallen, sondern speichern auch einen Überschuss für Ihren Zellschutz ab. Sammeln Sie einfach so viele Zellschutzpunkte wie möglich. Hier ein paar Punkte-Beispiele, wie einfach das ist. Die Zahlen in Klammern sind die antioxidativen Zellschutz-Einheiten (ORAC-Wert).

Das Frühstück

Portion Cornflakes (575) = **575 Looser**
Portion Haferflocken (400), plus eine Banane (1.037) = **1.437 Mittelfeld**
Haferflocken (400), 50 g Heidelbeeren (2.334,5), 4 Walnusshälften (800), Prise Ceylon-Zimt (500) = **4.034 Siegertyp**
7-mal so viele Antioxidantien wie in Cornflakes. Keine Mehrarbeit. Nach Cornflakes sind Ihre Zellen die nächsten drei Stunden unter Beschuss. (Wichtig: Bitte verwenden Sie ausschließlich Ceylon-Zimt und keinen Cassia Zimt.)

Ihre Pasta

Mit Schinken gefüllte Tortellini mit Butter = **60 Schadensverursacher**
Portion Pasta (60), Tomatensauce (679) = **739 nett, aber nicht genug**
Portion Pasta (60), Tomatensauce (679), ein paar Tiefkühl-Brokkoli (1.500), 1/2 TL Oregano (1.801) = **4.040 Top-Bodyguard**
5-mal so viele Antioxidantien in der Tomatensauce mit nur je einem Handgriff in die Gewürzschublade und die Tiefkühltruhe. Kochen Sie die Tomatensauce gleich noch mit Thymian, Rosmarin + Paprika, dann haben Sie ein echtes Superfood.

Das Steak

Der Grillabend:
1 Steak 200 g (20), 1 Grilltomate (232),
2 Scheiben Baguette (40) = **292 Versager**
1 Steak 200 g (20), Eisberg-Salat 100 g (438),
1 Tomate (232) = **690 Mittelmäßiges Schutzteam**
1 Steak 200 g (20), Rucola-Salat 100 g (1.904),
1 Tomate (232) = **2.156 2. Liga**
1 Steak 200 g (20), Brokkoli 100 g (3.082)
= 3.102 1. Liga, Topabwehr und Punkte-Sieger

Nun verstehen Sie, warum zum Looser-Steak mit seinen traurigen 20 antioxidativen Einheiten unbedingt die Bodyguards – dunkelgrünes Gemüse oder tiefgrüner Salat – dazugehören. Freie Radikale wirken entzündlich, lassen die Blutfette oxidieren und greifen Ihre Zellen an. Wer sich ständig mit Usern und Verlierern wie Fleisch, Wurst, Käse, Eiern und hochverarbeiteten Lebensmitteln umgibt, setzt seine Zellen jedes Mal unter Beschuss. Die Schäden akkumulieren sich über die Jahre. Die schützenden Pflanzenstoffe haben zusätzlich noch Hunderte andere positive Funktionen im Körper.

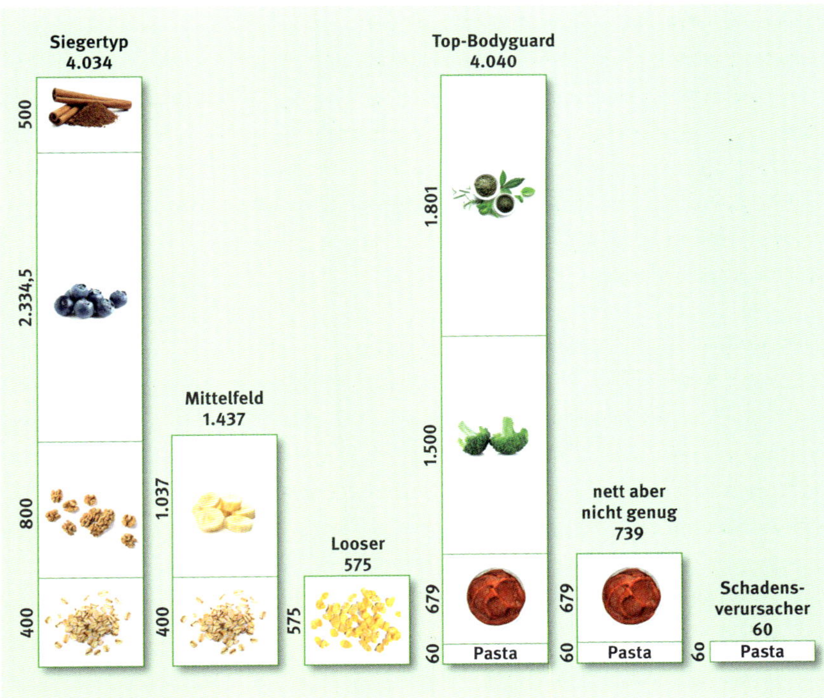

WÜRZE DEIN LEBEN

Wärmend und wohltuend verbreitet sich der Duft von Nelke, Zimt und Kardamom aus frisch gebackenen Weihnachtsplätzchen. In heiterer Erwartung schnuppern Sie an angebratenen Zwiebeln & Kräutern. Feuriger Curry regt Sie an und wärmt. Zitrus-Aromen beleben, Vanille, Anis und Zimt beruhigen von innen. Duftende Aromen bringen Genuss und Lebensfreude pur. Das Lebenselixier jedes raffinierten Gerichts und

die Magie des Essens entstehen erst durch Kräuter und Gewürze. So ganz nebenbei sind Kräuter & Gewürze zusätzlich absolute Superfoods mit dem höchsten Antioxidantiengehalt von allen Pflanzen überhaupt.[56] Schon ein Teelöffel Oregano übertrifft jede Sorte an Obst oder Gemüse um ein Vielfaches.
Der Antioxidantiengehalt ist nur einer der Messwerte für die vielen bunten und aromatischen Pflanzenstoffe, die eine unfassbare, immer genauer erforschte Wirkung haben. Heilwirkungen, die seit Jahrhunderten bekannt sind, aber nun wissenschaftlich genau analysiert werden. Ingwer zieht in der Wirkung gleich mit Migränemitteln der Pharmaindustrie. Viele Gewürze sind hoch antikrebswirksam. Kurkuma wirkt genauso entzündungshemmend wie teure Medikamente. Es ist hochwirksam gegen Krebszellen, und das alles nebenwirkungsfrei.[57 58] Über 9.000 Publikation gibt es inzwischen allein zu Kurkuma. Über 100 klinische Studien wurden damit zu den verschiedensten Erkrankungen durchgeführt.[59] Gelbes Kurkuma ist die Basis der meisten indischen Currymischungen. Im weltweiten Vergleich hat Indien nicht ohne Grund eine der niedrigsten Krebsraten. Zehnfach niedriger als in den USA.[60] Die Vielzahl der Kräuter & Gewürze wirkt wie eine „tägliche Mini-Chemotherapie“ auf die Krebszellen, die jeden Tag neu im Körper entstehen. Und diese ganze Wirkung bekommen Sie schon mit den geringen Mengen, die Sie beim Kochen einsetzen. Nebenwirkungsfreie Heilwirkung & Schutz. Echte kulinarische Prävention also.

Heilende Super-Antioxidantien

Bei Kräutern & Gewürzen gibt es obendrauf noch einen Bonus für eins der meistbelasteten Systeme: Das Magen-Darm-System. Sie wirken gegen Sodbrennen, Aufstoßen, Magenschmerzen, entzündliche Darmerkrankungen, Verstopfung. Und sie füttern die guten Darmbakterien. Anstelle von Kräuterschnaps: Wie wär's mit echten Kräutern & Gewürzen bei jedem Essen. Echte Kraftpakete sind sie auch bei der Verteidigung des Körpers gegen Bakterien, Viren und Pilze. Genau dagegen wirken ja die schützenden Pflanzenstoffe auch in Pflanzen: Gegen Bakterien und Pilzbefall.

Je mehr Gewürze & Kräuter Sie also verwenden, desto mehr antioxidative Pflanzenstoffe bekommen Sie. Logisch. Interessant auch: Getrocknete Kräuter behalten ihre Antioxidantien. 100 Gramm Oregano haben einen ORAC-Wert von 200.175. Schon 1 Teelöffel davon boostet Ihr Essen.

100 Gramm Ceylon-Zimt haben einen ORAC-Wert von 131.420, gegenüber dem mageren Wert von 75 einer Salatgurke. Schon eine Messerspitze Ceylon-Zimt kann ein Müsli oder Obstsalate zum Superfood machen. Ein Zweig aromatischer Rosmarin, mitgebraten und verzehrt, kann die freien Radikale eines ganzen Steaks neutralisieren. Tauchen Sie ein in die kreative Gewürzküche. Gute Ernährung ist alles andere langweilig, sondern bunt & aromatisch.

GESCHMACKLICHE ÖDE IM SUPERMARKT

Ich bin immer wieder erstaunt, warum so viele sich freiwillig diesem Genuss entziehen. In 95 % der Supermarkt-Produkte herrscht eine traurige Aromen-Armut. Geschmacksreduktion auf süß, salzig, fettig und umami (Fleisch-Aroma). Versalzen und zugezuckert. Salz und Zucker gehören zu den größten Gesundheitsrisiken für Ihre Biomaschine überhaupt (mehr zu Salz auf Seite 198). Künstliche Aromen werden mit Zucker geschmacklich „abgerundet", zur Kundenbindung. Denn Zucker wirkt 3-mal suchtauslösender als Kokain. Die chemischen Aromen und Geschmacksverstärker schädigen zusätzlich die Darmbakterien. Vor allem aber verbreiten verarbeitete Produkte eine unfassbare geschmackliche Langweile. Warum kauft man so was? Machen Sie sich zum Gewürz-Junkie. Sie werden die Langweile von Industrieprodukten nie wieder ertragen können, wenn Sie erst einmal auf dem vielfältigen Gewürz-Aromen-Trip waren.

Kaum jemand isst 100 Gramm Kräuter oder Gewürze. Daher habe ich in der folgenden Tabelle die Werte für 1 Esslöffel frische Kräuter bzw. 1 Teelöffel getrocknete Kräuter oder Gewürze verwendet.

Superfood Kräuter für den Balkonkasten	1 Esslöffel (antioxidative Kapazität – ORAC-Wert) [61]
Dill	176
Basilikum	192
Koriander	206
Rosmarin	400
Pfefferminz	558
Oregano	558
Majoran	1.091
Thymian	1.097
Salbei	1.280
Superpower getrocknete Kräuter	**1 Teelöffel (ORAC-Wert)**
Basilikum	2.443

Superfood Kräuter für den Balkonkasten	1 Esslöffel (antioxidative Kapazität – ORAC-Wert)
Thymian getrocknet	6.295
Pfefferminz	6.400
Rosmarin getrocknet	6.611
Oregano getrocknet	7.011
Power-Gewürze	**ORAC 1 Teelöffel**
Paprika	877
Chili-Pulver	945
Ingwer	1.561
schwarzer Pfeffer	1.362
Curry	1.900
Kreuzkümmel	2.015
Muskatnuss	2.786
Vanille	4.896
Kurkuma	5.083
Ceylon-Zimt*	5.257
Fenchel-Samen	9.916
Nelken	11.611
Koriander-Samen	12.416

Genuss mit Kräutern & Gewürzen

Kräuter-Tipp: Für einen kleinen Balkonkasten ist vor dem Fenster immer Platz. Rosmarin, Thymian, Salbei: Diese drei mediterranen Kräuter brauchen kaum Wasser. Nur ein Kaktus wäre noch pflegeleichter. Ein Griff in den Balkonkasten, und schon bringen Sie die italienischen Aromen an Ihre Suppen, Saucen und Gemüse. Wer einmal Spaß daran gefunden hat, hat schnell einen zweiten Balkonkasten. Für Basilikum, Koriander, Estragon, Petersilie, Pfefferminz. In der arabischen Küche wird Pfefferminz in Salaten und vielen warmen Gerichten verwendet. Basilikum-Pesto kann man schnell im Mixer selbst machen.

Der Frische-Test für Gewürze & Kräuter: Getrocknet und verpackt gehen nach einem Jahr Aroma und Antioxidantien verloren. Oft trollen sie jahrelang in Schubladen herum, oder stehen im Licht dekorativ im Gewürzregal. Machen Sie den Frische-Test: Zerreiben Sie getrocknete Kräuter oder Gewürze zwischen zwei Fingern. Dabei sollten sich bei Kräutern ätherische Düfte freisetzen. Öffnen Sie Ihre Gewürzpackungen und schnuppern Sie daran. Gibt es kaum einen Geruch frei, oder schmeckt es fade, fast ranzig, können Sie die in den Müll entsorgen. Gewürze kaufen Sie am besten nur in aromadicht-verschlossenen Gläschen, und nicht in Papierbeuteln. Sie sollten dann dunkel gelagert werden, und

nicht im Gewürzregal.
Genießen Sie indische und Thai-Küche: Die Aromen sind betörend. Wenn Sie einmal damit anfangen, schmecken Salz & Pfeffer nur noch langweilig. Aber wie setzt man so viele verschiedene Aromen überhaupt ein? Bei indischen und Thai-Gerichten werden Curry-Gewürze außerdem viel zu schnell alt. Mit Gewürzpasten ist dieses Problem gelöst, denn die Gewürze bleiben in Öl länger aromatisch und sind optimal kombiniert. Die Gewürzpaste gehört nach dem Öffnen in den Kühlschrank. So bleibt sie frisch und griffbereit. Indisch oder thailändisch zu kochen, wird so zum Kinderspiel. Frischer Ingwer mitgekocht und etwas Koriander als Topping, und in 15 Minuten ist Ihr Pfannen-Gericht fertig. In derselben Zeit hat kaum jemand seine Nudeln gekocht, geschweige denn eine Tiefkühlpizza aufgebacken. Die klassischen fertigen Pasten sind: Garam Marsala, Biryani, Rogan Josh, Korma, Tandoori. Nach viel rumprobieren nutze ich Patak's Pasten, weil diese wirklich aromatisch und preiswert sind. Wenn kein Asia-Shop in der Nähe ist, einfach online bestellen.

Mein Tipp: Googeln Sie den lokalen Gewürzladen. Jede größere Stadt hat so etwas. Wer je in München ist, kann einmal beim Sterne- und TV-Koch Schuhbeck in dessen Gewürzladen abtauchen. Wie aus Tausendundeiner Nacht sind die Mischungen. Man kann diese auch online bestellen. Lassen Sie sich nur mal von den Mischungen inspirieren:
Garam Marsala: Kreuzkümmel, Kardamom, Zimt, Pfeffer, Knoblauch, Kurkuma, Ingwer, Nelken, Muskatblüte, Muskatnuss, Sternanis, Lorbeerblätter.
Biryani: Knoblauch, Ingwer, Koriander, Kurkuma, Kardamom, Zimt, Kümmel, Pfefferminze, Pfeffer, Chili, Lorbeerblätter.
Grüner Curry: Paprika grün, Knoblauch, Ingwer, Zwiebeln, Bärlauch, Korianderblätter, Chiliflocken, Kumin, Kardamom, Paprika, Zimt, Fenchel, Koriander, Curryblätter, Zitronengras, Kafir-Limettenblätter.
Tandoori: schwarzer Pfeffer, Kreuzkümmel, Koriander, Paprika, Gewürznelken, Ingwer, grüner Kardamom.
Rogan Josh: konzentriertes Tomatenmark, Koriander, Paprika, Kurkuma, Zitronensaft, Kreuzkümmel, Zwiebelpulver, Bockshornklee, Knoblauch, Zimt, Nelken.
Thai-Curry: Kurkuma, Zitronengras, Koriander, Senfmehl, Paprika, Knoblauch, Zwiebeln, Kümmel, Kardamom, Ingwer, Chilis, Zimt, Vanille, Muskatnüsse, Fenchel, Rosmarin, Piment, Nelken, Kumin, Bockshornkleesaat.

Kurkuma für Glücksbotenstoffe

Haben Sie schon mal frische Kurkuma versucht? Viele Supermärkte führen es bereits. Es sieht aus wie die kleine Variante von Ingwer. In indischen und Thai-Gerichten wird es immer zusammen mit frischem Ingwer verwendet. Verwenden Sie zusätzlich immer Pfeffer, das vervielfacht die Aufnahme von Kurkumin (Bioverfügbarkeit). Oder versuchen Sie heiße Milch mit Ingwer, Kurkuma und Honig im Winter. Ein Hochgenuss. Viele stellen ein seltsam zufriedenes Gefühl nach dem Essen fest, denn Kurkuma führt zu einer hohen Ausschüttung von Serotonin und Dopamin.[62] So stark, dass es als Antidepressivum getestet wird. Ich war über diesen wohligen Effekt nach dem Essen vollkommen frappiert.

Trinken Sie indisch: Chai enthält viele Superfood-Gewürze wie Zimt, Nelken, Kardamom, Fenchel, Anis und Ingwer. Im Teegeschäft oder online gibt es Mischungen mit wirklichen Gewürzen und ganzen Nelken, Anis und Süßholz. Auch ohne koffeinhaltigen Tee. Für den Genuss an kalten Winterabenden. Kaufen Sie Chai vor allem ohne Zuckerzusätze und nicht Fertig-Chai-Latte.

Aromatische Süßspeisen & Backen: Möchten Sie 50 Cents in 10 Sekunden verdienen? Dann rühren Sie echte Vanille einmal in Naturjoghurt ein! Und schon haben Sie den Preisunterschied zu 500 g Fertig-Joghurt mit künstlichem Vanillearoma und gelbem Farbstoff. Oder streuen Sie Lebkuchengewürz (Koriandersamen, Anis, Gewürznelken, Ingwer und Kardamom) auf Schokopuddings, Joghurts und Desserts. Ein betörendes Aroma.

Arabisches Kaffeegewürz: Eine Köstlichkeit auf Cappuccino-Schaum oder heißer Schokolade ist arabisches Kaffeegewürz, bestehend aus Kardamom, Nelken, Piment, Muskatnuss, Ingwer, Vanille. Auch auf Geflügel oder Lamm oder auf Gemüse wie Kürbis und Möhren, kann man dieses Gewürz verwenden. Meine erste scharfe Lebkuchen-Sauce mit Lamm habe ich tatsächlich in einem Sternelokal gegessen. Die Sauce war mit einem Stück bittere Schokolade gebunden.

Würzen Sie Ihr Leben. Kräuter & Gewürze bringen Genuss & Gesundheit zugleich. Sie sind die wahren konzentrierten Superfoods.

DIE BUNTE WELT DER SMOOTHIES

„Lohnt es, Smoothies im Supermarkt zu kaufen?" Ganz ehrlich: Nein. Um es dem Konsumenten recht zu machen, sind darin hauptsächlich süße Bananen, Orange, Ananas und Äpfel enthalten. Oft werden dann – bloß für die Farbe – noch 3 Himbeeren oder eine halbe Kiwi „eingeschleust". Ein ganzer Apfel hätte wahrscheinlich 2–3-mal so viele Antioxidantien. Grüne Smoothies findet man seltener, da sie in der Regel weniger gut haltbar sind. Reine Beeren-Smoothies sind von den Zutaten her für den Supermarkt nicht profitabel genug. Spinat, grüner Kohl, Himbeeren und Rote Bete – das wäre ein Superfood-Smoothie. Doch den kann man sich meist nur zu Hause machen, und dazu müsste man alle Zutaten gerade im Haus haben. Die fertigen Smoothies im Supermarkt sind vor allem eins: Gefällig & süß.

Superfood Smoothies

„Was ist mit exotischen fertigen Smoothie-Pulvern." In gefriergetrockneten Superfoods bleiben die sekundären Pflanzenstoffe aus Beeren & grünen Pflanzen gut erhalten. Exotische Superfoods sind häufig darin verarbeitet. Zum Beispiel die schwarzen Beeren aus dem Urwald wie Acai oder Maqui, die man in Brasilien an jeder Straßenecke als frischen Saft bekommt. Beide sind vollgepackt mit Antioxidantien, Flavonoiden und Anthocyanen. In fertigen Smoothies werden diese oft ergänzt durch andere schwarze Beeren, wie Aronia aus Nordamerika, Holunder, Brombeeren und Heidelbeeren aus Europa. In Heidelbeeren sind 21 verschiedene Anthocyane enthalten. Blaue Beeren hemmen das Krebswachstum und sind besonders gut erforscht.[63]

Auch bei grünen Smoothie-Mischungen sind oft ungewöhnliche hochpotente Pflanzenstoffe enthalten, wie z. B. Brokkoli-Sprossen. Deren Gehalt an antikrebswirksamem Sulforaphan ist bis zu 100-mal so hoch im Vergleich zu Brokkoli. Wie gesund diese Smoothies sind, kommt auf die Zusammensetzung an. Hochpotente Pflanzenstoffe wie Kohlsorten in grünen Smoothies und verschiedenste Beeren sollten auf jeden Fall enthalten sein. Bei diesen Superfood-Mischungen ist es wichtig, dass sie nicht schadstoffbelastet sind. Nur Bio-Qualität ist daher bei Smoothies zu empfehlen. Leider bringt selbst Biogemüse wenig, wenn es aus China stammt. Daher sollten die Rohstoffe erneut im Labor streng nachgetestet werden, bevor sie ins Produkt kommen.

Fazit – Essen für den Zellschutz

Lebensmittel ohne Phytoverpackung und Mahlzeiten ohne Antioxidantien aus Obst, Gemüse, Kräutern oder Gewürzen setzen Ihre Zellen, die Blutfette und das Genmaterial unter Dauerbeschuss durch freie Radikale. Diese resultierenden Zellschäden sammeln sich über die Zeit an und sind die Ursache von vielen schweren Erkrankungen. Essen Sie smart! Mit den Antioxidantien-reichsten Lebensmitteln. Hierin sind die meisten gesunden Pflanzenstoffe enthalten. Die unterschiedlichen Phytonährstoffe sorgen für optimalen Zellschutz, fahren Entzündungen herunter, sind antikrebswirksam, regen den Stoffwechsel an, schützen die Blutbahnen, Ihr Gehirn, die Gensoftware, und verlangsamen den Alterungsprozess Ihrer Biomaschine. Denken Sie daran: Sie haben nur den einen Körper!

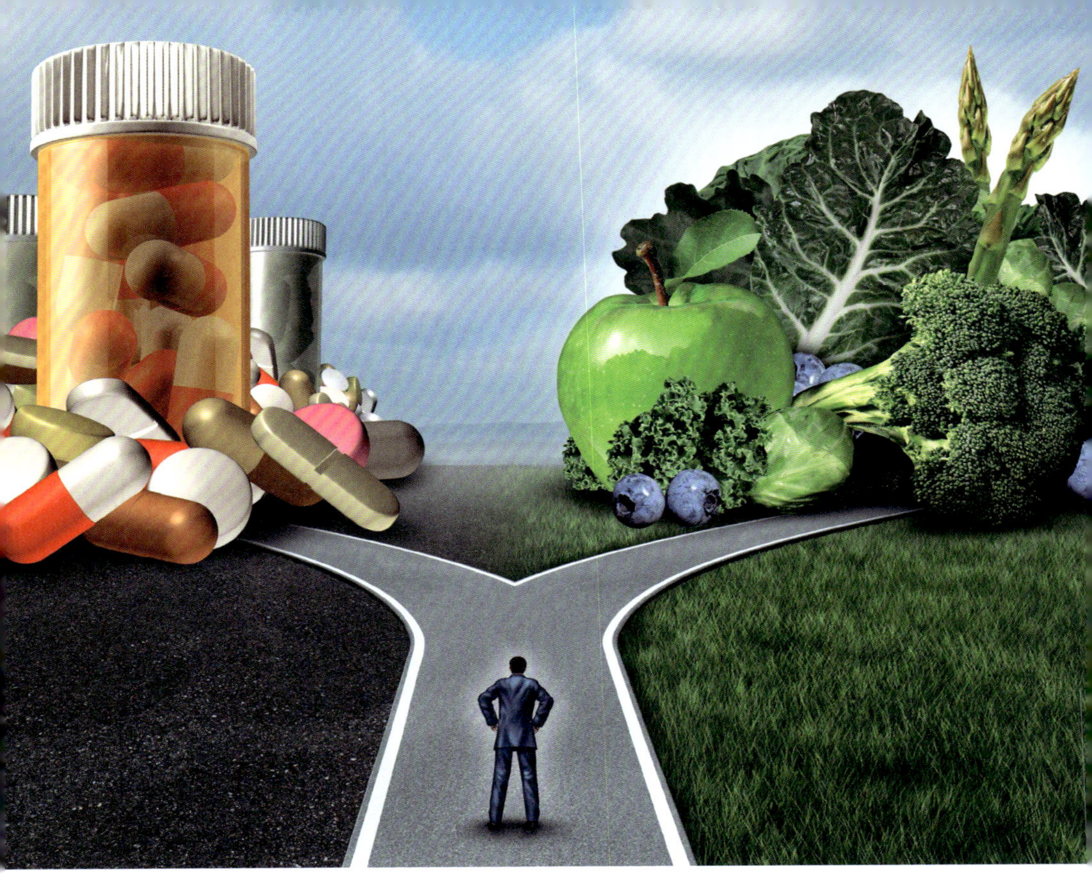

FRAGEN SIE NICHT IHREN ARZT ODER APOTHEKER

Terroranschlag, Teller oder Medikamente – wir schätzen Risiken oft falsch ein. Legen sie uns gerne so zurecht, damit wir Gewohnheiten nicht zu ändern brauchen. Bevor man etwas ändert, muss man erkennen, warum. Und man muss sich sicher sein, dass es sich lohnt und Spaß macht, neue Wege zu gehen. Erfahren Sie, wie die Ernährung den Körper regeneriert, und Ursachen anstelle von Symptomen verbessert. Was bringt gute Ernährung unter dem Strich im Vergleich zur medizinischen Behandlung? Sind wir Ärzte-gläubig? Und schafft die Medizin-industrie neue Risiken?

WAS BETRIFFT SIE WIRKLICH? DIE „TAGESSCHAU" ODER ECHTE RISIKEN?

Versuchen Sie auch, bedrohliche Risiken in Ihrem Leben klein zu halten? Man gurtet sich im Auto an. Geht als Frau nachts nicht durch den Park oder überlegt, ob man Opfer eines Terroranschlags werden könnte. Den realen Risiken entsprechen diese Risikobewertungen selten. Das „gefühlte Risiko" ist vielmehr ein Gemisch aus Einzelfällen, Medienberichten, Angst und selbst gebastelten Ausnahmen. Das Risiko, bei einem Terroranschlag in Deutschland getötet zu werden, liegt statistisch bei 0,000049 %. Da liegt selbst das Risiko, von einem Blitz getroffen zu werden, um ein Vielfaches höher. Solche Risikoverzerrungen lassen sich in einer Medien-Gesellschaft nicht vermeiden. Berichte von Katastrophen bringen Auflage. Je unkontrollierbarer uns ein Risiko erscheint, desto höher schätzen wir es ein.

Das Risiko von 180 abgestürzten Flugzeugen

Machen wir den Risikovergleich. Würden Sie jemals freiwillig mit einem Airbus A320-200 fliegen, wenn dieser Flugzeug-Typ im letzten Jahr 180-mal abgestürzt wäre? Was die Frage soll, fragen Sie? Der Airbus A320-200 mit seinen 138 Sitzplätzen ist das meistgeflogene Flugzeug. Bei der erwähnten Absturzhäufigkeit würde dies an Todesopfern für Deutschland bedeuten: Jeden 2. Tag eine gesamte Maschine.[64] Noch schlimmer: Von 24.840 demnach ums Leben gekommenen Passagieren hätten 19.925 Passagiere (oder 140 Flugzeuge) den Absturz vermeiden können! Wie? Indem sie darauf geachtet hätten, ein wenig besser zu essen, sich etwas mehr zu bewegen und nicht zu rauchen. Damit der Organismus sich besser selbst warten kann und langsamer verschleißt. Jeder Zweite stirbt an Herz-Kreislauf-Erkrankungen. Dieses Risiko ist real. Das sind 344.524 Deutsche im Jahr. *„Na ja, vielleicht wären einige davon in ihrem Alter sowieso gestorben"*, sagen Sie vielleicht? Guter Punkt. Deswegen wurden nur Passagiere unter 65 Jahren berücksichtigt. Die 140 vermeidbaren Flugzeuge pro Jahr wurden berechnet auf Basis der Datenlage, wonach 82 % der Herz-Kreislauf-Erkrankungen durch bessere Lebensgewohnheiten vermeidbar sind. Noch nicht einmal enthalten in dieser Absturz-Statistik sind zusätzliche Flüge, die mit den 65 % vermeidbaren Krebsfällen, oder den 91 % an vermeidbaren Diabetesfällen. Wir fressen, sitzen und rauchen uns zu Tode. Das saniert zwar die Rentenversicherung vortrefflich, entspricht aber sicher nicht der persönlichen Lebensplanung der Betroffenen. *„Musste man das nun so krass darstellen?"* Ich finde, schon. Bilder sind merkfähiger als abstrakte Risikokennzahlen.

Die Milchmädchenrechnung

„Ich ernähre mich ja gut." Wenn ich mit Freunden oder Bekannten spreche, ernähren diese sich IMMER gut. Die wenigsten geben zu, wie mittelmäßig sie tatsächlich essen. Auch vor sich selbst hält man gerne diese Fassade hoch. Man hat ja alles unter Kontrolle. Wenn ich dann frage, ob ich einen Blick in den Kühlschrank werfen darf, sieht die Realität meist ganz anders aus. Der Blick in den Kühlschrank ist ein echter Übertritt in die Privatsphäre. Hier liegen die dunklen Geheimnisse, die niemand zugeben will, oft nicht mal vor sich selbst: Zuckerhaltige Joghurts, fette Wurst, Fertigsaucen, Ketchup. Da wir es ja selbst so entschieden haben, ist es auch nicht so schlimm, folgern die meisten. Mit diesem Kontrolltrick rauchen auch Raucher weiter. Wir reden uns die Risiken auf dem eigenen Teller schön. Wir könnten ja etwas ändern. Jederzeit. Wenn wir denn wollten. Nur nicht jetzt. Ist grad kein guter Zeitpunkt, weil …

Die Milchmädchenrechnung: Nur, weil Sie die Risiken selbst beeinflussen könnten, werden diese nicht kleiner. Das Risiko, an einem Schlaganfall zu sterben, ist 3.997-mal wahrscheinlicher als das Risiko, bei einem Terroranschlag ums Leben zu kommen. Ihr Schlaganfallrisiko bestimmen Sie dennoch zum großen Teil selbst, denn die höchsten wirklichen Risiken sind die selbst verursachten Erkrankungen. Das Erfrischende: Wir können unseren Lebensstil ändern. Wissen. Entscheiden. Verändern. Neue Mikro-Gewohnheiten. Das ist lecker (Essen). Macht Spaß (mehr bewegen). Fühlt sich leichter an (Gewicht). Atmet sich besser (nicht rauchen).

Die OFF-Taste

„Dafür habe ich keine Zeit, mein Tag ist voll. Außerdem bin ich abends zu müde für Kochen oder sonstige Aktivitäten." Glauben Sie mir: Die Energie kommt quasi von selbst, je besser Sie Ihren Stoffwechsel betanken. Die durchschnittliche TV-Sehdauer in Deutschland ist 3,5 Stunden. Pro Tag! Je nach Alter kommen 1–3 Stunden (oder mehr) auf WhatsApp, Instagram, YouTube, Facebook dazu. Schwupp … schon ist wieder eine Stunde weg. Kein Wunder, dass niemand Zeit hat zum guten Essen, Freunde zu treffen oder aktiv zu sein. Ständig berieseln uns Medien mit negativen Nachrichten, die wir nicht beeinflussen können. Sie betreffen das eigene Leben nicht im Geringsten. Ob der berühmte Sack Reis umfällt, oder irgendjemand wieder einen dummen Twitter absetzte, hat für Ihr Leben

meist keine Bedeutung. Ich habe daher vor Jahren die Entscheidung getroffen, mich lieber mit Dingen zu beschäftigen, die mir wirklich guttun. Die ich beeinflussen kann. Die positiv sind. Öfters raus aus der Medienwelt. Rein ins reale Leben. Das ist übrigens ein Wunsch von vielen: 50 % würden gerne weniger Zeit vor der Glotze verbringen, 34 % gern weniger Zeit im Internet.[65] Dabei ist es so einfach getan: Öfters die OFF-Taste drücken. Zeit schaffen. Wahrscheinlich ist diese OFF-Taste einer der größten Hebel für Ihre Gesundheit.

ON – Öfters Dinge tun, die guttun

Über Millionen Jahre hinweg wurde unser Genmaterial auf eine bestimmte Zufuhr von Vital- und Pflanzenstoffen pro 1.000 Kalorien angepasst. Stellen Sie sich einmal einen 30 Meter langen, roten Wollfaden vor, den Sie durch Ihr Treppenhaus spannen. Der entspricht 2 Millionen Jahren Menschheitsgeschichte. Der letzte Zentimeter des Fadens, den sie gerade noch zwischen Ihren Fingern halten können, das sind die letzten 70 Jahre Industrie-Ernährung. Sie glauben doch nicht im Ernst, dass sich unser Körper darauf irgendwie angepasst hat?
Allein das Vitamin C ist an 15.000 verschiedenen Stoffwechselprozessen beteiligt. Die menschliche Stoffwechselmaschine wurde dazu mit 7–9 Portionen Pflanzenstoffen in der Evolution betankt. Täglich! Das wäre auch heute noch optimal. Wenn ich in meinen Vortragssälen mit 1.000 Teilnehmern dagegen die Frage stelle, heben die meisten bei täglich 2–3 Portionen die Hand. Maximal 10 Hände von 1.000 sehe ich bei 4–5 Portionen täglich. Und, in diesen Seminaren sitzen trotzdem schon die Besser-Esser. Menschen, die sich für bessere Ernährung interessieren.
Wie schon einmal im Kapitel zum Immunsystem erwähnt, passt die Aussage auch hier: *„Wenn Sie 5 Mal am Tag Obst und Gemüse essen, dann sind Sie ausreichend versorgt.“* Richtig. WENN! FÜNF! OBST! UND! GEMÜSE! AUSREICHEND! wird gern überhört. Was bedeutet denn bitte ausreichend? Ausreichend, das war früher eine 4 in der Schule. Optimal ist etwas völlig anderes. Jetzt mal ehrlich: Bei wie vielen Portionen liegen Sie persönlich pro Tag? Wunderbar, dann haben wir jetzt schon Ihr Verbesserungspotenzial für Ihren Körper identifiziert.

„Was soll's: Zwei oder sieben Portionen. Das sagt mir nichts.“ Portionen – das klingt so nach Lehrplan. Dahinter steht vor allem ein LEBENSGEFÜHL: Mehr Energie, bessere Stimmung, Stress wird leichter weggesteckt, Ihr Körper erholt sich schneller. Am besten ist es, Sie glauben mir das nicht!

Probieren Sie es einfach selbst aus. Wenn Sie es einmal „gespürt" haben, dann wollen Sie diese Energie nie wieder missen. Denn Sie fühlen sich immer nur so gut, wie Ihr Stoffwechsel funktioniert.

„Ich möchte aber genießen und esse gerne." Beim nächsten Supermarkt-Besuch schauen Sie einmal, was andere Menschen sich an der Kasse wirklich aufs Fließband legen. Meist abgepackte Fertigprodukte. Kaum etwas Frisches. Ist das also der angebliche Genuss am Essen? Ich sehe da eher Trübsal auf dem Fließband. Alltagstristesse. Dann schaue ich auch immer, wie die Menschen dazu aussehen. Die Hautfarbe, das Gewicht, die Ausstrahlung. Das ist ein guter Zeitvertreib, wenn man an der Kasse in der Schlange steht. Bei uns zu Hause geht's bunter zu. Düfte, Aromen, Farben, Zeit für Genuss. Das sagen alle, die einfach mal abends bei uns reinschneien und mitessen. Wir haben ja auch Zeit dafür. Woher? Durch die OFF-Taste.

Erstaunen – Die 4.- und 10.-häufigste Todesursache

Sie können seltener krank sein, wenn Sie Ihren Körper besser warten. Das bedeutet auch: Sie ersparen sich die 4.-häufigste Todesursache. Sie werden es kaum erraten: Es ist „Tod durch Nebenwirkungen korrekt verschriebener Medikamente." 58.000 Todesfälle gibt es pro Jahr davon in Deutschland.[66] 200.000 Todesfälle in der EU. Unfassbar. Unnötig. Verlorene Lebenszeit.

Prof. Frölich, der frühere Leiter der Arzneimittelzulassung des Bundesgesundheitsamts erklärt, dass 10 % der Krankenhaus-Liegezeiten, 5 % aller Krankenhaus-Aufnahmen und 15 % der Krankenhaus-Aufnahmen von älteren Patienten auf unerwünschte Arzneimittelwirkungen zurückzuführen sind.[67] Ein echtes Risiko also für jeden. Dies stimmt recht genau mit einer Auswertung von 39 Studien aus den USA überein.[68]

Ein über Jahre gut gewarteter Körper mit viel weniger Krankenhausaufenthalten bedeutet auch, die Todursache Nr. 10 zu eliminieren: 20.000 Todesfälle kommen allein pro Jahr durch Krankenhauskeime zustande.[69]

Medikamente als Grundnahrungsmittel – Jeder 2. Deutsche nimmt sie

„Warum sprechen wir überhaupt über Medikamente in einem Ernährungsbuch?" Weil jeder zweite Deutsche Medikamente einnimmt. Regelmäßig. Keineswegs nur Ältere. Die Techniker Krankenkasse beschreibt es so: „Medikamente scheinen in Deutschland eine Art Grundnahrungsmittel geworden zu sein. Selbst Berufstätige nehmen an 250 Tagen im Jahr

ein Arzneimittel ein.“ [70] Und was da so an „Lifestyle-Medikamenten“ geschluckt wird: 46 % der verschriebenen Medikamente bei 30-Jährigen werden verschrieben, um Blutdruck oder Blutfette zu senken. Bei 30-Jährigen!

Der Medikamentenkonsum hat sich in den letzten 10 Jahren verdoppelt. Dank gutem Pharma-Marketing und einem verengten Blick der Medizin auf das Verschreiben. Die Folge: Nebenwirkungen gehen nun in die Millionen. Deutschland ist Spitzenreiter im Verschreiben. Warum? Weil viele Patienten darauf pochen, etwas verschrieben zu bekommen. Vielleicht, damit sie sich beachtet fühlen? *„Fast ein Drittel aller Medikamente werden ohne wissenschaftlichen Nachweis verschrieben“*, kritisiert Prof. Sönnichsen, Leiter des Instituts für Allgemeinmedizin an der Universität Witten/Herdecke.[71] Pharmavertreter reden den Ärzten ein, sie könnten Medikament X doch auch für andere Erkrankungen verwenden als das, wofür es zugelassen ist. Das nennt sich „Off Label Use“. Vermarktet wird dies meist mithilfe firmeneigener Studien, und in persönlichen Gesprächen von Pharmavertretern mit Ärzten.

Tatsächlich bekommen 90 % der Patienten mindestens ein Medikament vollkommen unbegründet verschrieben. Schon bei nur leicht erhöhten Risikowerten, z. B. bei den 3 B‘s (erhöhte Werte bei Blutdruck, Blutfetten und Blutzucker) zücken Ärzte häufig sofort den Rezeptblock, anstatt die Ursache der 3B‘s zu behandeln. Das wäre in der Tat die falsche Ernährung, und Übergewicht. 20 % aller ausgestellten Rezepte sind Blutdrucksenker. Über 400 verschiedene Medikamente werden in größeren Arztpraxen verschrieben. Unmöglich kann ein Arzt da sämtliche Wechselwirkungen im Auge behalten. Nicht selten können solche nebenwirkungsreichen Medikamenten-Cocktails von 9–12 auf 5–6 vermindert werden. Den Patienten ging es dann häufig schnell besser. Prof. Frölich: *„Man könnte auch sagen, dass wir uns krank therapieren, zumindest aus medikamentöser Sicht.“*

Tipp von Pharmakologen: Bestehen Sie bei Ihrem Arzt oder Apotheker darauf, die Wechselwirkungen zu überprüfen.

Mein Tipp: Am besten sorgen Sie dafür, dass sich Ihr Körper optimal selbst reparieren kann und Sie erst im hohen Alter ins Räderwerk der Medizinindustrie geraten. Damit hätten Sie die Todesursache Nr. 4 (Medikamenten-Nebenwirkungen) und Nr. 10 (Krankenhäuser) für sich abgeschaltet. Und verplempern weniger Zeit mit Arztbesuchen, Medikamenten und unnötigen Nebenwirkungen.

Gemüse für fitte Blutgefäße – das macht für jeden Sinn

„Na ja, wenn ich schon zum Arzt gehe, möchte ich auch ein Rezept bekommen." Genauso fordern es viele ein. Stellen Sie sich vor, Sie gehen zum Arzt mit hohem Blutdruck und der würde empfehlen: *„Essen Sie mehr Gemüse. Das hat viel Kalium, das senkt den Blutdruck."* Würden Sie den Arzt nicht für verrückt erklären? Viele würden nie wieder zu diesem Scharlatan gehen. *„Außerdem"*, könnte dieser Arzt fortfahren, *„hier ist ein Rezept für eine Beratung und ein Gruppenseminar zur Gewichtsabnahme. Nach 6 Monaten und einer Erfolgskontrolle haben Sie, nach den neuen Bestimmungen, dann erst die Berechtigung für Medikamente."* Verrückt? Das wäre die sinnvollste Vorgehensweise. Stattdessen machen Ärzte die Patienten zum Dauerkunden mit dem Ausstellen von Rezepten für Blutdrucksenker.

„Ich bin noch gar nicht so alt und habe normalen Blutdruck." Umso besser. Hoher Blutdruck entsteht nicht einfach so von heute auf morgen, sondern über Jahrzehnte. Am besten, Sie halten Herz und Gefäße von Anfang an fit.

Tatsächlich reguliert kaliumreiches Obst & Gemüse den Blutdruck und senkt diesen. Damit sinkt auch automatisch die Schlaganfall-Häufigkeit. Zehn Studien mit 286.000 Patienten wurden dazu ausgewertet.[72] Jede 1.000 mg mehr Kalium senkte die Schlaganfallrate um 11 %. Wie wäre das? Das entspricht zwei Bananen. Legen Sie noch etwas Gemüse obendrauf, dann bleiben Ihre Gefäße gesund. Kalium, Magnesium und Omega-3 regulieren den Blutdruck. Oft reichen schon allein diese Vitalstoffe, um den Blutdruck dauerhaft zu senken (mehr dazu auf Seite 120).

Die Natur macht es mit diesen Molekülen übrigens seit Millionen von Jahren. Lange bevor Blutdrucksenker im Pharmaziebereich erfunden wurden. Eine unfassbare Pharmagläubigkeit hat sich bei zu vielen eingeschlichen. Die Errungenschaften der Pharmaindustrie sind unbestritten für das Überleben vieler Patienten. Doch die Kombination von klassischer Medizin plus gesünder leben ist einfach wirksamer. Besser essen, Gewicht runter und bewegen. Das senkt den Blutdruck bei den meisten. Nachhaltig. Dauerhaft. Das ist das Feld der neuen Lifestyle-Medizin, die beides kombiniert.

„Da muss ich erst mal meinen Arzt fragen"

Das funktioniert leider selten. Der Arzt wird zwar als Experte angesehen, aber im Bereich Ernährung & Mikronährstoffe sind Ärzte überhaupt nicht geschult. 74,5 % der Jungärzte halten ihre Ausbildung im Bereich „Ernährung" für unzureichend.[73] Grund dafür ist die Ausbildung. 1–2

Seminare über die biochemischen Grundlagen der Ernährung in den ersten Semestern. Das war's. Ärzte haben schon genug damit zu tun, beim ärztlichen Wissen up-to-date zu bleiben.
Wichtiger noch: Für Prävention werden Ärzte nicht bezahlt. 7,6 Minuten werden durchschnittlich pro Patienten verwendet.[74] Schon nach durchschnittlich 15 Sekunden unterbricht der Arzt den Patienten. Zwischen 27–55 Euro bekommt der Arzt im Quartal pro Patienten, egal, wie oft der Patient in die Praxis kommt. Beratung, die über das schnelle Verschreiben eines Pharma-Mittelchens hinausgeht, deckt einfach nicht die Kosten einer Praxis. Ärzte führen ein Unternehmen, das sich rechnen muss. Bei Ernährung wird deswegen sofort abgewunken. Maximal einen Satz kann man erwarten: *„Ernähren Sie sich ausgewogen"*, was auch immer das bedeuten mag. Dazu später im Buch mehr. Ärzte haben hohe Kosten, und die drücken: Miete, Angestellte, Verwaltung – nach 8 Minuten muss ein Patient spätestens draußen sein. Die Kombination aus Unwissen & fehlender Bezahlung & Abwinken wirkt beim Patienten. Diese glauben dann auch nicht daran, dass Ernährung und die Sanierung der Vitamin-, Mineral- und Omega-3-Blutwerte wichtig sein könnte, um gesund zu werden.

Der Arzt ist definitiv der falsche Ansprechpartner für Ernährungsthemen. Die meisten Ernährungsstudien sind Ärzten unbekannt. Es geht hier nicht darum, Ärzte schlechtzumachen. Es geht vielmehr darum, Ihren persönlichen Erwartungshorizont an Ärzte beim Thema Ernährung anzupassen. Ärzte würden sicherlich gerne beraten, wenn Sie dafür bezahlt und ausgebildet würden.

Der Schuhkarton

Eine typische Geschichte erzählte mir Oliver:

> *„Früher hatte ich eine Doppel-Schublade voll mit Medikamenten, Antibiotika, Erkältungsmittel, und Schmerztabletten für mein Knie. Alles, was man so über die Jahre verschrieben bekommt, und vielleicht nicht ganz aufgebraucht hat. Eine Notapotheke war auf Reisen immer dabei. Für alle Fälle. Vor 5 Jahren speckte ich 10 kg ab. Da waren die Knieschmerzen weg, für die ein Orthopäde mir lieber eine Knorpelglättung andienen wollte. Seit 5 Jahren nehme ich eine Grundversorgung von wichtigen Vitalstoffen: Vitamine, Mineralien, Ballaststoffe und Omega-3. Ich bin einfach viel unterwegs, im ICE & Hotels … oft schaffe ich es einfach nicht, immer top zu essen. Aber jetzt sind meine Vitamin-D-, Magnesium- und Omega-Blutwerte TOP, und ich fühle mich super. Ich*

gehe in der Woche wieder abends aus, weil ich nicht mehr so müde bin. Schlafe besser. Früher war der HNO-Arzt mein Hausarzt. Bei dem war ich seit 4 Jahren nicht mehr. Als Privatversicherter zahle ich meine Rechnungen ja selbst. Meine Ausgaben für Arztbesuche, und was da so dranhängt, haben sich von durchschnittlich 1.500 Euro pro Jahr auf praktisch null vermindert. Und meine Medikamentenschublade: Da passt jetzt alles in einen kleinen Schuhkarton."

Solche Geschichten habe ich über die letzten 25 Jahre hundertfach ähnlich gehört: Müdigkeit weg. Weniger Infekte. Allergien weg. Neurodermitis verbessert. Antidepressiva abgesetzt. Migräne weg. ADHS-Medikamente bei Kindern eingestellt. Blutdruck runter. Cortison bei Asthma eingestellt. Alle die kleinen Dinge, die uns nicht umbringen, aber das Leben unschön machen. Jeder hat meist eine Schwachstelle, die bei schlechter Ernährung/Vitalstoffmangel/Stress/Schlafmangel auftritt, weil der Körper sich nicht gut wieder regeneriert. Ob genau diese Schwachstelle weggeht, lässt sich im Voraus nicht sagen. Manchmal gehen ganz andere Symptome weg, die Sie gar nicht so im Blick hatten.
98 % der Menschen möchten eine direkte schnelle Lösung, die immer so formuliert ist: *„Hallo, Herr Jopp, ich habe X. Gibt es Vitalstoffe und eine Ernährung, die dagegen hilft?"* Dahinter steht der Gedanke: Über einen kurzen Zeitraum soll ein einzelnes, isoliertes Problem gelöst werden. So, wie wir es vom Arzt & Apotheker gewöhnt sind: Für Problem X muss man Medikament Y verwenden. Nur, so funktionieren Ernährung und zusätzliche Vitalstoffe im Körper nicht. Der arbeitet viel komplexer, repariert langsam über Monate bis Jahre hinweg. Dafür aber wesentlich gründlicher. Wir müssen hier komplett umdenken.
Mein Tipp: Nehmen Sie keine einzelnen Mikronährstoffe (X für Y), sondern sanieren Sie über einige Monate mit einer sehr breiten Grundversorgung aus Mikronährstoffen und Omega-3 Ihren Stoffwechsel.

Die neue Lifestyle-Medizin

„Das hört sich furchtbar amerikanisch an." Ja, leider. Funktioniert aber so gut, dass es in den USA von Versicherungen sogar bezahlt wird. Das Neue daran: Die Lifestyle- oder auch Ernährungsmedizin stabilisiert Erkrankungen mit weniger Medikamenten, oder heilt sogar komplett. Ernährung dient nicht mehr nur dazu, etwas zu verhindern, sondern um zu kurieren. In Deutschland wird dagegen die Ernährung von zu vielen Ärzten und der Pharmaindustrie aus unterschiedlichen Gründen immer noch heruntergespielt. Medikamente & OPs – das ist Big Business

für alle. Die großen Lobbyorganisationen bestimmen das Gesundheitssystem. Aber einen Gegenspieler gibt es dazu: Die US-Versicherungskonzerne. Die wollen nämlich Geld sparen und schauen sich um, was wirklich funktioniert. Anstatt Symptome zu behandeln, sollen mehr die Ursachen behandelt werden. In Kooperation mit den Ärzten, die endlich auch dafür bezahlt werden.

Ein Beispiel: Überall in den USA können 72 Stunden eines systematischen Lifestyle-Lernprogramms verschrieben werden. Durch besser essen, mehr bewegen, weniger stressen – sparte die Mutual- Omaha-Versicherung fast 30.000 Dollar pro Patienten ein. Für unnötige Bypass- und Stent- Operationen am Herzen. Und dies bei gleicher Wirksamkeit.[75]
80 % der Patienten blieben dabei und essen weiterhin so gut. Nach 5 Jahren hatten diese Teilnehmer des Programms sogar 2,5-mal seltener schwere Zwischenfälle am Herzen[76] (mehr dazu auf Seite 138). Und das ist nur ein Anwendungsbeispiel für die Lifestyle-Medizin.

Wir haben eine Gesundheit und Tausende Erkrankungen. Die X-mit-Y-Medizin.

„Ich bin es gewöhnt, eine Diagnose zu bekommen und dann gezielt behandelt zu werden." Das ist die Regel. Als klassisch geschulter Medizinjournalist bin ich das von Kongressen gewöhnt: Allergien, Hautprobleme, Bluthochdruck, Herz-Kreislauf-Erkrankungen, Erektionsprobleme, ADHS, Darmprobleme oder Diabetes werden immer als separate Probleme gesehen. Unterschiedliche Diagnosen, unterschiedliche Behandlung. X wird mit Y behandelt. Fortschritt. Tatsächlich haben aber viele Erkrankungen gemeinsame Ursachen. Daher ist die Lifestyle-Medizin ein vollkommen veränderter Blick auf Erkrankungen.
Die häufigsten Ursachen von Erkrankungen sind: Falsche Ernährung, zu wenige Biostoffe für Ihre biochemische Fabrik und ein belastender Lebensstil (zu wenig Bewegung, chronischer Stress, Schlafmangel, Schadstoffzufuhr). Das lässt dem Körper kaum eine Chance, sich zu regenerieren. Kleine Defizite schaukeln sich über Jahre allmählich zu Krankheiten auf. Unterdrücken das Immunsystem. Schädigen das Mikrobiom. Deaktivieren wichtige Genabschnitte. Lassen die Gensoftware früher altern. Verändern den Stoffwechsel. Vermindern die Reparaturleistung. Lassen Herz, Gefäße und andere Organe früher verschleißen. Dann soll dieses komplexe Problem mit der X-für-Y-Pharma-Medizin behandelt werden. So werden Symptome anstelle von Ursachen behandelt. Die Lifestyle-Medizin nutzt

gut ausgebildete Ärzte, um wirklich nachhaltig zu behandeln. Damit der Arzt, OP's & Big Pharma nicht mehr so häufig gebraucht werden.

Neu: Erkrankungen umkehren

„Also ich habe ja nichts und bin gesund." Gesundheit ist viel mehr als die Abwesenheit von Krankheit. Krankheitssymptome sind nur die Spitze eines Eisbergs, der sich lange vorher unter der sicht- und spürbaren Oberfläche angesammelt hat. Ihr Körper hat zu jedem Zeitpunkt ein riesiges Potenzial, um sich zu erneuern. Sich zu regenerieren. Allerdings nur, wenn wir ihm auch die Chance dazu geben. Die Schulmedizin ist zu einer kostspieligen Reparaturanstalt degeneriert. Und dies aufgrund einer dauerhaft schlechten Biostoffbetankung von vielen. In den letzten 10 Jahren entwickelte sich zum Glück eine neue Medizinsicht: Die Lifestyle-Medizin, durch die man die Selbstheilungskräfte des Körpers aktiviert.

Das Zitat meines Ziehvaters und langjährigen Koautors Dr. Strunz bringt es auf den Punkt:

> *„Die Schulmedizin weiß von Gesundheit praktisch nichts. Das ist auch nicht ihr Thema. Für sie ist Gesundheit: Wenn mal keine Chemie gegeben wird. Also die Abwesenheit von Aspirin. Von Betablockern. Die Abwesenheit von Chemotherapie. Heilung heißt für die Schulmedizin: Man fügt chemische Stoffe dem Körper zu und dann soll er gesund werden. Man kann sich durchaus wundern über dieses Denken. Und die Wunder der Heilung erlebt man mit diesem Ansatz denkbar selten."*[77]

Wir kommen in ein neues Zeitalter: Ernährung verhindert nicht nur Erkrankungen (Prävention). Man kann Erkrankungen tatsächlich umkehren. Mit Ernährung. Bewegung. Stressreduktion. Wenn man die Reparaturtruppen im Körper aktiviert. Genabschnitte wieder anstellt (Epigenetik), und Tausende von Stoffwechselaktionen gleichzeitig einleitet. Damit Ihr Körper endlich wieder das tut, was er selbst am besten kann: Sich selbst zu warten. Bevor die rote Lampe angeht.

Fazit – Fragen Sie nicht Ihren Arzt oder Apotheker

Die wirklichen Risiken im Leben sind heutzutage im Supermarkt, auf Ihrem Teller und auf dem Sofa. Ärzte & Medikamente sollen es dann schnell regeln. Ärzte, Krankenhäuser und Pharmaindustrie schaffen eigene, nicht zu vernachlässigende Risiken. Die Medizinindustrie hat es geschafft, viele zu Pharmagläubigen zu machen. Dabei geht der Fokus verloren. Auf das, was für den Körper wirklich zählt: Sich selbst neu zu erschaffen und zu reparieren. Durch wenige Änderungen von Gewohnheiten ist das möglich. 80 % aller Krankheiten lassen sich durch einen besseren Lebensstil vermindern. Immer häufiger sogar umkehren. Der neue Ansatz: Lifestyle-Medizin. Diese verbindet Schulmedizin mit Ernährung, Mikronährstoffen und Bewegung, um die gemeinsamen Ursachen von Erkrankungen anstelle einzelner Symptome zu behandeln.

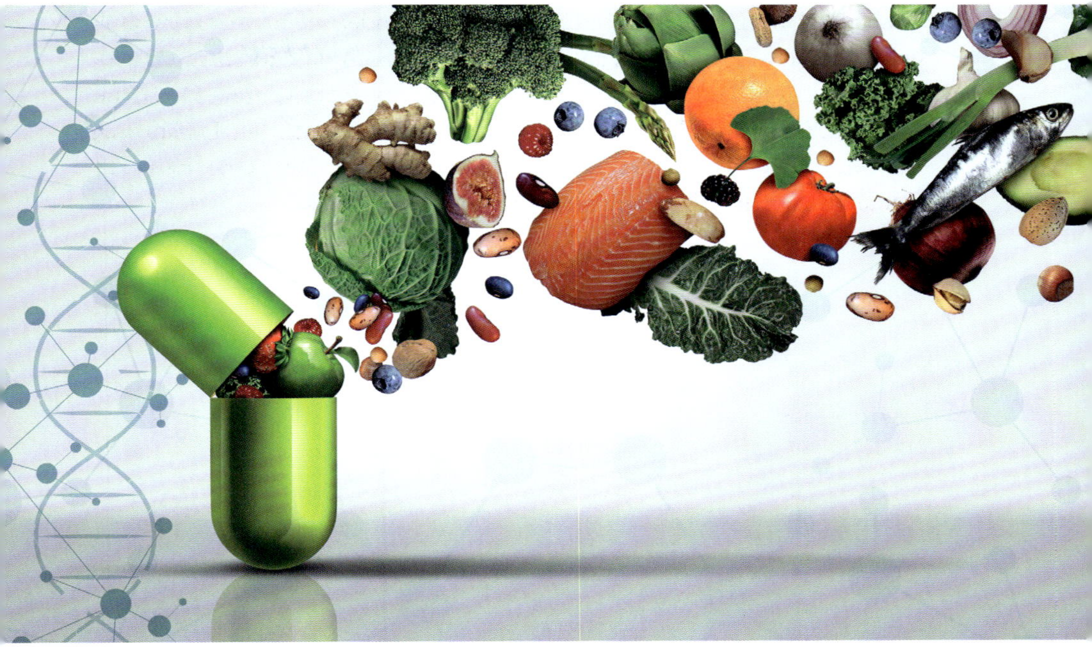

LANGSAMER ALTERN – IHRE TELOMERE

Haben Sie sich schon einmal gefragt, warum manche 60-Jährige wie 40-Jährige aussehen, oder manche 40-Jährige sich wie 60-Jährige fühlen? Ihr Alterungsprozess betrifft auch Ihre Gensoftware und kann dort gemessen werden. Sie haben es selbst in der Hand, diesen Alterungsprozess aller Körperzellen entweder zu beschleunigen oder zu verlangsamen.

WIE ALT SIND SIE WIRKLICH? – IHR BIOLOGISCHES ALTER

Ein Tröpfchen Blut verrät jeden Täter. Blut ist der Lebenssaft Hollywoods. In Serien wie Bones, Medical Detectives oder CSI sind Gerichtsmediziner die Hauptfiguren. Forensiker ziehen aus dem kleinsten Tröpfchen Blut den genetischen Fingerabdruck des Täters. Und was verrät dieser DNA-Fingerabdruck als Erstes? Immer das Alter. Abgelesen an der verräterischen Länge der Telomere.

Telomere sind die Endstücke Ihrer 46 Chromosomen, in denen Ihre Gensoftware zusammengerollt liegt. Bei jeder Zellteilung nimmt die Länge der Telomere ab, und Ihre Zellen werden ein kleines bisschen älter. Irgendwann verkürzen sich die Telomere so weit, dass sich unsere Zellen nicht mehr ohne viele Fehler teilen können. Was dazu führt, dass die kopierten und gealterten Zellen viele ihrer Funktionen immer schlechter erfüllen.[78] Je kürzer die Telomere, desto höher ist Ihr biologisches Alter. Ihr biologisches Alter wird also nicht durch Ihr Geburtsdatum bestimmt, sondern durch das Alter Ihrer Zellen. Am einfachsten kann man es an den Telomeren messen – Ihrer inneren Altersuhr. Bei kurzen Telomeren treten dann gehäuft Erkrankungen auf, Ihr Körper regeneriert sich immer schlechter, und die Lebenszeit verkürzt sich.

Die Fragen, die jeden bewegen

Wie können wir nun länger jung bleiben? Wie beeinflusst unser biologisches Alter die Reparaturfähigkeit unseres Körpers? Gibt es Wege, die Länge der Telomere zu beeinflussen und damit den Alterungsprozess zu verlangsamen? Der Traum vom Länger-schön-Sein. Jugendlicher und länger fit. Uralt zu werden, ohne sich so zu fühlen. Geht das? Wenn dem so ist, was müsste man dafür tun? Und dann weitergedacht für die ganz Übermütigen: Lässt sich unser biologisches Alter eventuell sogar zurückdrehen? Kann ich meine Erfolge an den Telomeren nachweislich messen lassen? Wenn Sie das nicht interessiert, können Sie dieses Kapitel jetzt überspringen.

Wie wir altern

Jetzt – genau in dieser Minute erneuern sich in Ihrem Körper Millionen von Zellen. Neue Herzzellen, Hautzellen, Darmzellen und auch frische Stammzellen im Knochenmark werden erschaffen. Sie sind, streng genommen, ein ständig aktives biologisches System aus 70 Billionen Zellen mit gemeinsamer Gensoftware. Und die sind in einem permanenten Auf- und Abbau. Bei jeder Zellteilung werden Ihre Telomere ein Stückchen kürzer. Stellen Sie sich die Telomere wie Plastikkappen an den Enden Ihrer Schnürsenkel vor. Wenn die Enden abgenutzt sind, dann zerfranst der ganze Schnürsenkel immer mehr. Je kürzer diese „Telomer-Schutzkappen" werden, desto instabiler wird die Gensoftware in Ihren Chromosomen. Es kommt zur Zellalterung. Äußerlich sichtbar an Ihrer Hautalterung, oder an den grauen Haaren, da die Pigmentzellen allmählich absterben. Aber auch innerlich nachweisbar an sämtlichen Organen, die sich immer schlechter regenerieren können. Bei der Geburt haben Sie noch die volle Länge der Telomere. Diese Schutzkappen an den Enden Ihrer Chromosomen nehmen im Durchschnitt um 15–20 Basen pro Jahr ab.[79] Mit 35 Jahren haben Sie noch circa 75 %, und mit 60 Jahren bloß noch 50 % der ursprünglichen Länge. Es leuchtet ein, dass sich dadurch auch die Lebenszeit mit unbeschwerter Gesundheit verkürzt. Das sind die Jahre, in denen Sie vollkommen frei von Stoffwechsel- und Organerkrankungen sind.

Telomerlänge ist kein Schicksal

„Hm – das hört sich frustrierend an. Immer kürzer, immer älter. Kann man da nichts tun?" Hier wird es spannend. Denn wir haben Einfluss auf die Verkürzung der Telomere und können diese tatsächlich auch wieder verlängern. Es gibt ein Enzym – die Telomerase, welches die Telomere wieder verlängern kann. Diese Entdeckung brachte Elisabeth Blackburn 2009 den Nobelpreis ein und machte sie zu einer der einflussreichsten WissenschaftlerInnen unserer Zeit. Hunderte von Studien, welche den Einfluss unserer Lebensweise auf die Telomere zeigen, wurden in der Folgezeit veröffentlicht. Letztlich zeigt Ihre Telomerlänge, wie sorgsam Sie mit Ihrem wichtigsten Vermögen umgegangen sind: Mit Ihrem Körper. Ernährung, Bewegung und Stress bestimmen den Alterungsprozess. Ihr Erfolg lässt sich an Ihren Genen exakt messen und nachweislich beeinflussen.

Ein gelungenes Leben

Zitat Prof. Blackburn: *„Es zeigt sich, dass Menschen, die älter aussehen, als sie sind, im Schnitt auch kürzere Telomere haben."*[80] Was bedeutet das eigentlich? Was ist ein gelungenes Leben? Viel Geld auf dem Konto, aber im Alter mit Alzheimer im Heim dahinsiechen? Früher Herzinfarkt und mit 70 Jahren erzwungenermaßen inaktiv auf dem Sofa? Endlose Arzt-Besuche? Das fängt bei manchen Menschen schon mit 40 Jahren an. Bei anderen erst mit 80. Jeder möchte gerne aktiv und geistig fit bleiben, solange es geht. Tatsächlich lassen sich bei 100-Jährigen ungewöhnlich lange Telomere messen. Was bedeutet: Deren Zellsysteme haben sich immer wieder optimal regeneriert und neu erschaffen. Und darum geht es: Die gesunde Lebenszeit zu verlängern, und nicht etwa die kranke.

Werden Sie zum Programmierer Ihrer Gensoftware

In kurz: Je jünger Ihre Zellen sind, desto länger sind die Telomere, und desto besser kann Ihre biochemische Fabrik – Ihr Organismus – so gut wie alles wieder reparieren. Jüngere Zellen erholen sich schneller. Gealterte Zellen sind weniger gut regenerationsfähig, funktionieren schlechter und entgleisen leider irgendwann dauerhaft. Je älter Ihr biologisches Zellalter, desto instabiler wird Ihr Genmaterial. Das beschleunigt zusätzlich den Alterungsprozess, weil die Gen-Programme nicht mehr korrekt abgelesen werden können.

Am besten stellen Sie sich Ihre Gene wie das Betriebssystem am Computer vor. Sie programmieren dann mit Ihrer Lebensweise, wie sämtliche Gene abgelesen werden (Epigenetik), und ob diese schneller altern (Telomere). Wenn man das System nicht gut pflegt, dann läuft das Betriebssystem irgendwann so ungeordnet, dass es immer langsamer wird, und leider immer häufiger abstürzt. Was kann man also tun? Softwarepflege (genetisch richtige Ernährung), Entlastung der Hardwarespeicher (Stressreduktion und Sport), Virenprogramme durchlaufen lassen (Unterstützung des Immunsystems), und die Software updaten (Stammzellen).

Alternde Zellen und Krankheiten

„Was für Krankheiten entwickeln sich aus kurzen Telomeren? Ist das denn wirklich erforscht?" Berechtigte Frage. Ich frage mich auch immer, wenn ich Abenteuerliches lese: Ist das jetzt Theorie, eine aufgeblasene Pressemeldung, oder gut erforscht? Und als Nächstes frage ich mich: Lohnt es sich für meine Leser, das zu wissen? Motiviert es sie, ein paar Veränderungsschrauben zu drehen?

Tatsächlich hat die Zellalterung einen erheblichen Einfluss auf die Entwicklung von Erkrankungen. Wie aber kann man so etwas feststellen? Man vergleicht in Langzeitstudien Teilnehmer mit kurzen Telomeren mit Teilnehmern mit langen Telomeren. Und dann analysiert, befragt und beobachtet man die Teilnehmer regelmäßig und wartet ab, um zu sehen, welche Krankheiten sie jeweils bekommen, wie gut sie sich davon erholen, und wie schnell sie jeweils sterben. Die Ergebnisse sind erst in den letzten Jahren nach und nach ans Licht gekommen.

Special – Warum es sich lohnt, längere Telomere zu haben

- Das Beispiel, das jeder seit der Corona-Krise kennt: Das Immunsystem und die Stammzellen, aus denen Immunzellen generiert werden, altern. So wird das Immunsystem weniger schlagkräftig. Damit stieg das Sterberisiko bei Corona mit dem Alter. Der Begriff „Risikogruppe“ war untrennbar mit dem Alter verknüpft.
- Das gilt nicht nur bei Corona: Das Risiko für einen früheren Tod jeglicher Ursache steigt um 23 % bei Teilnehmern mit den kürzeren Telomeren (25 Studien mit 121.749 Teilnehmern, 21.763 Todesfälle).[81] *„Hm … vielleicht hatten ja einige der Teilnehmer nicht so gute genetische Veranlagungen“*, wenden Sie ein?
- Na gut. Was also passiert bei eineiigen Zwillingen, die ja zu 100 % identische Gensoftware, aber unterschiedliche Ernährung, Gewohnheiten oder Stresslevels haben? Um 44 % stieg das Sterberisiko bei den Zwillingen mit den kürzeren Telomeren, verglichen mit ihren eineiigen Geschwistern (4 Studien mit 12.083 Zwillingen, 2.517 Todesfälle).[82] Schneller alternde Zellen erneuern sich einfach schlechter.
- Herz-Kreislauf-Erkrankungen sind die Killererkrankung Nr. 1 in der westlichen Welt. Teilnehmer mit kürzeren Telomeren hatten ein um 40 % höheres Risiko für Herz-Kreislauf-Erkrankungen (24 Studien mit 43.725 Teilnehmern).[83] *„Hat das denn nicht nur mit hohen Blutfetten und Blutdruck zu tun?“* Nein, denn das biologische Zellalter ist ein davon unabhängiger Auslöser. Das biologische Zellalter bestimmt, wie gut sich zum Beispiel Ihre Herzzellen oder die Gefäßzellen erneuern können.[84] Wir werden im Herzkapitel noch sehen, dass man Herz-Kreislauf-Erkrankungen nicht nur mit Medikamenten therapieren oder mechanisch operieren, sondern tatsächlich heilen kann. Ihr Körper hat ein riesiges Potenzial, sich zu regenerieren (mehr dazu im Kapitel: Essen für freie Transportwege
- 7 Millionen Menschen in Deutschland haben sich dank der Segnungen der Lebensmittelindustrie Diabetes eingefangen. Skandalös: Convenience-Produkte im Supermarktregal

sorgen für 38 % mehr Diabetesfälle in Deutschland als noch vor 10 Jahren. Bei kürzeren Telomeren steigt das Diabetesrisiko um 30 % an (3 Studien mit 6.991 Teilnehmern). Die alternden Bauspeicheldrüsen-Zellen erholen sich einfach nicht mehr so gut.[85]

- Wie gut überlebt man einen bestehenden Krebs?
  Hierzu eine kurze Geschichte: Meine Mutter sollte mit 80 Jahren keine Chemotherapie mehr bekommen. Zu alt. Zu wenige Erfolgsaussichten. Ich konnte die Ärzte davon überzeugen, dass sie die fitteste 80-Jährige war, die sie je behandelt hatten. Nicht nur, dass sie aussah wie Ende 60. Sondern sie fuhr mit den Schlittenhunden durch Nordnorwegen, ernährte sich gut und trieb Sport. Bei den täglichen Yogaübungen konnte ich ihr mit 80 zumindest den Kopfstand ausreden, da ich Angst um ihre Halswirbel in dem Alter hatte. Heute, mit 93 Jahren, ist sie immer noch lebenslustig. 13 lebensfrohe Jahre nach der zunächst verweigerten Chemotherapie. So viel zum Thema Erfolgsaussichten im Alter.
- *In Fakten:* Bei den unterschiedlichsten Krebstherapien überlebten die Teilnehmer mit den kürzeren Telomeren die Therapie um 2 Jahre. Die mit den längeren Telomeren im Durchschnitt 9 Jahre (47.102 Teilnehmer wurden dazu 20 Jahre lang beobachtet).[86]
  Fazit: Ein jüngeres biologisches Alter gibt Ihnen im Notfall auf jeden Fall bessere Start- und Heilungschancen für die meisten Therapien und Folgen von Operationen.
- Wird durch das biologische Alter unseres Körpers die Entstehung von Krebs zusätzlich angeheizt? Ja, denn das Genmaterial kopiert sich immer schlechter. Dadurch entstehen entartete Zellen. Jeder von uns hat jeden Tag Krebszellen im Körper. Die Immunzellen, die täglich Ihre Krebszellen wegfressen, werden im Alter schwächer und sind nicht mehr so aktiv. Altern erhöht also Ihr Krebsrisiko. Vergleicht man die Telomere von Krebspatienten mit denen von Gesunden des gleichen Alters, zeigt sich, dass kurze Telomere das Krebsrisiko um 30 % erhöhen (21 Studien mit 24.356 Teilnehmern).[87]

- Auf jeden Fall wollen wir geistig fit bis ins hohe Alter bleiben. Auf keinen Fall soll das Gehirn, also Ihre Nervenzellen, frühzeitig altern. Patienten mit Alzheimer haben wesentlich kürzere Telomere als ihre gesunden Altersgenossen (13 Studien, 2.882 Teilnehmer).[88]

Mein Tipp: Halten Sie Ihre Zellen jung. Vielleicht brauchen Sie diese noch mal. Als Puffer. Um zum Beispiel eine Chemotherapie länger zu überleben. Immerhin wird jeder 3. Deutsche im Verlauf seines Lebens einmal wegen Krebs behandelt.

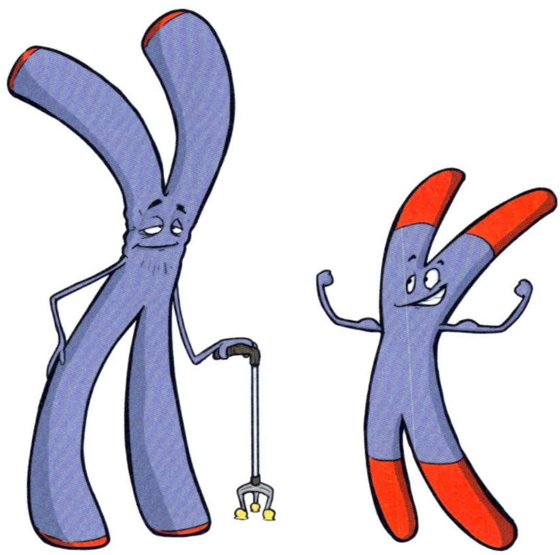

LIFESTYLE-MEDIZIN VERLÄNGERT TELOMERE

„Wie können wir denn nun jünger bleiben?“ Es gibt leider kein einziges Medikament, das die Telomere verlängert. Die Telomerlänge hängt ausschließlich von Ihrem Alter und von Ihrer Lebensweise ab. Betreiben Sie da Raubbau und geben Lebenszeit auf? Oder ändern Sie etwas an eingeschliffenen Gewohnheiten und fühlen sich nach kurzer Zeit schon wieder viel fitter und zufriedener. Sie entscheiden. Langsameres Altern gibt es kostenlos dazu.

„Und wer sagt mir, dass das wirklich funktioniert?“ Die Forschung. Sie und ich sind kritisch. Das ist gut so. Das Einzige, was bisher in Studien die

Telomere stabilisiert hat, sind: Ernährung, Bewegung, Schlaf und Stressreduktion.
„Welche Ernährung ist denn besonders schädlich für die Telomere?" Telomere werden durch zwei Hauptfaktoren geschädigt: 1.) Angriffe durch freie Radikale, und 2.) Entzündungen im Körper. Hieraus lässt sich auch ableiten, welche Lebensmittel die Telomere am besten schützen. Mehr Obst und Gemüse wegen der vielen enthaltenen Antioxidantien, die freie Radikale bändigen, und eine anti-entzündliche Ernährung.[89]

OFF – Altern mit westlicher Ernährung

„Anti-entzündliche Ernährung – habe ich noch nie gehört." Wenn durch die ständige Betankung des Körpers mit schnellen Kohlehydraten (Zucker, Brot, verarbeitete Kohlehydrate) der Insulinspiegel andauernd stark ansteigt, dann löst dies Entzündungen und zusätzliche freie Radikale im Körper aus. Bei 5.309 gesunden US-Amerikanern wurde die Telomerlänge getestet. Es wurden Ernährungsprotokolle ausgewertet, und mögliche Risikofaktoren wie zum Beispiel das Rauchen wurden herausgerechnet.[90]
Das Ergebnis: Die Teilnehmer, die täglich einen halben Liter Zucker-gesüßte Softdrinks tranken, hatten im Schnitt 4,6 Jahre mehr Telomeralterung als diejenigen, die nie zuckerhaltige Getränke trinken.
Zum Vergleich: Das entspricht der Verkürzung der Telomere durch Rauchen.[91] Zucker ist also genauso schädlich wie das Rauchen für Ihre Zellalterung! Und Rauchen an sich? Wir wissen: Rauchen bombardiert die Zellen mit freien Radikalen mit 4.000 Toxinen, und führt zur schnelleren Telomer-Alterung (30 Studien mit 144.504 Rauchern).[92]
Eine ähnlich erschreckende Telomerverkürzung durch Entzündungen sieht man beim Verzehr von Fleisch, und vor allem von Wurstwaren, da die gesättigten Fette und Zusatzstoffe in der Wurst zu Entzündungen im Körper führen. Viel gesättigtes Fett aus Fleisch und Wurstwaren, aus Zucker, Brot, wenige Ballaststoffe, wenig Obst, Gemüse und Vollkorn – das ist die allgegenwärtige westliche Ernährung, die Sie schneller altern lässt.[93] [94] Wir wissen natürlich alle, dass diese Ernährung krank macht. Aber dass sie so messbar zu frühzeitiger Alterung führt, ist neu! Sie selbst, nicht etwa Ihre Gene, entscheiden also darüber, wie schnell Sie altern.

SUPERFOOD NÜSSE

ON – Nüsse verlängern die Telomere

Medikamente blockieren meist 1–2 Stoffwechselvorgänge im Körper. Nahrungsmittel arbeiten dagegen auf vielen Ebenen gleichzeitig. In der Biomaschine Mensch beeinflussen Nüsse Dutzende von Stoffwechselvorgängen: Sie senken Blutfette, wirken als Antioxidantien zum Schutz der Zellen, und sie greifen Krebszellen an. Was neu ist: Sie verlängern auch die Telomere. In den USA wurden an 5.500 Personen zwischen 18–84 Jahren hierzu die Telomere gemessen.[95] So etwas kostet richtig viel Geld. In den USA stehen für solche Projekte staatliche Gelder zur Verfügung. Diese Studie wurde weder von der Nussindustrie finanziert, noch aus den Milliarden-Einnahmen der Pharmaindustrie.

Das Ergebnis: Pro Jahr verkürzen sich Telomere normalerweise um circa 15,6 Basen in den weißen Blutkörperchen. Die Teilnehmer, die die lächerliche tägliche Zufuhr von 20 Gramm Nüssen und Samen verzehrten, hatten dagegen um 16 Basen längere Telomere. Das entspricht einem vollen Jahr weniger Altern. Wer die doppelte Menge Nüsse aß, hatte um 2 Jahre weniger Telomer-Alterung. Mit anderen Worten: Mit nur einer Handvoll Nüsse am Tag essen Sie sich gleich um Jahre jünger.

Mehr zur Supernuss – Diese Fragen bekomme ich am häufigsten gestellt

„Wie viel sind denn 20 Gramm Nüsse?“ 20 Gramm, das sind ungefähr 6 Walnusshälften. Meine Lieblingsnüsse: Alle. Cashewnüsse, Haselnüsse, Walnüsse, Pistazien, Paranüsse, Mandeln, Pekannüsse. Knabbern Sie sich jeden Tag ein bisschen jünger.

„Gibt es Nüsse, die besonders gesund sind?“ Walnüsse haben von allen Nusssorten den höchsten Omega-3-Gehalt und die meisten Antioxidantien.

„Wieso haben Nüsse so eine starke Wirkung auf die Telomere?“ Antioxidantien schützen die Telomere und die Zellen vor Schäden durch freie Radikale. Omega-3 vermindert Entzündungen. Beides ist in Nüssen als Powerpaket enthalten, und das schützt die Telomere.

„Wird man durch die Kalorien der Nüsse nicht dick?“ Das Gegenteil ist der Fall: Regelmäßiger Nussverzehr führt zu keinem höheren Gewicht. In kontrollierten Studien sogar zu niedrigerem Gewicht (62 Studien mit 7.184 Teilnehmern).[96]

„Wie soll das denn funktionieren: Mehr Kalorien und keine Gewichtszunahme?“ Zum einen machen Nüsse nachhaltig satt. Deswegen wird in den Stunden danach weniger gegessen. Zusätzlich werden nicht alle Kalo-

rien von Nüssen aufgenommen. 20 % der Kalorien landen tatsächlich in der Toilette, weil darin so viele Ballaststoffe enthalten sind.[97] Und: Nüsse fahren den Stoffwechsel um 30 % hoch.[98] Dadurch wird mehr Fett verbrannt. Allein mit dieser Wirkung auf den Stoffwechsel könnte die Pharmaindustrie ein hochprofitables Fat-Burner-Diät-Mittelchen auf den Markt bringen. Dumm, dass Nüsse nicht patentierbar sind.

„Was sind denn Samen?" Samen sind Sonnenblumenkerne, Kürbiskerne, Sesamsamen, Leinsamen, Chia-Samen. Aus jedem dieser Samen könnte eine Pflanze wachsen. Legen Sie Leinsamen ein paar Tage in Feuchtigkeit, und schon sprießen die ersten Keimlinge. Ein geballtes Nährstoffpaket also. Die Ballaststoffe füttern zusätzlich Ihre Darmbakterien. Und kaum Kalorien werden aufgenommen, weil sie in den Ballaststoffen eingeschlossen sind.

„Schmecken Samen denn?" Haben Sie Sesam schon mal kurz angeröstet? Und dann über Salat, Joghurt oder das Müsli gegeben? Der warme Sesamgeruch im Raum und der Geschmack sind wunderbar. Kennt übrigens jedes Kind von der Kirmes: Geröstete Nüsse oder Sesam – das will jedes Kind haben.

SUPERFOOD KAFFEE UND TEE

ON – Jünger werden durch Kaffee

Hier die Nummer zwei auf der Hitliste der einfachsten Telomerverlängerung. Trinken Sie Kaffee oder Tee. *„Wie jetzt? – Über Jahre hinweg wurde doch von vielen Seiten gepredigt: Bloß keinen Kaffee."* OK, Koffein macht abhängig. Zusätzlich dachte man lange Zeit, Kaffee würde den Blutdruck erhöhen und dadurch Herz-Kreislauf-Erkrankungen fördern. Doch das Gegenteil ist der Fall. 21 Studien mit 121.915 Teilnehmern zeigen eindrucksvoll: Kaffee senkt das Risiko für Herz-Kreislauf-Erkrankungen um 21 %.[99]

Kaffee ist für viele nicht nur der Hauptlieferant von Vitamin B3, sondern enthält außerdem unzählige Antioxidantien. Die schützen unsere Zellen, die Blutfette – und eben auch die Telomere – vor freien Radikalen. Besonders bei Menschen, die sich gar nicht gut ernähren, gehört Kaffee noch zu den wenigen Antioxidantien, die überhaupt noch getankt werden. Kaffee gehört zu den Superfoods unter den schützenden Antioxidantien.

Und Ihre Telomere? Die Ergebnisse aus drei großen Studien zeigen: Zwei Tassen Kaffee pro Tag führen zu circa 4,6 Jahren weniger Alterung an den Genen.

Studientelegramm: Jüngere Telomere ON Antioxidantien in Kaffee und Tee lassen Sie langsamer altern	
21 Studien mit 121.915 Teilnehmern [100]	↓ 21 % geringeres Risiko, an Herz-Kreislauf-Erkrankung zu sterben für die Kaffeetrinker, die 4 Tassen Kaffee pro Tag tranken.
20 Studien mit 937.904 Teilnehmern [101]	↓ 16% niedrigeres Sterberisiko der Teilnehmer mit hohem Kaffeekonsum gegenüber Teilnehmern mit niedrigem Kaffeekonsum.
5.826 Männer und Frauen [102]	Teilnehmer, die eine Tasse Kaffee pro Tag tranken, hatten um 30 Basen längere Telomere. Teilnehmer, die 2 Tassen Kaffee pro Tag tranken, hatten sogar um 70 Basen längere Telomere. Das entspricht 2,3 und 4,6 Jahre weniger Telomer-Alterung.
4.780 Frauen [103]	Kaffeetrinker hatten längere Telomere als Nicht-Kaffeetrinker. Teilnehmer mit 3 Tassen Kaffee pro Tag hatten längere Telomere als Teilnehmer, die nur 1 Tasse tranken.
976 Männer [104]	Grüner-Tee-Trinker mit mehr als 3 Tassen pro Tag hatten längere Telomere als die Wenig-Teetrinker. Dies entsprach 5 Jahren weniger Telomer-Alterung.

Total gesund mit grünem Tee

Grüner Tee ist ein Superfood – das weiß jeder, der in Illustrierten blättert. Oder die Details weiter vorn im Zellschutz-Kapitel schon gelesen hat. Der hohe Gehalt an Katechinen. Die halten nicht nur Krebszellen in Schach, sondern sind selbst auch starke Antioxidantien. Der Effekt: Fünf Jahre weniger Telomer-Alterung bei passionierten Teetrinkern konnte man in einer Studie mit 976 Männern nachweisen (siehe Studientelegramm).

DIE VITAMIN- UND OMEGA-3-CONNECTION

Vitamine – die Manager Ihres Stoffwechsels

Längst bekannt: Ein Apfel am Tag hält uns den Arzt vom Hals *(„An apple a day keeps the doctor away")*. Traurig, dass das leider häufig auch umgekehrt gilt: Ein Doktor am Tag hält den Apfel fern *(„A doctor a day keeps the apple away.")*. Dahinter steckt, dass zu viele Patienten meinen, sie hätten schon alles für sich getan, wenn sie Ihre Medikamente einnehmen. Schlimmer noch: Viele Ärzte winken bei Fragen der Ernährung sofort ab. Entweder, weil sie nichts davon verstehen, oder weil das Gespräch aus Budgetgründen abgekürzt werden muss. So bleiben Patienten auf sich selbst gestellt, und damit auch allein mit ihren Fragen. Was dann oft zu Aussagen führt wie: *„Der Arzt hat mir aber nichts davon gesagt."*

„Lohnt es denn überhaupt, zusätzliche Vitamine & Mineralien täglich zu nehmen?" Meine Gegenfrage: Schaffen Sie es, 5 Mal am Tag Obst & Gemüse zu essen? Sie kennen es wahrscheinlich schon aus den vorherigen Kapiteln. Wenn ich diese Frage in meinen Vortragssälen stelle, bekomme ich im Schnitt 10 Hände von 1.000 Teilnehmern. Die meisten liegen bei 2–3 Portionen pro Tag. Selbst unter den „Besser-Essern". Auch die liegen damit noch unter der empfohlenen Minimalzufuhr. Über 2 Millionen Jahre Menschheitsgeschichte haben wir 7–9 Portionen täglich zu uns genommen. Das wäre auch heute noch die optimale Zufuhr. Darauf ist unser biologisches System angepasst. Mikronährstoffe (Vitamine, Mineralien und Spurenelemente) lenken und managen unseren gesamten Stoffwechsel. Sie sorgen dafür, dass unsere Gensoftware überhaupt erst richtig abgelesen werden kann, und dass Reparaturprozesse anlaufen können. Es erstaunt deswegen auch nicht, dass eine zusätzliche Vitamineinnahme die Telomere vor übermäßiger Verkürzung schützt.

In der NHANES-Studie mit 10.568 Teilnehmern hatte man exakte Ernährungsprotokolle und Telomer-Messungen durchgeführt. Die Teilnehmer, die die meisten Vitamine und Mineralien bekamen, hatten die längsten Telomere.[105]

Lohnt es, zusätzlich Vitalstoffe einzunehmen? Längere Telomere durch Mikronährstoffe und Omega-3	
10.568 gesunde Teilnehmer [106]	Die Teilnehmer mit der höchsten Zufuhr an Vitamin C, B6, Folsäure (B9) und Magnesium hatten ⬆ wesentlich längere Telomere als Teilnehmer mit einer geringeren Zufuhr.
586 Teilnehmer [107]	Die Teilnehmer, die zusätzliche Vitamine einnahmen, hatten um ⬆ 5,1 % längere Telomere.

Lohnt es, zusätzlich Vitalstoffe einzunehmen? Längere Telomere durch Mikronährstoffe und Omega-3	
2.010 Teilnehmer [108]	Die Teilnehmer mit den höchsten Vitamin-D-Blutwerten hatten im Vergleich zu Teilnehmern mit den niedrigsten Vitamin-D-Blutwerten 5 Jahre weniger Telomer-Alterung.
608 Teilnehmer [109]	Bei den Teilnehmern mit den höchsten Omega-3-Blutwerten verkürzten sich die Telomere wesentlich langsamer.

Mit Vitamin D den Alterungsprozess verlangsamen

Eines sollten Sie vor allem tun: Ihre Vitamin-D-Blutwerte in Ordnung bringen. 90 % der Einwohner Nordeuropas haben einen ausgeprägten Vitamin-D-Mangel. Lassen Sie Ihren Vitamin-D-Blutwert beim Arzt messen. Und bringen Sie diesen dann ins Optimum von 60–80 ng/ml. Vitamin D bindet sich an über 3.000 Andockstellen an Ihren Genen und wirkt überdies anti-entzündlich. Kein Wunder also, dass man längere Telomere bei hohen Vitamin-D-Blutwerten findet.[110 111]

ENDLICH: ESSEN SIE SICH JUNG

Was die 100-Jährigen so essen

„Wie setzt man das nun am geschicktesten um? Keto oder Low Carb? Jedes Jahr wird doch eine neue Mode-Ernährungs-Sau durchs Dorf getrieben. Gibt es nicht endlich mal eine Ernährung, die wirklich bewiesen hat, dass sie gut ist? Ach ja, und die schmeckt!" Ja, die gibt es. Keine der ständig auf uns niederprasselnden Trend-Diäten hat je bewiesen, dass sie chronische Erkrankungen vermindert, und die Telomere jung hält. Vor allem nicht die Keto-Diät: Viel zu viel gesättigte Fette & Fleisch.[112] Und auch die noch so hippe Low-Carb-Diät nicht: Zu wenige vollwertige Lebensmittel, wie Hülsenfrüchte und Vollkorn.[113] Beides sind super gesunde Kohlehydrate, vollgepackt mit Vitalstoffen. Tatsächlich sind es 9 Faktoren, die in allen Untersuchungen immer und immer wieder zeigen, dass sie Erkrankungen vermindern und ein längeres Leben bescheren. Und seit Kurzem weiß man auch, dass genau diese Ernährung die Telomere jung erhält: Die traditionelle mediterrane Ernährung. Also, italienische Lebensfreude. Die ältesten Menschen kommen regelmäßig aus italienischen Dörfern

wie Campodimele, wo sich fitte End-90-Jährige ohne Herzkatheter und ohne Rollator in den Straßen zuwinken, und die schon gar keine Lebenszeit in Krankenhäusern verschwenden.

Mogelpackung mediterrane Ernährung

„Soll ich das nun glauben? Und wenn ja, was heißt hier eigentlich traditionelle mediterrane Ernährung?“ Das mit dem Glauben war noch nie so meine Stärke. Ich will es schwarz auf weiß sehen, in wirklich relevanten Studien. Wie sieht traditionelle Mittelmeerkost aus? Als ich Ende der 1980er- Jahre in Florenz studierte, war es noch so: Vorneweg ein kleiner Salat, dann maximal als Vorspeisengericht Pasta, als Hauptgang vielleicht Fisch & viel Gemüse, sehr wenig Fleisch, ein Glas Rotwein dazu, danach Obst. Finito. Molto bene. Wie sieht es heute aus? Brot mit irgendwelchen Dips vorneweg, dann Pasta mit fetten Soßen, wahlweise die Dreifach-Käse-Pizza, als Hauptgang dann Fleisch mit abgezähltem Gemüse, hinterher Tiramisu. Die moderne mediterrane Mogelpackung also.

Cucina à la mama hält 4,6 Jahre jünger

Fakt ist: Je enger man sich an die traditionelle mediterrane Ernährung hält, desto länger sind die Telomere. Das ergab eine der größten je ausgewerteten Studien mit 4.676 Messungen.[114] Ergebnis: 4,6 Jahre weniger Alterung an den Telomeren. Und leicht machbar. Begleitet wird das von einem ganzen Schwarm von Professoren und Statistikern an der Harvard-Universität, die nun schon seit fast 30 Jahren das Essverhalten von 123.000 Ärzten und Krankenschwestern auswerten. Ziel der Studie: Was macht krank, was hält gesund.

„Was bedeutet denn das? Je enger Sie sich daran halten.“ 9 points go to Italy: Die maximale Punktzahl, die man erreichen kann, ist 9 Punkte auf einem festen traditionellen mediterranen Ernährungsindex. Immer einen Punkt mehr gab es für Folgendes:

+1 für täglich mehrmals Obst, +1 für täglich mehrmals Salat, + 1 für Gemüse, +1 für 3 x die Woche Hülsenfrüchte (Linsen, Bohnen, Erbsen einmal die Woche), +1 für täglich Nüsse, +1 für das Essen von wenig verarbeiteten Kohlehydraten (Backwaren, Zucker), +1 für wenig Fleisch & Wurstwaren, +1 für 2 x pro Woche Fisch, +1 für mehr einfach ungesättigte Fette (Olivenöl, Avocado, Nüsse) UND weniger gesättigte tierische Fette (fette Milchprodukte, Wurst, Fleisch), und +1 für moderaten Alkoholkonsum (1 Glas Rotwein täglich).

Bei den 4.676 Frauen mit ihren exakten Ernährungsprotokollen kann man diesen Index ziemlich genau nachrechnen. Waren Teilnehmer beispielsweise nur 3 Punkte im Index besser, so zeigten sich bei denen in der Studie 4,6 Jahre weniger Telomer-Alterung. Mit dauerhaften vollen 9 Punkten überholen Sie auch im Alter von 90 Jahren noch am Strand die 70-Jährigen mit Hüftarthrose.

„Aber was ist nun das Geheimnis der mediterranen Ernährung?"

ALLE Teile dieser Ernährung wirken in unserem Körper, unserer komplexen Biomaschine, zusammen. In Obst/Gemüse sind viele Vitamine, Mineralien und Antioxidantien enthalten. Anti-entzündlich wirken wenig Fleisch, wenige gesättigte Fette, mehr Fisch mit Omega-3, und Olivenöl. Vereinfacht gesagt: Weniger freie Radikale und weniger Entzündungen machen Ihre Telomere glücklich. Aber am wichtigsten: Mediterrane Ernährung schmeckt viel besser als der graue Käse-Wurst-Brot-Alltag, Fast Food und Fertigprodukte. Tanken Sie also künftig mediterran. Bleiben Sie jung.

SCHLECHTE NACHRICHTEN FÜR DIE PHARMAINDUSTRIE

Lifestyle-Medizin, nicht Medikamente, verlängert Telomere

Keine einzige Segnung der Pharmaindustrie verzögert den Alterungsprozess oder verlängert Ihre Telomere. Wenn Sie dagegen Ihre biochemische Fabrik mit Vitalstoffen betanken, können Sie chronische Erkrankungen stark verbessern. Teilweise sogar komplett zurückdrehen. Wir fangen erst an, die Tragweite von Nährstoffen auf die Gensoftware zu entschlüsseln. Viele Patienten geben viel zu schnell die Eigenverantwortung ab. An den Arzt oder den Apotheker. Meinen, Medikamente würden „es" regeln. Ein Trugschluss. Wir haben keinen Mangel an Medikamenten, sondern einen Mangel an Vitalstoffen und Bewegung! Für diese zwei Bereiche wurde in Studien eindeutig gezeigt, wie sich der Alterungsprozess an den Genen verlangsamt.

Gene verjüngen – Kerle krempeln Ihr Leben um

Sie erinnern sich: 2009 hat Elisabeth Blackburn für die Entdeckung des Anti-Alterungs-Enzyms Telomerase den Nobelpreis bekommen. Diese kann Telomere wieder verlängern. Nun musste aber der Nachweis erbracht werden, dass dieses Enzym auch direkt beeinflussbar ist. Untersucht wurde, wie sich eine komplette Umstellung der Lebensweise über 3 Monate auf die Telomerase auswirken würde. Für diese Studie krempelten 30 Männer mit frühem, stabilen Prostata-Krebs für 3 Monate Ihr

Leben komplett um.[115]

Bei der Ernährung: Sie stellten auf eine rein pflanzliche Ernährung um, mit wenig Fett, ganz ohne raffinierte Kohlehydrate, und mit sehr viel Obst & Gemüse.

Bei den Vitalstoffen: Sie ergänzten die Ernährung mit Omega-3 aus Fischöl und den Antioxidantien Vitamin C, E, Selen.

Bewegung: Sie gingen 30 Minuten am Tag schnell spazieren.

Bei der Stressreduktion: Sie machten 60 Minuten pro Tag Yoga, Stressreduktion, Atem- und/oder Entspannungsübungen.

Das Ergebnis: Innerhalb von 3 Monaten nahm die Telomerase um erstaunliche 30 % zu. Zusätzlich hatten sich über 500 Gene in der Aktivität verändert. Darunter auch typische Anti-Krebs-Gene.[116] Fünf Jahre später hatten die Teilnehmer, die sich auch weiterhin enger an dieses Programm hielten, 10 % längere Telomere als 5 Jahre zuvor. Bei der Vergleichsgruppe hatten sich die Telomere verkürzt.[117]

Wie ist Ihr biologisches Alter? Der Telomer-Test

„Lohnt es sich, die Telomere testen zu lassen? Was ist, wenn diese kürzer sind als erwartet?“

Dann haben Sie Veränderungspotenzial. Der Telomer-Test zeigt, wie gut Ihr Lebensstil funktioniert. Wie Sie mit Ihrem Körper gehaushaltet haben. Wie regenerationsfähig Ihre Zellen noch sind. Meine Erfahrung aus Tausenden von Ernährungs-Beratungen ist: Es gibt zwei Persönlichkeitstypen. Der eine Typus verbessert sowieso gerne in kleinen Schritten die Gesundheit, weil er sich energiereicher und besser fühlen möchte. Dann gibt es den anderen Typus, der erst dann anfängt, umzudenken, wenn man älter als 50 Jahre ist. Oder sobald der Körper beginnt, zu streiken. Erst die ersten sichtbaren Zeichen des Alterns, eine nachlassende Schönheit, ewige Müdigkeit, Burn-out, Gelenkarthrosen bei Übergewicht und anschließende Ärzte-Odysseen bringen diesen Typus dazu, Änderungen am Essverhalten vorzunehmen. Damit anzufangen, dafür ist es nie zu früh. Und je nach erwartbarem Ergebnis auch nie zu spät. Nur manchmal doch. Leider.

„Was ist denn der Gegensatz einer Telomermessung zu einer Blutfett- oder Blutdruckmessung? … ich meine, die Aussage ist doch die gleiche?“

Nicht ganz. Die *„klassische“* Abfolge beim Arzt ist meist so: Isolierter Messwert beim Arzt wird erhoben → Verschrieben wird

ein Blutdrucksenker oder Blutfettsenker → Symptom abgestellt → wunderbar, denn Problem ist erledigt → Patient ist zwar Dauerkunde bei Arzt, aber egal, das Symptom ist ja im Griff.
Wer schaut auf die Ursache? Einige verändern Ihren Lebensstil. 80 % tun es nicht.
Der Telomer-Test zeigt an, ob Ihr Lebensstil in Ihrem Sinne funktioniert. Sie entscheiden dann selbst, ob Sie die laufende Lebenszeituhr verlangsamen wollen, ob Sie die Regenerationsfähigkeit Ihrer Zellen erhalten, oder sogar verbessern möchten. Ob Sie Ihren Stoffwechsel sanieren und damit Ihre Gensoftware länger erhalten. Schauen wir auf die Ursachen von Erkrankungen: Ernährung, Bewegung, Regeneration im Schlaf und eine ausgeglichene Psyche gehen die Ursachen an, und nicht die Symptome. Ein zweiter Test lohnt dann nach 5 Jahren, um eventuelle Veränderungen festzustellen.
„Kann man das überall messen lassen?" Die Qualität des Labors und der eingesetzten Methode ist entscheidend.

Im Anhang finden Sie Labore, die zuverlässig und seriös testen.

Telomerlängenmessung - Befundinterpretation

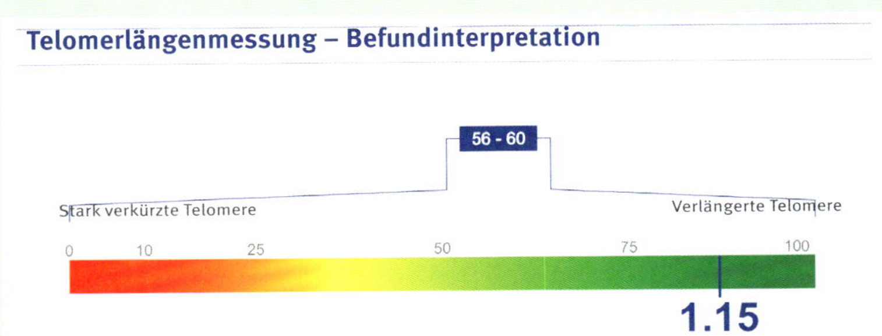

Vielleicht fragen Sie sich: „Macht Andreas Jopp denn auch das, was er uns empfiehlt? Und, lässt sich das an jüngeren Telomeren nachweisen?" Nun, ich nehme seit 20 Jahren Mikronährstoffe, habe meine Ernährung mit jedem Buch, das ich geschrieben habe, verbessert. Sport? Hm, da wäre Verbesserungspotenzial. Und Stress? Immer zu viel! Ich bin jetzt 60 und wollte wissen, wie jung meine Telomere sind. Es hat sich gelohnt. In meiner Altersgruppe (56–60) gehöre ich zu den oberen 13 % mit den längsten Telomeren! Meine Gensoftware ist in gutem Zustand. 87 % meiner Altersgruppe sind stärker gealtert. Ernährung, Omega-3 und Mikronährstoffe haben die Alterung verlangsamt. Genau wie die aktuelle Wissenschaft es vorhersagen würde. Es ist möglich, langsamer zu altern! Es liegt nur an Ihnen.

ON - ANTIAGING-PROGRAMM

„Wie kann es sein, dass ein 60-Jähriger wie 40 aussieht und ein 40-Jähriger sich wie 60 fühlt." Das war die Anfangsfrage des Kapitels.

Sich jung essen

Denken Sie einfach: Italienischen Genuss essen. Eine leckere mediterrane Ernährung mit viel Obst & Gemüse, guten Fetten und weniger Fleisch. Eine Handvoll Nüsse über den Tag verteilt. Ein duftender Kaffee danach. Kein Verzicht, sondern Dolce Vita.

Da Obst & Gemüse aufgrund langer Transportwege oft weniger Vitamine enthalten, lohnt es, darüber hinaus ein Multivitamin-/Mineralprodukt mit Vitamin D, C, E, A, Selen, Zink und zusätzlichen antioxidativen Pflanzenstoffen zu sich zu nehmen. Lassen Sie außerdem Ihre Vitamin-D-Werte kontrollieren.

Entzündungen im Körper belasten die Telomere: 800–1500 mg Omega-3 aus Fisch- oder Algenöl sind der Baustoff für anti-entzündliche Gewebehormone. Mit zwei bis drei gut kombinierten Vitalstoffprodukten können Sie Ihren Stoffwechsel hervorragend optimieren.

Sich jung bewegen und weiterentwickeln

Wer nun zusätzlich zum genussvollen Schlemmen noch etwas Gutes für sich tun möchte, macht etwas Sport und Entspannungsübungen. Denn Bewegung und Stressreduktion wirken sich beide positiv auf Ihre Telomere aus. Bewegung statt Glotze. Vor die Tür gehen, statt auf dem Sofa zu dösen. Dazu Persönlichkeitsentwicklung, um den empfundenen Stress zu vermindern. Und um sich weniger an Kleinigkeiten aufzureiben. Sich weiterentwickeln und reifer werden, statt zu stagnieren. Das bringt zusätzlich Zufriedenheit und Glück ins Leben. Bleiben Sie nicht zwanghaft wach, sondern geben Sie – nach Möglichkeit – dem Schlafimpuls nach. Denn der lässt Ihre Telomere besser regenerieren.

Alles nichts Neues. Nur ist es jetzt exakt messbar am Alterungsprozess Ihrer Telomere. Halten Sie Ihre wertvolle Gensoftware doch einfach jung. Sie soll ja noch möglichst oft ohne grobe Fehler kopiert werden. Ihr Leben ist kostbar und leider oft viel zu kurz. Ist es nicht so? Das sollten Sie sich wert sein.

Fazit – Langsamer altern – Ihre Telomere

Je jünger die Gensoftware Ihrer Zellen ist, desto besser kann sich Ihr gesamter Körper jederzeit regenerieren. Sie haben es selbst in der Hand,

Ihre Gene jung zu halten und das Altern zu verzögern. Das kann die gesunde Phase Ihrer Lebenszeit erheblich verlängern. Je früher Sie damit anfangen, desto besser. So können Sie mit 40, 50, 60 oder 70 Jahren gut 10 Jahre jünger aussehen und vor allem sich auch so fühlen. Durch die Fähigkeit, die Telomere zu verlängern, können wir zum ersten Mal den Alterungsprozess erklären und den Gesamterfolg einer guten Biostoffbetankung und mehr Bewegung messen.

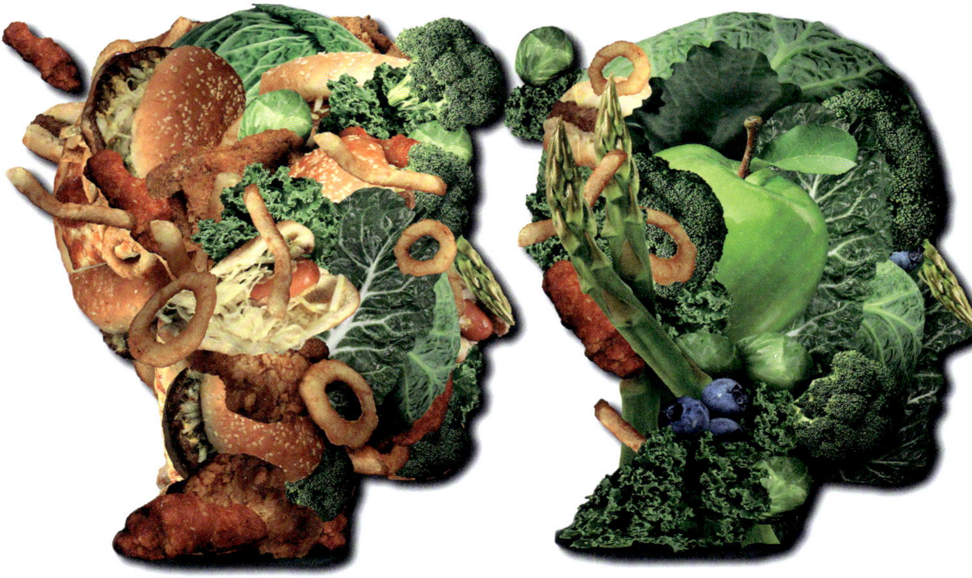

ESSEN FÜR EIN FITTES GEHIRN

Gefühle und Gedanken entstehen biochemisch. Die Ernährung bestimmt, wie gut Ihr Gehirn funktioniert und wie stabil Ihre Stimmung ist. Können Biostoffe das Gehirn verschnellern, verbessern, und vor Zerstörung schützen? Welche Superfoods wirken besonders auf die Gehirnleistung? Welche Biostoffe verbessern die Stimmung? Gibt es die EINE gute Ernährung, die das Gehirn jung hält und den Abbau der geistigen Fähigkeiten in jedem Alter verzögert?

Ihr Gehirn stellt jeden Hochleistungs-Computer in den Schatten, denn es kann Informationen nicht nur speichern, sondern auch vernetzen, bewerten, lernen und neu erschaffen. 86 Milliarden Neuronen mit einer Länge von 300.000 Kilometern sind auf kleinstem Raum im Gehirn vernetzt. Wenn Sie wiederholt Dinge tun, sei es, eine neue Bewegung zu lernen oder sich an einem neuen Ort zurechtzufinden, wenn Sie sich ein neues Gesicht merken oder eine Sprache lernen, dann wird diese Information in neu wachsende Synapsen hinein gespeichert. Dazu kann sich jedes einzelne Neuron in 20.000 neue Synapsen verästeln. Diese Vernetzungen sind Ihr abgespeichertes Wissen und Ihre Erfahrung. Erst das macht es Ihnen möglich, komplexe Situationen zu bewerten. Wahrnehmen, fühlen, verstehen, lernen, erinnern, bewerten, entscheiden, kontrollieren, versprachlichen, neu schaffen – Ihr Gehirn vernetzt sich ständig neu. Ist ständig im Auf-, Um- und Abbau. Welche Rolle spielt die Ernährung bei unserer Gehirnleistung, und was hat sie mit dem Auf- und Abbau zu tun? Gehen wir drei Fragen nach:

1. Kann man die Festplatte des Gehirns verbessern?

Unser Gehirn besteht zu 60 % aus Fett. Diese hochgradig leit- und speicherfähigen Fette sind die Hardware, in die Sie alles speichern. Erst sie machen Ihr Gehirn leitfähig und schnell. Die Hälfte davon ist aus superschnell-leitenden Omega-3-Fetten, vor allem DHA (leicht zu merken: Das Hirn Aktivieren). Sie brauchen lebenslang einen Nachschub dieses Omega-3-Fetts, ansonsten bauen Sie geistig ab.

- Können wir die Hirnleistung verbessern mit den richtigen Fetten?
- Schützen uns Fette vor dem altersbedingten Abbau des Gehirns?
- Gibt es Fette, die das Gehirn verlangsamen und schädigen?

2. Kann man das Gehirn besser erhalten mit der Ernährung?

Mit zunehmendem Alter baut das Gehirn ab. Tatsächlich finden sich erste Schäden am Gehirn und den versorgenden Gefäßen schon ab Mitte 30. Diese Schäden sammeln sich an. Das führt zu immer größeren Ausfällen, und einem fortschreitenden Untergang von Gehirnzellen. Der traurige Endpunkt ist dann Demenz, die aber in sehr unterschiedlichem Alter einsetzt.

- Was haben Menschen richtig gemacht, bei denen der Abbau des Gehirns später einsetzt?

- Wie können wir Schäden am Gehirn vermindern?
- Gibt es eine einfach umzusetzende Ernährung, die nachweislich das Gehirn erhält?

3. Kann man mit Nährstoffen die Biochemie des Gehirns beeinflussen?

Unser Gehirn ist eine riesige biochemische Fabrik, denn Gedanken und Gefühle entstehen biochemisch. Wenn ein Gedanke von einem Neuron zum nächsten springt, liegt dazwischen ein synaptischer Spalt. Diesen überbrücken und befeuern chemische Botenmoleküle – die Neurotransmitter. Ohne sie ist Denken und Lernen nicht möglich. Wir lernen durch wiederholte Aktivierung dieser synaptischen Spalten. Um die aktivierenden Neurotransmitter dafür aufzubauen, brauchen wir Rohstoffe – vor allem Vitamine und kleine Eiweißbausteine, die sogenannten Aminosäuen. Zusätzlich ist Omega-3 notwendig, das die Empfindlichkeit an den Andockstellen der Neurotransmitter verbessert. Ein Beispiel: Serotonin ist der Neurotransmitter der Ruhe und Ausgeglichenheit. Serotonin macht sie zufrieden, stressresistent, beeinflusst Ihr Gedächtnis positiv, lässt Sie gut schlafen. Für den Aufbau von Serotonin brauchen Sie einen seltenen Eiweißbaustein (Aminosäure) – das Tryptophan. Bekommen Sie davon zu wenig, oder fehlen Ihnen die B-Vitamine, dann wird dies zum Nadelöhr für Ihre Stimmung.

- Wie beeinflussen Ernährung, B-Vitamine, Omega-3 und Eiweiß die Biochemie des Gehirns und damit unsere Stimmung, Stressanfälligkeit, Lernfähigkeit und -schnelligkeit?
- Gibt es eine Ernährungsweise, die all diese Bereiche optimiert?

ON – HARDWARE VERBESSERN MIT DEN RICHTIGEN FETTEN

Als mein Buch „Fit mit Fett" erschien, war man in den 2000er-Jahren tief in der Fetthysterie. Fett war böse. Eiweiß war böse. Nur Kohlehydrate waren gut. Das Buch kam sofort auf die „Stern"- und „Spiegel"-Bestseller-Listen. So neu war die Idee, dass Fett die Psyche, das Gehirn und Herz-Kreislauf-Erkrankungen positiv verändert. Je nachdem, welches Fett Sie essen, wird Ihr Gehirn schneller oder langsamer. Da auch die Gewebehormone aus bestimmten Fetten gebaut werden, können sich damit Entzündungen in Gehirn und Blutbahnen vermindern oder steigern. Entzündungen sind pures Gift für Gefäße, Nervenzellen und viele andere Gewebe. Die richtigen Fette machen Sie dagegen fit, schlau und schlank. Das zeigt die neue Forschung. Fette sind so spannend wie ein Krimi. Und Jahr für Jahr kommen immer mehr Erkenntnisse neu dazu. Über Depressionen, ADHS, Rheuma, Autoimmunerkrankungen, Herz-Kreislauf-Erkrankungen. Als Folge von guten und schlechten Fetten. Daher überarbeite ich das Buch „Fit mit Fett“ regelmäßig komplett. Die guten Fette sind das wahre Geheimnis der Langlebigen.

Der schnelle Aufbau und der langsame Abbau Ihrer Festplatte

Besonders faszinierend ist, was im Mutterleib schon passiert: Beim ungeborenen Kind bilden sich pro Minute 250.000 neue Neuronen. Bei der Geburt sind es dann schon Milliarden von Neuronen bzw. 250 Gramm Gehirn, die aufgebaut sind. Schwangere können den Intelligenzquotienten ihres Kindes um 4 Punkte anheben, wenn sie stillen (Metaanalyse von 17 Studien).[118] Wie das geht? In der Muttermilch ist, im Gegensatz zur Kuhmilch, Omega-3 enthalten. Vier IQ-Punkte können den entscheidenden Unterschied machen zwischen guten und schlechten Leistungen in der Schule.
„Was bringt denn zusätzliches DHA (Omega-3) in der Schwangerschaft und Stillzeit?“ Viel, denn die Entwicklung des Kindes geht schneller. Mit 14 Monaten können die Kids dann schon mehr Worte und Sätze bilden. Sie koordinieren sich besser und haben eine schnellere Wahrnehmung (Metaanalyse von 38 Studien).[119] [120] Traurig ist, dass nur jede 5. Frau genügend Omega-3 in der Schwangerschaft bekommt. Ganz wenige nehmen zusätzlich Omega-3, vor allem DHA, ein. Was für eine verpasste Chance.

Bis zum 4. Lebensjahr wächst das Gehirn dann auf 800–1.000 Gramm an, um beim Jugendlichen dann den Höhepunkt zu erreichen. In der Schwangerschaft, beim Stillen und bei Kindern im Wachstum wird also das meiste DHA zum Gehirnaufbau gebraucht. Schon ab dem Alter von ca. 30 Jahren nimmt die Gehirnmasse jährlich wieder ab. Die gute Nachricht: Das Gehirn wird weiter neu vernetzt, es bleibt formbar. Neuroplastizität des Gehirns nennt sich dies. Je nachdem, wie Sie Ihr Gehirn fordern, kann es so zu mehr Weisheit oder zu weniger Vernetzung kommen. Der ständige Konsum von kurzen Nachrichten und reinen Bildmedien lässt zum Beispiel bestimmte Hirnareale wie Sprache und logisches Denken zurückfallen. Ihr Gehirn ist formbar. Es ist immer das, womit Sie dort vernetzen. Im Alter von 80 Jahren hat das Gehirn dann 26 % abgenommen, und erreicht wieder die Masse wie die eines 2–3-Jährigen.[121] Dennoch: Mit regelmäßigem Omega-3-Nachschub können Sie diesen Abbau verzögern und den Baustoff für neues Lernen immer weiter nachliefern.

Ihre persönliche DSL-Geschwindigkeit

Der Baustoff Omega-3-Fett speichert nicht nur, sondern er überträgt vor allem auch Impulse am besten. Das ist besonders wichtig im Herz, für Nerven und Gehirn. Eine bestimmte Wellenlänge im Gehirn, die p300 genannt wird, ist besonders mit schnellem Lernen und gutem Gedächtnis verbunden. Mit zunehmendem Alter nimmt diese schnelle Übertragung meist ab. Um zu testen, ob DHA-Fett die schnelle Wellenlänge beeinflusst, wurden bei 26 Erwachsenen die p300-Wellenlängen beim Lernen gemessen. Danach wurde DHA eingenommen, und zwei Stunden nach der Einnahme erneut gemessen. Die p300-Wellenlänge hatte deutlich zugenommen.[122] Bei gesättigten Fetten passiert genau das Gegenteil. So testete man bei 150 Kindern deren Reaktionsgeschwindigkeit und die Fähigkeit, zwischen komplexe Aufgaben hin- und herzuwechseln.[123]

Je mehr gesättigte Fette bei ihnen in der Ernährung vorkamen, desto langsamer wurden sie bei der Bewältigung dieser Aufgaben. Aus Tierexperimenten ist dies längst bekannt: Mit unterschiedlich gefütterten Ratten, die aus einem Labyrinth herausfinden sollten. Die Omega-3-Ratten fanden schneller den Weg und erinnerten sich später auch wieder daran, wenn sie erneut in das Labyrinth gesetzt wurden. Stellen Sie sich Ihr Gehirn in etwa so vor wie eine Internetleitung. Entweder können Sie mit einem DSL-Hochgeschwindigkeitsnetz surfen, dann laden die Bilder und Gedanken schneller. Oder Sie surfen analog, mit gedrosselter Geschwindigkeit.

ON – Die Hirnleistung mit Omega-3 verbessern

Die Omega-3-Blutwerte und Ihre geistige Leistungsfähigkeit hängen direkt zusammen. In einer Studie mit 280 Teilnehmern zeigte sich: Je höher deren DHA-Blutwerte waren, desto besser schnitten sie ab, bei Gedächtnisleistung, Ausdrucksfähigkeit, und dem Erfassen von Zusammenhängen.[124]
„Lässt sich die Hirnleistung mit zusätzlichem DHA tatsächlich verbessern?“ Ja. Die meisten glauben, dass man mit seinem Gehirn halt so leben muss, wie es ist. Doch so ist es überhaupt nicht. Es lässt sich formen, verschnellern und verbessern! Ein Ölwechsel im Gehirn kann völlig neue Chancen eröffnen: Beim Lernen, auf der Arbeit, beim Sport, oder für jede

Alltagssituation. Man testete es an 176 jungen Erwachsenen (im Alter zwischen 18 und 45 Jahren), die über 6 Monate lang DHA, sprich Omega-3, einnahmen. Und tatsächlich: Es verbesserten sich die Reaktionszeit und das Arbeitsgedächtnis dieser jungen Erwachsenen.[125] Frage an Sie: Mit welcher Version und welchem Update Ihres Bio-Hirn-Computers wollen SIE unterwegs sein?

Es ist bereits bekannt, dass Babys sich geistig viel schneller entwickeln. Und dass hyperaktive Kinder (ADHS) mit Konzentrationsschwäche ihre Symptome mit Omega-3 verbessern (Metaanalyse von 10 Studien).[126] Das ist der Pharmaindustrie natürlich gar nicht recht. Immerhin werden 1 Mrd. Euro mit ADHS-Medikamenten verdient. Außerdem wissen wir, dass Ältere, die viel Fisch essen, wesentlich seltener Altersdemenz & Alzheimer entwickeln (Metaanalyse über 9 Studien).[127]
Aber: Dass bei jungen, gesunden Erwachsenen ein derart klarer, messbarer Effekt nach nur 6 Monaten erzielt werden konnte, ist neu und beeindruckend.
Mein Tipp: Machen Sie einen Ölwechsel mit smarten Fetten für Ihr Gehirn.

Auch eine weitere Studie der Charité in Berlin finde ich bemerkenswert. Wieder mit geistig fitten, normal gesunden Test-Teilnehmern.[128]
67 ältere Teilnehmer bekamen entweder Omega-3-Kapseln oder Sonnenblumenöl-Kapseln. Nach 7 Monaten hatten sich die exekutiven Funktionen in der Omega-3-Gruppe um 26 % verbessert. Diese Exekutiv-Funktionen sind: Ziele formulieren, Prioritäten setzen, Aufmerksamkeitssteuerung, Willensbildung. In MRT-Vermessungen des Gehirns wurde sichtbar, dass verschiedene Hirnregionen in nur 7 Monaten zugenommen und davon profitiert hatten. Mit diesen MRT's kann man Gehirne in kleinsten Schichten genau vermessen und Veränderungen darstellen. Man wird dafür in riesige MRT-Röhren geschoben, die Sie sicher schon mal gesehen haben. Beide Studien zeigen: Spitzenleistungen des Gehirns werden durch zusätzliches Omega-3 verbessert. Übrigens: Bei Kindern mit ADHS sind genau diese Exekutiv-Fähigkeiten betroffen. Was misst man bei diesen Kindern: Zu niedrige Omega-3-Blutwerte. Und was sieht man mit zusätzlichem Omega-3: Verbesserungen.
Egal, in welchem Alter, ob Babys, Jugendliche, Erwachsene, Alte: Omega-3 ist der schnell leitende Speicherstoff, den Sie für Ihre Gehirnleistung ständig nachtanken sollten.

ON – Langsamere Gehirnalterung mit Omega-3

Der Wunsch von jedem ist, geistig fit und damit selbstbestimmt auch im hohen Alter zu bleiben. Doch was tun die meisten dafür? Zu wenig bis nichts. Leider. Man lässt es einfach auf sich zukommen. Altern bedeutet meist, vergesslicher zu werden. Namen oder Worte fallen einem schwerer ein. Konzentration, Aufmerksamkeit, Reaktionszeit lassen nach. Die räumliche Orientierung schwindet, und es kann häufiger zu Stimmungsschwankungen kommen. Das fühlt sich nicht gut an, stört anfänglich aber noch wenig. Wenn dann aber irgendwann die Denkleistung spürbar nachlässt, dann fängt es an, am Selbstbild und der Selbstständigkeit zu nagen. Schon jede/r Zehnte mit 65 und jede/r Dritte mit 80 Jahren hat diesen starken geistigen Abbau. Und das kann sich zu Demenz und Alzheimer weiterentwickeln. Furchtbar. Denn wer mit Alzheimer seine Erinnerungen auslöscht, Freunde und Familie nicht mehr erkennt, verliert sein ganzes Leben. Man wird zum Pflegefall, muss ins Heim oder von der Familie gepflegt werden. Das verändert das ganze Leben: Ihres und das Ihrer Familie. So hatte man sich das nicht vorgestellt, im Alter.

Die neueste Metaanalyse (5 Studien, 23.688 Teilnehmer, über 4–9 Jahre beobachtet) zeigt einen deutlich geringeren Gedächtnisabbau und einen geringeren Abbau der geistigen Fähigkeiten (z. B. Aufmerksamkeit, Lernen, Informationsverarbeitung) bei höherem Fischkonsum. Dies entsprach einer um 4 Jahre langsameren Alterung des Gehirns.[129]

„Kann man denn den geistigen Abbau verlangsamen?“ Ja. Es gibt Studien, die mich wirklich begeistern. Wieder sind es MRT‘s des Gehirns. Hier konnte man zeigen, wie eine hohe Omega-3-Zufuhr den Verlust an Gehirnmasse, und damit den Alterungsprozess, vermindert. 1.500 ältere Teilnehmer der Framingham-Studie nahmen daran teil.[130] Und hier das Ergebnis: Diejenigen mit den besten DHA-Blutwerten hatten sich mehr Gehirnmasse erhalten als diejenigen mit den schlechtesten DHA-Werten. Sie zeigten vor allem auch eine bessere Hirnleistung. Das visuelle Gedächtnis, das abstrakte Denken und die exekutiven Fähigkeiten (Ziele formulieren, Prioritäten setzen, Aufmerksamkeitssteuerung, Willensbildung) waren deutlich besser ausgeprägt. Vielleicht haben Sie ja Interesse, sich all diese Fähigkeiten im Alter auch zu erhalten?

„Gibt es denn auch Studien, die einen Verlauf bei Älteren zeigen? Mit anderen Worten: Was passiert über einige Jahre hinweg?“ Das wollte eine weitere Studie mit 1.100 Frauen herausfinden. Sie bestätigte den geringeren Verlust der Hirnmasse über längere Zeiträume, indem man die MRT‘s der Gehirne am Tag 1 mit denselben nach 8 Jahren verglich.[131] Die Teilnehmer

mit den höheren DHA-Blutwerten hatten weniger Abbau in bestimmten Hirnregionen. Diese objektiven Vermessungen lassen sich von Gegnern zusätzlicher Vitalstoffe nicht so einfach wegdiskutieren.

ON – Weiße Löcher im Gehirn vermindern

„Wie verändert sich denn das Gehirn im Alter?“ Sie kennen die schwarzen Löcher im All, in denen Planeten verschwinden. Im Gehirn sind es weiße Löcher, in denen Erinnerungen verschwinden. Wenn man sich ältere Gehirne im MRT anschaut, gibt es diese kleinen weißen Stellen, die wie Nagellöcher aussehen. Unschön: Hier sind Gehirnzellen abgestorben. 2.313 Teilnehmer über 65 Jahre wurden dafür in 5-Jahres-Abständen gescannt. Diejenigen mit hohen Omega-3-Blutwerten hatten weniger dieser weißen Löcher mit abgestorbenen Gehirnarealen.[132]
Erstaunt? Nein: Schon lange wissen wir, dass niedrige DHA-Blutwerte in Zusammenhang mit Demenz, Alzheimer, aber auch mit Angst und Altersdepressionen stehen. Übrigens haben Depressive immer zu niedrige Omega-3-Werte. Lassen Sie diesen Omega-3-Blutwert doch einmal messen.
Was essen Sie für ein smartes Gehirn? Die typische westliche Ernährung mit viel gesättigtem Fett und viel Zucker? Beides ist Gift für Ihr Gehirn. Oder essen Sie Fisch für mehr smarte Fette fürs Gehirn?
„Was ist mit zusätzlichen Omega-3-Kapseln?“ Auch zusätzliches Omega-3 hat in 6 Studien zu erheblichen Verbesserungen der geistigen Leistungsfähigkeit geführt.[133] Wichtig, und hier unterscheiden sich erfolgreiche Studien von Studien, die versagt haben: Die Omega-3-Blutwerte müssen steigen. Sonst ist die Studienaussage ungefähr so viel wert wie: *„Omega-3 wurde nicht oder falsch eingenommen, die Blutwerte wurden auch nicht kontrolliert und statistisch hatte es keine Wirkung.“* Tolle Erkenntnis. Kenne ich auch von Klienten: *„Meist vergesse ich, es zu nehmen. Es hat aber auch nichts gebracht.“*
„Kann man denn auch dann noch etwas machen, wenn jemand schon Alzheimer hat?“ Wenig. Schon zu spät. Nur die Vorbeugung funktioniert.
Mein Tipp: Mehr zur Dosierung von Omega-3, der richtigen Einnahme und den Blutwerten Seite 130.

Superfood: Fisch und Omega-3

Es gibt nur ein Fett, von dem wir einen Mangel haben: Das lebenswichtige Omega-3. Die wenigsten schaffen es, 2-mal pro Woche fetten Fisch für Herz & Gehirn zu essen. Mit allen anderen Fetten überschwemmen

wir unsere Blutbahnen. Vor allem mit gesättigtem Fett. Es gibt übrigens keinen „Bedarf" für gesättigte Fette. Die sind schlicht und ergreifend unnötige Energie und eine Belastung für den Körper.
„Worin sind Omega-3-Fette enthalten?" Fette Hochseefische haben das meiste Omega-3: Hering, Lachs, Makrele, Sardinen, Thunfisch. Süßwasserfisch hat wenig Omega-3. Krustentiere haben kaum Omega-3. Ganz plakativ, aber merkfähig: *„Mageren Fisch zu kaufen, ist ungefähr so sinnvoll, wie vitaminarmes Obst zu kaufen."* (Zitat einer Klientin)

„Ich nehme doch Pflanzenöle und Leinöl. Darin ist Omega-3 enthalten."
Das ist eines der häufigsten Missverständnisse! Sie bekommen dadurch keine langkettigen Omega-3-Fette. Pflanzliche Omega-3 sind kurze Fettmoleküle. Diese müssen erst zu langen Omega-3 umgewandelt werden. Aber nur 1–2 % werden aus diesem pflanzlichen Omega-3 in diese wertvollen, langen Moleküle umgewandelt, und nur 0,5 % in DHA. Das ist viel zu wenig.

„Warum haben wir denn einen Mangel? Früher war doch auch nicht überall Fisch verfügbar?" Über Millionen Jahre war die Versorgung mit Omega-3 unproblematisch. Alle Wildpflanzen hatten einen hohen Gehalt an kurzen Omega-3. Tiere grasten auf diesen Pflanzen und wandelten es in langes Omega-3 um. Fleisch, Milch und Eier enthielten dadurch langes Omega-3. Heute essen wir Omega-3-arme Zuchtpflanzen. Und Getreide, das an Tiere verfüttert wird, enthält hauptsächlich einen anderen Fettbaustein, das Omega-6. In kurz: Das lebensnotwendige Omega-3 ist kaum noch in unserer Ernährung zu finden. In Pflanzenölen wie Sonnenblumenöl ist 120-mal mehr Omega-6 als Omega-3 enthalten. Sonnenblumen-, Distel-, Maiskeimöl sind als Omega-3-Quelle vollkommen ungeeignet. Auch mit Leinöl oder Walnussöl können Sie den Bedarf zur Produktion von langem Omega-3 überhaupt nicht decken. Es wird zu wenig davon umgewandelt. Die Lösung: Fisch essen.

„Was ist, wenn man keinen Fisch mag? Oder bei Vegetariern?" In Kinder ist oft kein Fisch hineinzubekommen, wegen des Geruchs. Und die Pizza-Döner-Pommes-Generation hat anderes im Kopf. Sprichwörtlich. Damit kann man kaum das volle geistige Potenzial in Schule oder Uni erreichen. In Zahlen: 16 % der Deutschen und 35 % der Jugendlichen mögen keinen Fisch. Der Rest isst viel zu selten Fisch. Vegetarier haben immer zu niedrige Omega-3-Blutwerte.

„Man liest doch häufiger in der Presse, zusätzliches Omega-3 sei nicht nötig …“ Nur schlechte Nachrichten sind für die Auflage gute Nachrichten. Hier möchte dann mal wieder ein Zeitungsjournalist mit einer vereinfachten „Es gibt auch Gegenstimmen“-Sensation Hunderte von seriösen Wissenschaftlern und Studien widerlegen. Leider fehlt meist das nötige Fachwissen. Das ist auch der Grund, warum ich Ihnen die Metaanalysen so ausführlich gezeigt habe. Ein schnelles, leistungsfähiges Gehirn mag ja für manchen ein Luxusprodukt sein. Ich weiß nicht, wie es Ihnen geht, aber mein Gehirn ist mein Hauptarbeitsinstrument als Journalist. Und da ich es auch noch länger nutzen will, gönne ich mir persönlich den Rohstoff, der das fördert. Omega-3-Luxus? Ein paar Euro pro Tag sind mir mein Gehirn schon wert.

OFF – Gesättigte Fette sind Gift für Ihr Gehirn

Haben Sie stattdessen Interesse an einem langsameren Gehirn und früherer Demenz? Nichts einfacher als das: Essen Sie genügend gesättigte Fette und Transfette. Die Mehrheit der Deutschen macht das schon, und ahnt es nicht: Die Fette, die Sie hauptsächlich essen, werden nach und nach ins Gehirn eingebaut. Sie entscheiden es selbst, ob Sie leitfähige und speicherfähige, oder langsame Leitungen dort hinein verlegen möchten. Gesättigte Fette und Transfette verlangsamen nicht nur messbar die Impulsübertragung im Gehirn. Sie wirken sich auch negativ auf Ihr Gedächtnis aus, und Ihre Lernfähigkeit. Obendrauf fördern gesättigte Fette noch Entzündungen, die absolutes Gift für Ihre Gehirnzellen sind. *„Wo kommt denn das viele feste, gesättigte Fett überhaupt her?“* Im Durchschnitt essen die Deutschen 20 % Fett aus Wurstwaren, 20 % aus Butter, 18 % aus fetten Milchprodukten, 5 % aus Fleisch. Der Rest kommt aus Palmöl, versteckt in Fertigprodukten wie Schokoladen, Keksen, Schokoaufstrichen, und neuerdings aus ungesundem Kokosfett. Und dann gibt es noch diese superfesten, nicht leitfähigen, künstlichen Transfette. Sie stecken in Frittiertem und in vielen hochverarbeiteten Lebensmitteln. In vielen Ländern sind sie längst verboten. In Deutschland nicht.

Möchten Sie eine um 6 Jahre jüngere Gehirnleistung haben, wenn Sie etwas älter sind? Das ist die Größenordnung, die man in Studien mit 6.185 Gehirnleistungstests bei Teilnehmern feststellte, die am wenigsten gesättigtes Fett gegessen hatten. Im Vergleich zu denen, die ihre Zellen weitaus mehr mit gesättigten Fetten zugeschmoddert hatten.[134]

OFF – Wie gesättigte Fette und Cholesterin das Gehirn zukleben

Wie kann das sein? Stellen Sie sich vor, Ihrem Gehirn wird der Sauerstoff, also seine Nährstoffzufuhr, abgedreht. Damit wird gleichzeitig auch der Abtransport von Giftstoffen aus dem Gehirn vermindert. Genau das tun gesättigte Fette, indem sie die kleinen Blutgefäße im Gehirn zusetzen. 1.200 Liter Blut und 70 Liter Sauerstoff werden pro Tag durch Ihr Gehirn gepumpt. Zugesetzte Gefäße sind der Untergang für Ihre Gehirnzellen. Und sie verursachen Demenz & Alzheimer.[135] Bei denjenigen, die Ihre Blutbahnen mit vielen gesättigten Fetten zusetzen, steigt das Risiko für Demenz um 40 % und für Alzheimer um 87 % an (9 Studien mit 23.402 Teilnehmer).[136] Wurst-Hirn nennt man es in den USA. Ein zutreffendes Bild. Immerhin sind die Erkenntnisse über die Ursachen des Wurst-Hirns eine gute Nachricht: Denn lange rätselte man herum, was denn wohl Alzheimer auslösen würde. Am liebsten bemühte man dazu die Genetik. Heute weiß man: Gute Fette und mehr Pflanzenstoffe in der Ernährung regulieren Alzheimer-Gene herunter. Epigenetik nennt man das. Nährstoffe regulieren unsere Gene seit Millionen von Jahren. Wenn man also weiß, dass zugesetzte Gefäße Alzheimer auslösen, dann kann man auch etwas dagegen tun: Smart essen und sich mehr bewegen. Gesättigte Fette schlagen aber nicht nur bei den Lebensadern Ihrer Gehirnzellen zu. Sie steigern auch das Cholesterin. Dieser Zellkleber ist mitverantwortlich für die Veränderungen am Gehirn bei Alzheimer.

„Wann beginnt Alzheimer eigentlich?“ Sehr früh. Aus Tausenden von Autopsien wissen wir, dass die Hälfte der 50-Jährigen schon typische Alzheimer-Veränderungen (Fibrillen) im Gehirn aufweist. Selbst bei 10 % der 30-Jährigen findet man diese schon.[137]

Es lohnt also bereits früh, Gehirn & Blutbahnen frei zu halten vom gesättigten Fettschmodder. Was mich ärgert: Googelt man unter dem Stichwort „Gehirnnahrung“ im Internet, werden einem immer Fleisch und Eier auf den angezeigten Seiten untergejubelt. Das Geld der Lobbyorganisationen macht‘s möglich, Konsumenten gezielt in die Irre zu führen. Im Bild können Sie die wirklichen Auswirkungen von gesättigten Fetten auf Ihre Blutgefäße im Gehirn sehen. Ihr Transportsystem setzt sich bereits ab einem Alter von 30 Jahren zu. Dreht dem Gehirn den Sauerstoff ab. Jetzt meine Frage: Welche Art von Blutgefäßen hätten Sie denn später gerne in Ihrem Gehirn? Das ist wirklich Ihre Entscheidung. Je früher Sie gegensteuern, desto besser.

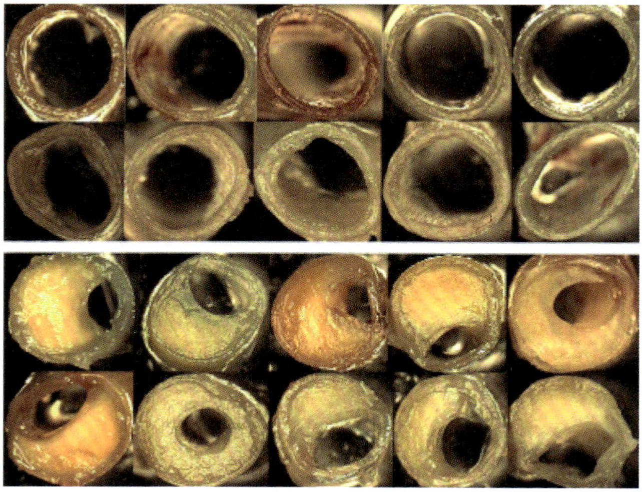

Kein schöner Zustand: Im Bild oben offene Gefäße des Gehirns (Willis) von Gesunden und unten von Alzheimer- Patienten (unten).[138] *Gesättigte Fette sind der Hauptauslöser für diese zugesetzten Gefäße des Gehirns.*

Mein Tipp: Fettschmodder raus – der Ölwechsel für Gehirn & Gefäße Wenn man vom einen MEHR isst, isst man vom anderen automatisch weniger. Denken Sie einfach in MEHR und noch MEHR von Leckerem und Neuem. MEHR Fisch (bedeutet seltener Fleisch). MEHR mageren Schinken, MEHR mediterrane Brotaufstriche aus Avocados und Kichererbsen (Hummus), MEHR Oliven oder MEHR frischer Kräuterquark (raus mit fetter Wurst/Salami), MEHR Quark aufs Brot unter Marmelade anstatt Butter. MEHR eiweißreicher, cremig gerührter Joghurt oder Magerquark mit frischen Himbeeren oder anderem Obst (automatisch weniger fette Milchprodukte, die voller Zucker, Aromen und Farbstoffen stecken). MEHR Saucen mit explosiven Aromen aus Kräutern, Gewürzen aus Gemüsefonds, mit Brühe oder Zitronensaft (weniger pampige Sahne-Langeweile. Solche Saucen sind auch in Spitzenrestaurant absolut passé). MEHR Gemüsesuppen mit wirklichem Zucchini-, Tomaten- oder Fenchelgeschmack (statt diesen mit Sahne abzudecken). MEHR Oliven- und Rapsöl (anstelle des durch Marketinglügen hochgejubelten Kokosöls). So essen Sie nebenbei auch weniger Kalorien. Dadurch können Sie MEHR und noch MEHR anderes essen. Und: Nach dem Essen fühlen Sie sich leichter und mit MEHR Energie, anstatt fettverdauend und schlapp zu sein. Das sorgt ganz nebenbei für MEHR Gehirn und MEHR Lebenszeit. Sie sollten es sich wert sein, einfach MEHR vom Leben zu bekommen.

ON MIT BIOSTOFFEN: SCHÄDEN AM GEHIRN VERMINDERN

Ihr Gehirn ist (hoffentlich) voll mit schnell leitenden, speicherfähigen Omega-3-Fetten. Das ist gut, doch gerade diese Fette oxidieren sehr leicht. Durch freie Radikale. Das kennen Sie von Fisch. Der verdirbt (oxidiert) auch extrem schnell. Auf solche Zerstörungen reagiert das Gehirn sensibel. Gleichzeitig verbraucht Ihr Superhirn 20 % des Sauerstoffs und 20 % der gesamten Energie des Körpers. Dadurch werden im Gehirn enorme Mengen an freien Radikalen freigesetzt. Denn überall, wo Energie produziert und Sauerstoff verbraucht wird, fallen freie Radikale an. Wie nun schützt der Körper die sensiblen Fett-Neuronen im Gehirn vor Radikalschäden? Das macht er mit potenten, ganz besonderen Antioxidantien: Den Neuro-Antioxidantien. Das Gehirn gehört zu den Geweben mit den meisten gespeicherten Antioxidantien. Tatsächlich sieht man in Studien, dass Teilnehmer mit der höchsten Zufuhr an Antioxidantien nicht nur weniger geistigen Abbau im Alter haben, sondern auch eine bessere geistige Leistungsfähigkeit.[139]

„Wie kann man Antioxidantien im Gehirn überhaupt messen?“ Am Auge. Genauer gesagt, an der Makula. Das ist der schärfste Punkt des Sehens am Auge. Die schaut sich jeder Augenarzt bei einer Untersuchung an. Die Makula ist ein Neuron, das direkt ins Gehirn führt. Der Antioxidantiengehalt der Makula entspricht genau der des Gehirns. Je weniger schützende Antioxidantien im Auge gemessen werden, desto höher ist auch der geistige Verfall, und das Risiko für Alzheimer. Das betrifft alle Bereiche: Sprachliche Fähigkeit, Erinnerung, Reaktionsfähigkeit, räumliches Denken.[140]

Mein Tipp: Die Antioxidantien, die sich vor allem im sensiblen Nerven- und Gehirngewebe stark ansammeln: Lutein und Zeaxanthin. Beide sind in grünem Blattgemüse enthalten. Außerdem die blauen Pigmente (Anthocyane), die man hochdosiert in Beeren und anderen dunkelbunten Obstsorten findet. Das Gehirn saugt sich zum Schutz voll mit diesen Neuro-Antioxidantien.

ON – Superfood-Salat schützt & aktiviert das Gehirn

Erstaunlich: Lutein/Zeaxanthin machen zwei Drittel der abgespeicherten antioxidativen Pflanzenstoffe im Gehirn aus. Wir brauchen also ständig grünen Nachschub davon. Viele Augenärzte empfehlen ihren Patienten Lutein/Zeaxanthin, weil damit das Risiko der Makula-Zerstörung am Auge so stark gesenkt wird. Die Makula ist wie Ihre HD-Kamera am Smartphone. Wenn sie durch Schäden kaputtgeht, sieht man alles nur

noch verschwommen oder gar nicht mehr. Man kann dann weder TV schauen noch lesen. Augenschutz kann man also essen.
Im Gehirn ist Lutein besonders in den sensiblen Bereichen des Hippocampus gespeichert. Dort, wo das Gedächtnis, das Lernen und die Emotionen konzentriert sind. Oxidative Schäden an Ihrem Oberstübchen sind einer der Hauptgründe für geistigen Verfall. Was also liegt näher, als diese Stoffe zu testen: Über 5 Jahre erhöhte man bei 960 älteren Teilnehmern die Zufuhr an Blattgemüse. In der Kontrollgruppe wurde „normal" weitergegessen. Man wollte herausfinden, wie schnell der geistige Abbau in beiden Gruppen fortschreitet, und ob es da Unterschiede gibt. Das testete man mit aufwendigen Leistungstests. Die Teilnehmer mit dem höchsten Verzehr an grünem Pflanzengemüse konnten im Vergleich zu den Salatverweigerern den Leistungsabbau des Gehirns deutlich verlangsamen.[141] Denken Sie also grün für Ihr Gehirn.

„Was ist mit jüngeren Teilnehmern? Wie schnell nimmt bei denen die Leistung ab?" Vergleichen Sie sich einmal mit der Lerngeschwindigkeit Ihrer Kinder. Unser Gehirn ist stärker vernetzt. Das bedeutet: Wir behalten den Überblick und können Situationen besser einschätzen. Aber andere Bereiche nehmen schon ab dem Alter von 30 ab. Es ist erstaunlich, wie Pflanzenstoffe diesen Abbau beeinflussen: Reaktionsgeschwindigkeit, Wortfindung, Erinnerung von Zahlenreihen und Bildern, Lernfähigkeit, logische Schlussfolgerungen, geistige Flexibilität. All das hat man in Leistungstests mit 2.613 Erwachsenen mittleren Alters überprüft. Einmal zu Beginn der Studie, und dann 5 Jahre später wieder. Bei den Teilnehmern mit der höchsten Zufuhr an schützenden Antioxidantien nahmen die geistige Leistung, die Reaktionsgeschwindigkeit und die Verarbeitungsgeschwindigkeit zweimal langsamer ab. Daran waren Pflanzenstoffe beteiligt, unter anderem Lutein, und Vitamin E.[142]

Grün für das Gehirn Ihrer Kinder

Das grüne Lutein im unscheinbaren Salatblättchen kann aber noch viel mehr, als nur den geistigen Abbau zu vermindern. Es steigert auch die Weiterleitung von Signalen im Gehirn. Je mehr der grünen Pigmente sich dort finden, desto schneller werden Impulse geleitet, und desto besser werden Neuronen zu Schaltkreisen zusammengeschaltet. In MRT's kann man dieses Zusammenschalten im Gehirn genau nachverfolgen.
Kinder, bei denen man viel Lutein an der Makula im Auge misst, haben eine bessere schulische Leistung.[143] Um zu messen, was mit der Ge-

hirnleistung passiert, wenn mehr Lutein zugeführt wird, wurden zwei Studien bei jungen Erwachsenen sowie bei älteren Erwachsenen durchgeführt. Bei den jungen Erwachsenen nahmen im Verlauf eines Jahres folgende Bereiche zu: Räumliches Denken, logisches Erfassen und Aufmerksamkeit. Und in der Studie mit den Älteren zeigte sich im gleichen Zeitraum von einem Jahr eine Verbesserung der geistigen Leistung in den verschiedensten Bereichen.[144] Sie entscheiden also, ob Sie Ihr Oberstübchen mit Grünzeug aufrüsten wollen, und damit auch schützen. Ob Sie von DSL- auf langsamere Analog-Geschwindigkeit altern, oder weiter mit junger dynamischer DSL-Geschwindigkeit arbeiten wollen.

Eine einfache Rechnung: Zählen wir 1+1+ … zusammen

+1: In Weltgegenden, wo man sich traditionell pflanzenreich ernährt, sieht man 5-mal weniger Demenz & Alzheimer als in der westlichen Welt.

+1: Die feinen Strukturen im Gehirn sind empfindlich und werden durch Neuro-Antioxidantien geschützt.

+1: Zwei Drittel davon sind Lutein/Zeaxanthin, die sich besonders in den sensiblen Bereichen des Gehirns konzentrieren.

+1: In Studien konnte man nachweisen, dass mehr grünes Blattgemüse zu erheblichen Verbesserungen und zu langsamerem geistigen Abbau führt.

Mein Tipp: Die Hitliste der grünen Superfoods mit Lutein/Zeaxanthin

Dunkelgrün tanken: Das meiste an Lutein findet sich in Grünkohl, Spinat, Petersilie, Löwenzahn (z. B. aus Wild-Kräuter-Salat), und in dunklen Blattsalaten (Rucola, Eichblatt, Lolo Rosso). In hellem Grün, also Kopfsalat oder Eisbergsalat, ist dagegen kaum Lutein enthalten. Denken Sie daher einfach *„Dunkelgrün. Salat fürs Gehirn.“* Sie können natürlich auch grüne Smoothies zusätzlich trinken. Hier kann man auf kleinstem Raum enorme Mengen von Lutein reinpacken.

Zucchini, Brokkoli, Rosenkohl und Erbsen haben auch Lutein. Im Vergleich zu Blattgemüse noch ungefähr ein Drittel. Und was sagt die Werbung? Die Eierindustrie platziert mit aufwendigen Werbemitteln gern, wie viel Lutein/Zeaxanthin Eier enthalten. So wertvoll. Angeblich. Stimmt im Prinzip, aber: Sie müssten dann ein Omelett, bestehend aus 50 Eiern, essen. Für dieselbe Menge Lutein wie aus einem winzigen Spinatsalat. So geht Werbung.

ON – Superfoods blaue Beeren: Schützen & aktivieren das Gehirn

Besser schützen:

Besonders ein Superfood fasziniert die Wissenschaftler: Beeren. Die haben die dunkelblauen Pigmente, die Augen und Gehirn besonders gern aufsaugen: Die Anthocyane. An 16.000 älteren Frauen testete man deren geistige Leistungsfähigkeit regelmäßig. Es handelt sich dabei um die berühmte Harvard-Studie mit Krankenschwestern, die seit 20 Jahren kontinuierlich in allen nur erdenklichen Lebensbereichen ausgewertet wird. Und auch hier zeigte sich, dass diejenigen Krankenschwestern, die die meisten Beeren in der Ernährung hatten, einen langsameren geistigen Abbau aufwiesen, im Vergleich zu den Kolleginnen, die so gut wie keine Beeren aßen. Der Unterschied entsprach zweieinhalb Jahren langsamerer Gehirnalterung.[145] Die Inhaltsstoffe in Beeren greifen Plaque-Ablagerungen an und verlangsamen so die typischen Alzheimer-Veränderungen an den Nervenzellen (Neurofibrillen).

Mehr aktivieren:

Aus Tierexperimenten wissen wir längst, dass mehr von den blauen Pigmenten in der Ernährung nicht nur den geistigen Abbau verlangsamen, sondern die geistige Leistung sogar verbessern. Wir kennen die Mechanismen, die die blauen Anthocyane im Gehirn auslösen. Aber die Frage blieb ja: Funktioniert dies auch beim Menschen? Man testete es also an Kindern. Tatsächlich verbesserte die Gabe von Heidelbeeren sämtliche abgetesteten Leistungsbereiche bei den Kindern.[146] Auch in Studien mit älteren Erwachsenen zeigte sich, dass Beeren das Erinnerungsvermögen verbessern.[147] Zusätzlich lässt sich in MRT‘s von Gehirnen von Älteren feststellen, wie diese Antioxidantien bestimmte Hirnregionen aktivieren. Natürlich gibt es noch andere, sehr gehirngängige und wirksame Antioxidantien. Zum Beispiel die roten Pigmente – das OPC – aus roten Trauben.

Die Hitliste der blauen Superfoods:

In Klammern der Anthocyan-Gehalt in mg pro 100 Gramm Beeren: Aronia-Beeren (1.480 mg), Heidelbeeren (558 mg), Acai (410 mg), Holunder (385 mg), Himbeeren (365 mg), Brombeeren (317 mg), Schwarze Johannisbeeren (270 mg), Kirschen (122 mg).

Mein Tipp: Denken Sie in GRÜN und BLAU für Power-Antioxidantien. Rüsten Sie Ihr Gehirn jeden Tag mit Blattgemüse auf, und panzern

Sie Ihre Neuronen mit Beeren. Tiefkühlpackungen mit Beeren habe ich immer im Haus. Sie kommen auf Müsli, auf Joghurt, in Shakes oder ins Himbeer-Dressing für den Salat. Smoothie-Fans können große Mengen an Grünzeug und Beeren in Smoothies unterbringen.

ON – ENTZÜNDUNGEN SENKEN – WENIGER ABBAU. BESSERE STIMMUNG

ON – Obst & Gemüse gegen Entzündungen

Obst & Gemüse enthält alle möglichen Vitamine, die Ihre geistige Leistungsfähigkeit und auch Ihre Stimmungswerte verbessern. Faszinierend ist: Es wirkt auch gegen Entzündungen. Wie? Es bindet freie Radikale, die wiederum Entzündungen im Körper verursachen. Entzündungen sind Gift für die feinen Nervenstrukturen des Gehirns und der Gefäße. Den Entzündungswert können Sie sogar beim Arzt messen lassen: Er nennt sich hs-CRP-Wert. Der sollte unter 1 mg/dl liegen, denn er ist ein Hauptfaktor für Herz-Kreislauf-Erkrankungen, Alzheimer und Depressionen. Mit einer pflanzenreichen Ernährung fällt genau dieser Entzündungsindex. Am niedrigsten ist der Wert bei Vegetariern (Metaanalyse über 30 Studien).[148] Insgesamt fand man weniger geistigen Abbau bei denen, die in Langzeitstudien viel Obst & Gemüse gegessen hatten (9 Studien mit 31.104 Teilnehmern).[149] Als wir zu Hause auf vegetarisch umgestellt haben, fiel tatsächlich mein hs-CRP Wert. Ich wollte einfach wissen, ob es funktioniert. Falls Sie den Test beim Arzt machen wollen, achten Sie darauf, dass nicht einfach der CRP, sondern der hoch sensible hs-CRP gemessen wird.

ON – Anti-entzündliche Gewebehormone aus Fetten

Tierische gesättigte Fette fördern schädliche Entzündungen. Sie haben einen Fett-Baustoff, aus dem entzündungsfördernde Gewebehormone gebaut werden. Diese Gewebehormone wirken entzündlich und steigern den Blutdruck. Beides ist schlecht für das Gehirn (nicht nur dort). Lange Omega-3-Fette liefern dagegen den Baustoff, aus dem anti-entzündliche Gewebehormone gebaut werden. Dieser Baustoff heißt EPA (leicht zu merken: Entzündungs-Probleme abbauen). Und wie wirkt sich das aus? Die entzündungsfördernden Fette sorgen für den schnelleren Niedergang von Gehirnzellen und für die Entwicklung von Alzheimer, während Omega-3 das Gehirn vor geistigem Abbau und Alzheimer schützt.

Die anti-entzündliche Wirkung von Omega-3 lässt sich auch für die gute Stimmung nutzen. Depressive haben meist zu niedrige Omega-3-Blutwerte. In 19 klinischen Studien konnten Depressionen und depressive Verstimmungen durch die Gabe von Omega-3 verbessert werden.[150] Und ist es nicht so? Eine gute oder sogar noch bessere Stimmung können wir doch alle brauchen.

ON – Essen gegen Depressionen

Heute weiß man, dass Depressionen durch Entzündungen im Gehirn ausgelöst werden. So, wie es aussieht, arbeiten die Glücksbotenstoffe (Neurotransmitter) unter dem Einfluss von Entzündungen schlechter. Heißt das dann also auch, dass man die Entzündungen und damit Stimmungsschwankungen wegessen könnte? Man wertete dazu 43.000 Frauen im Alter über 12 Jahren aus der berühmten Harvard-Kohorte aus.[151]
Die Teilnehmerinnen, die eine typisch westliche, d. h. entzündliche Ernährung zu sich nahmen (gesättigte Fette, Zucker, Softdrinks, verarbeitete Getreide-Produkte) zeigten höhere Entzündungswerte.
40 % von ihnen hatten häufiger Depressionen, im Vergleich zu den Frauen, die sich anti-entzündlich, d. h. mit vielen Antioxidantien ernährten. Interessant: Antidepressiva senken messbar den oxidativen Stress im Körper. Je höher die Belastung durch freie Radikale und die damit verbundenen Entzündungen ist, desto schlechter wirken Antidepressiva.[152] [153]

ON – Mit Biostoffen den Glücksabbau stoppen

Kurzfristig glücklich

Ernährung beeinflusst direkt die Stimmung. Viele Studien haben gezeigt, dass bei einer Ernährung mit mehr Zucker und mehr hochverarbeiteten Produkten die Stimmungswerte sinken. Dagegen blockieren Pflanzenstoffe aus Beeren, Trauben, Gewürzen, Zwiebeln oder grünem Tee ein Enzym (MAO), das Serotonin und Dopamin abbaut. Mit anderen Worten: MAO baut Ihre Glücksbotenstoffe ab. Dieselbe MAO kann man auch über Psychopharmaka manipulieren und blockieren. Mit erheblichen, unschönen und unnötigen Nebenwirkungen, natürlich. Warum also nicht gleich die pflanzlichen MAO-Blocker aus der Natur essen.[154]
Übrigens, schon nach 2-wöchiger Umstellung auf eine vegetarische Ernährung sieht man in Studien eine Verbesserung der Stimmungswerte.[155]
Spannend ... Darüber kann man ein eigenes Buch schreiben. Mir geht es an dieser Stelle nur darum, folgenden Widerstand aufzulösen: Fleisch, Sahnesoßen und Zucker machen nicht wirklich glücklich. Wir reden

also nicht von Verzicht, sondern von Glücksgefühlen. Biochemisch. Mit MEHR leckerem Essen.
Das zeigt auch eine Studie mit 15.980 spanischen Studenten. Die wurden dazu über 10 Jahre lang wissenschaftlich beobachtet. Diejenigen, die sich am engsten an eine traditionelle mediterrane Ernährung hielten, hatten viel seltener starke Stimmungsschwankungen und Depressionen.[156]
Einfacher ausgedrückt: Sie waren glücklicher als die anderen.

Und langfristig geistig gut drauf

Wer sich am engsten an die mediterrane Ernährung hielt, hatte seltener geistigen Abbau, ein besseres Erinnerungsvermögen und ein besseres Arbeitsgedächtnis (14 Studien mit 41.492 Teilnehmern).[157] Bei allem, was Sie bereits wissen, wird Sie das nicht erstaunen. Sie bestimmen die Biochemie Ihres Glücks.

Mein Tipp: Essen Sie gegen Entzündungen an

Verfügbarkeit – Stellen Sie Obst auf den Schreibtisch im Büro. Nehmen Sie es mit auf Autofahrten. Packen Sie Ihren Kindern Obst in den Schulrucksack.
Logistik – Ernährung fängt im Supermarkt an. Laden Sie sich Ihren Kühlschrank voll mit Obst & Gemüse. Wenn keine Schokolade im Haus ist, isst man „zur Not" auch mal einen Pfirsich oder Erdbeeren.
Motivation – Kaufen Sie sich zum Beispiel mal ein veganes Kochbuch. Dort gibt es so viele tolle Rezepte. Einfach mal rantasten und Neues ausprobieren.
Ergänzen – Vermindern Sie gesättigte Fette und ergänzen Sie Omega-3. Wenn Sie keinen Fisch mögen.

ON – ZERSTÖRERISCHEN DRUCK SENKEN

Setzen Sie etwa Ihr Gehirn unter zerstörerischen Druck? Vielleicht ahnen Sie es noch nicht einmal. 35 Millionen Deutsche, also sage und schreibe 44 %, tun dies. Mit Bluthochdruck. Jeder 4. über 40 Jahre.
Jeder 3. über 50 Jahre. Jeder 2. Übergewichtige und 75 % der über 60-Jährigen setzen ihre Biomaschine gewaltig unter Druck. Eine Zeitbombe für Herz und Blutgefäße. Wenn Blut mit ständigem Überdruck in die feinen Gefäße des Gehirns gepumpt wird, werden diese bald wie ein älterer Gartenschlauch spröde. Sind sie dann erst mal verhärtet, kann

es leicht zu kleineren Rissen und Mikroblutungen kommen. Kleinste Gefäße verschließen sich dann. Vielleicht nur für kurze Zeit, aber lange genug, um Gehirnzellen ohne den nötigen Sauerstoff absterben zu lassen. Das führt zu immer mehr Ausfällen Ihrer Gehirnmasse. Auf MRT's kann man das sogar bildlich sehen. Einige Bereiche des Gehirns, die sonst grau aussehen, haben dann weiße, abgestorbene Bereiche. Wenn Sie im Alter zwischen 40–50 Jahren Bluthochdruck haben, steigt Ihr Demenzrisiko im Rentenalter um ein Drittel an.

Blutdruck – Der pralle Autoreifen

Hoher Blutdruck verursacht Herzinfarkte und Schlaganfälle. 40 % sämtlicher Todesfälle über 65 Jahre gehen auf das Konto von hohem Blutdruck. Stellen Sie sich vor, Sie fahren mit zu prall aufpumpten Autoreifen täglich durch 100.000 Schlaglöcher. Würden Sie nicht tun? Und dennoch: So oft pumpt Ihr Herz mit Druck Blut durch die Blutbahnen. Natürlich zerfetzt es Herz & Blutbahnen erheblich früher, wenn sie den Druck nicht runternehmen. Beim Autoreifen versteht das mit dem Hochdruck jeder. Ist ja teuer, so ein Auto. Und die eigene Biomaschine? Ein Drittel der Deutschen weiß es nicht einmal, dass sie aktuell ihre Biomaschine ständig bis zum Zerfetzen unter Druck setzen. Schlimmer noch: Die Hälfte von denen, die es wissen, senken trotzdem den Druck nicht. Fahren also weiter mit Hochdruck auf den Arterien und den feinen Gefäßen des Gehirns. Irgendwie ist das auch nachvollziehbar: Man spürt den Druck nicht. Und wer will schon ständig Blutdrucksenker, sprich Medikamente, einnehmen. Wenn es aber etwas Leckeres zum Essen gäbe, das den Druck einfach so jeden Tag runterbringt ... Ja, genau das gibt es!

„Wie hoch sollte ein idealer Blutdruck sein?“ Der Normalwert wäre zwischen 120/80 bis 130/80. Für so einen Wert bekommen Sie schon die Goldmedaille von Ihrem Arzt. Die erste Zahl steht für den Druck im Herz. Der zweite für den Druck auf den Gefäßen. Tatsächlich ist unsere Biomaschine optimal auf 110/70 angepasst. Diesen Wert misst man bei traditioneller Ernährung in Afrika und Asien. Die Pharmaindustrie betrachtet das gewissermaßen mit Eigeninteresse, und schlägt als „Lösung“ im renommierten British Medical Journal vor, einfach jedermann ab einem bestimmten Alter auf Blutdrucksenker zu setzen, anstatt zu messen. Die Begründung: 10 Punkte weniger Blutdruck würden nochmals enorm viele Leben retten (Metaanalyse von 145 Studien mit Blutdrucksenkern).[158]

Auf diese Weise, so argumentiert die Pharmaindustrie, könnte man die risiko-optimalen 110/70 erreichen. Eine hübsche Idee. Warum dann nicht gleich Blutdrucksenker ins Trinkwasser mischen, oder als Pille zu den Pommes mitservieren im Lokal! Das wäre doch ein Bombengeschäft für die Pharmaindustrie. Nach dem Motto: Warum einfach und auf natürliche Weise, wenn man es mit Medikamenten lösen kann! Mit der einfachen „Antilopen-Methode" bleibt Ihr Blutdruck von vornherein normal. Sich bewegen, und Grünzeug futtern. Oder haben Sie schon mal eine übergewichtige Antilope gesehen, die gerade einen Infarkt bekommt? Und falls Sie noch nie eine Antilope gesehen haben: Ein Reh tut's auch.

„Was passiert denn bei Hochdruck mit dem Gehirn?" Je höher der Druck im Gehirn ist, desto mehr nimmt das Hirnvolumen ab. Leider sind die Bereiche, wo das Gedächtnis sitzt, besonders betroffen (Metaanalyse über 26 Studien).[159] Also auch hier gilt: Blutdruck so früh wie möglich runter für Ihr Hirn.

ON – Abnehmen fürs Gehirn

Durch Abspecken können Sie Ihr Gehirn schützen. Das wirft noch mal ein ganz neues Licht auf das Abnehmen, denn Übergewicht ist die Hauptursache für Bluthochdruck. In Zahlen: Wer im mittleren Alter starkes Übergewicht hat (BMI über 30), hat ein um 30 % höheres Risiko für Demenz. (Metaanalyse über 19 Studien, 589.649 Teilnehmern, über 42 Jahre beobachtet).[160] *„Echt jetzt? Abnehmen gegen spätere Verblödung?"* Ja.

„Ich habe Angst, dass ich es nicht schaffe, abzunehmen." Die Angst vor dem Versagen und schlechte Erfahrungen mit Mode-Diäten: Die sind der größte Hinderungsgrund. Mit der Stoffwechselkur können Sie dagegen ohne Hunger, ohne Stimmungsschwankungen, und ohne Jo-Jo-Effekt abnehmen. Das sind genau die entscheidenden Stolpersteine auf Diäten. In 20 Jahren Diätberatung lief es fast immer so: *„Herr Jopp, 4 Wochen waren O. k. Aber jetzt brauche ich erst mal eine Pause."* Jetzt, mit der Stoffwechselkur, kommen meine Klienten zu mir zurück und sagen: *„Ich hatte keinen Hunger und meine Stimmung war super. Ich mache weiter ..."*

800.000 Stoffwechselkur-Teilnehmer haben bewiesen: Satt sein, zufrieden und schnell Gewicht verlieren – das geht zusammen. Das Geheimnis: Sie vermindern die Kalorien stark und gehen mit Eiweiß und Vitalstoffen hoch. Das ist der Unterschied zu allen anderen „Diäten". Die bringen Sie immer in einen Mangel. Gute Stimmung, viel Energie, ein aktivierter Stoffwechsel bei maximaler Fettverbrennung sind das Ergeb-

nis der erhöhten Vitalstoff- und Eiweißzufuhr.
„Und, gibt es einen Jo-Jo-Effekt?" Nein, weil die Muskelmasse durch das Eiweiß erhalten bleibt. Im Stoffwechselkur-Buch zeige ich Ihnen, wie es geht.

Den Druck einfach wegessen: Obst, Gemüse, Omega-3

„Ich bin schon gut versorgt." Das höre ich so oft, wenn ich berate. Mit dem Begriff „versorgt" wird in der Regel nicht etwa gemeint „ich ernähre mich optimal", sondern bin mit Medikamenten gut versorgt, die alles regeln. Die Verantwortung wurde an den Arzt abgegeben. Bloß nichts verändern an den lieben Gewohnheiten. Ich nenne es auch gerne „alt geworden". Denken Sie mal zurück an Ihre Jugend, wo sie spielend leicht Dinge verändert haben.

Wie kann man den Druck nun senken? Mit Obst & Gemüse. So einfach ist das. Hier drin ist viel Kalium & Magnesium enthalten. Und das senkt den Blutdruck. Je mehr Kalium, desto besser (Metaanalyse über 10 Studien mit 268.276 Teilnehmern).[161] Erstaunt? Die Natur reguliert den Druck der menschlichen Biomaschine mit Stoffen aus Pflanzen seit Millionen von Jahren. Wie auch sonst? Die Pharmaindustrie gab es in der Steinzeit nicht. Vegetarier essen mehr Pflanzenstoffe als Fleischesser. Sowieso. Dadurch haben sie einen niedrigeren Blutdruck (Metaanalyse über 32 Studien mit 21.604 Teilnehmern).[162] Vegetarier erreichen im Durchschnitt den optimalen Steinzeitdruck mit 110/70.

„Das funktioniert doch alles nicht bei meinem Druck." In Studien sieht man, wie schnell der Druck bei einer Umstellung der Ernährung auf Pflanzenstoffe fällt (Metaanalyse über 7 Studien).[163] *„Und wie schnell ist schnell?"* Erstaunlich schnell. Teilnehmer, die für 7 Tage auf eine vegane Ernährung wechselten und dabei die Blutdruck-Medikamente absetzten, hatten schon nach dieser kurzen Zeit einen Blutdruck unter dem Wert, den sie vorher mit den Medikamenten hatten.[164] Und das in nur 7 Tagen!
Auch Omega-3 senkt den Blutdruck (Metaanalyse über 70 klinische Studien).[165] Die Ergebnisse sind so eindeutig, dass selbst die europäische Lebensmittelsicherheitsbehörde (EFSA) auf Omega-3- Packungen folgende Aussage (Claim) zulässt: „Omega-3 reguliert den Blutdruck."

Mein Tipp: Die Superfoods zum Druck Senken

Rucola, Mangold, Spinat, Blattgemüse und Rote Bete sind die Superfoods für weniger Druck auf den Gefäßen, Herz und Gehirn. Dahinter steht ein 2009 entdeckter Mechanismus zur Gefäßerweiterung, für den sogar ein Nobelpreis verliehen wurde.

„Ich bin jung und habe Normalwerte." Je länger und je niedriger der Druck, desto besser für Ihr Gehirn & Gefäße in jedem Alter. Nehmen wir nur einmal Rote-Bete-Saft. 68 Teilnehmer mit „normalem" Blutdruck (130/85) tranken jeden Tag ein Glas Rote-Bete-Saft, über 4 Wochen. Das senkte den Blutdruck auf Steinzeitwerte. Von 130/85 auf 122/80 in nur 4 Wochen. Die Studienleiter merkten im Resümee an, dass diese Senkung der Größenordnung eines Standard-Blutdrucksenkers entspricht.[166] Rote Bete ist der Superstar unter den Blutdrucksenkern (16 randomisierte klinische Studien).[167]

„Und was ist mit dem Gehirn?" So einfach: Täglich Blattgemüse essen senkt den Druck, in jedem Alter. Statt angeblich „westlich normalem" Blutdruck kommt man mit den Biostoffen auf einen tatsächlich normalen Blutdruck, einen, an den Ihr Stoffwechsel über Millionen Jahre angepasst wurde. Der Effekt: Weniger Druck = Weniger Schäden an den Blutbahnen = Weniger Schäden am Gehirn = Weniger geistiger Abbau. Probieren Sie mal den Super-Weitsteller für Ihre Blutbahnen: Rucola-Rote-Beete-Salat mit Pistazien und Balsamico-Essig. Köstlich. Rote Bete gibt es fertig gegart in jedem Supermarkt zu kaufen. In Salaten lässt sie sich leicht unterbringen. Oder auch als Beilagen oder Saft verwenden. Mehr grün + mehr rot: Das ist die ganze Zauberei, um die Gefäße natürlich weit und druckfrei zu stellen.

Gut zu wissen: Ihre Blutdruckwerte

Systolisch (in der Herzkammer)	Diastolisch (in den Blutgefäßen zwischen den Herzschlägen)	
120	80	Optimal
130	85	„Normal"
130-139	85-89	„hoch-normal"
140-159	90-99	„leichter" Hochdruck
160-179	100-109	mittelschwerer Hochdruck
über 180	110	schwerer Hochdruck

Klartext der American Heart Association

Was an einem „leichten Hochdruck“ leicht sein soll, täuscht. Ein leichter Hochdruck verkürzt das Leben eines 35-jährigen Mannes um 16,5 Jahre. Essen Sie den Hochdruck einfach weg. Auch Blutdruck nach Altersangaben steigen zu lassen, ist Unsinn. In den Urbevölkerungen gab es keinen erhöhten Blutdruck mit zunehmendem Alter. Druck ist für Gefäße in jedem Alter schlecht. Die deutschen blumigen Begriffe täuschen. In den USA hat die Amercian Heart Association deshalb 2017 Klartext mit neuen Bezeichnungen eingeführt. „Normal“ ist dort „erhöht“, „hoch normal“ ist „Bluthochdruck Schweregrad 1“, „leichter Hochdruck“ ist „Hochdruck Schweregrad 2“ und „schwerer Hochdruck“ ist „Blutdruck-Krise“, denn das Risiko, innerhalb eines Jahres an einem Herzinfarkt oder Schlaganfall zu sterben, liegt bei 80 %.

ON – DIE BIOCHEMIE DES GEHIRNS VERBESSERN – VITAMINE FÜRS GEHIRN

Wie fühlen Sie sich im Moment? Wie gut können Sie Stress vertragen?
Wie gut funktioniert Ihr Gedächtnis? Vitamine steuern die Leistung Ihres Gehirns. Vitamin B1 ist beispielsweise an der schnellen Weiterleitung von Nervenimpulsen beteiligt. Andere B-Vitamine ermöglichen, Erlebtes und Gelerntes ins Gedächtnis zu schreiben. Die B-Vitamine und Vitamin D sind am Aufbau der Neurotransmitter beteiligt. Und damit an Ihrer Stimmung, Ihrer Stressresistenz und Ihrer Konzentration. Zum Beispiel der Neurotransmitter Serotonin, der Ruhe und Ausgeglichenheit vermittelt. Oder das Dopamin, das ein euphorisches Glücksgefühl verursacht. Wenn Sie heiter und gelassen sind, können Sie Stress viel besser vertragen. Bei erhöhtem Stress verbraucht man mehr B-Vitamine. Fehlt dann der Nachschub, fallen als Erstes Ihre Stimmungswerte und Ihre Stressresistenz ab. Die feine Biochemie des Gehirns wird schnell gestört bei einem Mangel an Mikronährstoffen. Mit anderen Worten: Vitamine greifen tief in Ihr tägliches Erleben ein. Zwei Fragen sind deshalb für jeden interessant:

- Was ist die optimale Zufuhr an Vitaminen für eine bessere
- Gehirnleistung, Stressresistenz und Psyche?
- Und: Können zusätzliche Vitamine diese Bereiche verbessern?

Ausreichend versorgt – was bedeutet das eigentlich genau?

Der viel zitierte „tägliche Vitaminbedarf" berücksichtigt nicht die optimale Gehirnleistung, Stressresistenz oder die Psyche. Deswegen steht im Vorwort der britischen Vitamin-Zufuhrwerte ganz deutlich:

> *„Einige Mikronährstoffe haben eine Bandbreite von physiologischen Wirkungen, die erst bei unterschiedlicher Zufuhr eintreten. Welche dieser Wirkungen nun als Maßstab zugrunde zu legen ist, ist mehr oder weniger willkürlich … doch einige Stoffe haben Vorteile bei einer höheren Zufuhr. Das Entscheider-Gremium hat entschieden, dass diese Wirkungen nicht Teil der Definition für den täglichen Bedarf sind."*[168]

Genau das ist der Grund, warum viele selbst bei guter Ernährung noch eine weitere Verbesserung mit zusätzlichen Vitalstoffen in verschiedenen Bereichen spüren.

Stimmung, Energie und Stressresistenz – was zeigen Vitaminstudien?

„Vielleicht bilden sich die Leute, die Vitamine nehmen, die gute Stimmung nur ein? Es könnte ja ein Placebo-Effekt sein." Um das zu prüfen, ging man genau dieser Frage in 8 Placebo-kontrollierten Doppelblind-Studien nach. Doppelblind bedeutet, dass weder die Teilnehmer noch die Studienleiter wussten, wer die Vitamine und wer das Placebo bekam. 1.292 gesunde Teilnehmer im Alter von 20–50 Jahren nahmen an verschiedenen Vitamin-B-Studien teil. Die Teilnehmer wurden zu Anfang und am Ende mit aufwendigen psychologischen Tests ausgewertet. In der Vitamingruppe verbesserten sich folgende Bereiche: Stressempfinden, unterschwelliges Angst-/Unruhegefühl, Energie/Müdigkeit, Glücksempfinden, klare Wahrnehmung, Feindseligkeit. Dies bestätigt klar die Wirkung selbst bei Gesunden. Erstaunt Sie das?

„Aber das trifft doch sicher nur auf Leute zu, die sich nicht gut ernähren." Nein. Die Studien haben nur gesunde Erwachsene mittleren Alters aufgenommen. Mit einer Ernährung wie im Bevölkerungsdurchschnitt. Tatsächlich mache ich genau dieselbe Erfahrung auch in der Beratung. Viele Menschen erzählen mir trotz ihrer an sich guten Ernährung:

„Ich habe jetzt abends mehr Energie. Früher war da bei mir einfach nichts mehr zu machen, wenn ich von der Arbeit kam. Dann wollte ich nur aufs Sofa und dort absacken. Jetzt gehe ich wieder aus." Oder: *„Ich werde nicht mehr so schnell müde im Büro."* Oder: *„Ich komme morgens viel besser aus dem Bett, weil ich auch viel besser schlafe."* Oder: *„Ich habe nicht mehr so starke Stimmungsschwankungen."* Oder: *„Ich bin irgendwie zufriedener, und nicht mehr so schnell gestresst."* Diese Verbesserungen dürften ja eigentlich gar nicht

passieren, wenn man bei einer „ausgewogenen" Ernährung angeblich „ausreichend" versorgt ist. Ausreichend ist eben nicht gut! Bei einer Minimalzufuhr sind bestimmte Mangelerscheinungen zwar ausgeschlossen. Kein Mensch bekommt heutzutage mehr Skorbut wie die Matrosen im 17. Jahrhundert. Die „ausreichenden" Werte berücksichtigen aber bei Weitem nicht die optimale Gehirnleistung, die Stressresistenz oder die Psyche.

Mein Tipp: Der Selbst-Test

Immer wieder konfrontieren mich Menschen in der Beratung mit ihrem persönlichen Glaubenssatz: Dem Pro und Contra von zusätzlichen Vitaminen. Mein Rat ist immer: Glauben Sie mir nichts! Ich glaube auch nichts. Probieren Sie es einfach aus. Wichtig ist dabei nur, zu wissen: Vitamine, Mineralien und Spurenelemente arbeiten zusammen. Daher lohnt der Selbst-Test nur mit vollständig formulierten und gut dosierten Produkten, die alle diese Mikronährstoffe enthalten. Und wenn Sie NICHT an die Wirksamkeit zusätzlicher Vitalstoffe glauben, umso besser. Dann kann es auf gar keinen Fall ein Placebo-Effekt sein, wenn sich etwas verändert. Sie können dabei also nur gewinnen: Entweder, es geht Ihnen besser, oder Sie behalten recht.

„Wer profitiert denn am meisten von zusätzlichen Vitaminen?" Es liegt auf der Hand: Alle. Doch ganz besonders Menschen mit erhöhtem Stress, Sportler, junge Menschen im Wachstum, Ältere, Schwangere, solche mit relativ hohem Alkoholkonsum, bei Krankheiten, bei hoher Schadstoffbelastung oder bei Medikamenten-Einnahme, die zum Ausscheiden von Mikronährstoffen führen kann. Ihr Bedarf kann sich sogar je nach Ihrer Genetik um das 3-Fache von jemand anderem unterscheiden. Die verordnete Einheitszufuhr trifft daher auf kaum jemanden zu.

Außerdem profitieren ganz erheblich diejenigen, die sich (noch) nicht optimal ernähren. Weil sie es nicht können (Stress) oder nicht besser wissen. Die Pizza-Döner-Fraktion, die Fertig- und Convenience-Produktkäufer, die Nur-2-Mal-am-Tag-Obst-und-Gemüse-Esser, Menschen, die in Altenheimen leben, die auf Betriebskantinen angewiesen sind, und die, die viel unterwegs sind, ohne die nötige Zeit zum Kochen. Je niedriger das Niveau, von dem man kommt, desto steiler ist logischerweise die Verbesserungs-Kurve nach oben. Das, was uns hingegen in Illustrierten ständig suggeriert wird, ist, dass wir genügend Mikronährstoffe bekommen. Sogar mit einer Portion Pommes Frites, wie jüngst im „ARD-Buffett".[169] Dies steht in krassem Widerspruch zu Zahlen aus der größten deutschen Ernährungs-Studie: Der Nationalen Verzehrstudie des Bundes-Ernährungsministeriums. Hier noch mal ein Auszug daraus:

Wie viel Prozent der Deutschen erreichen nicht die Minimalzufuhr für bestimmte Mikronährstoffe? Die hier aufgeführten Mikronährstoffe sind besonders wichtig für Gehirn und Psyche.[170]

	Männer 35-50	Männer 65-80	Frauen 35-50	Frauen 65-80
Vitamin B1	23 %	20 %	30 %	32 %
Vitamin B6	12 %	11 %	13 %	11 %
Folsäure	79 %	89 %	87 %	91 %
Vitamin B12	8 %	10 %	24 %	23 %
Vitamin C	32 %	30 %	30 %	30 %
Vitamin E	51 %	46 %	51 %	47 %
Vitamin D	78%	94 %	90 %	97 %
Magnesium	17 %	33 %	22 %	21 %

Die Zahlen in der Tabelle beziehen sich wohlgemerkt auf das Erreichen der Minimalwerte. Nicht etwa auf das, was optimal wäre für das Gehirn. Es stimmt schon: Theoretisch könnten wir das Minimum mit unseren normalen Mahlzeiten erreichen. Nur kommt bei vielen dann eben doch der Alltag dazwischen. Aber sollen diese Menschen deswegen auf eine stabilere Psyche und eine bessere Gehirnleistung verzichten?

ON – Langsameres Altern des Gehirns mit Vitaminen möglich?

„Kann man denn den Alterungsprozess des Gehirns mit Vitaminen verlangsamen?" Ja. Senken Sie zum Beispiel ein erhöhtes Homocystein. Beim Arzt kann man das messen lassen. Ein zu hoher Wert ist einer der wichtigsten Faktoren für die Entwicklung von Demenz, Alzheimer und Herz-Kreislauf-Erkrankungen. Wie aber senkt man Homocystein? Mit Vitamin B6, B12 und Folsäure (Vitamin B9). In Studien konnte gezeigt werden, wie das den Abbau der Gehirnmasse stark vermindert. In einer dieser Studien hat man dafür die Gehirne von 168 älteren Teilnehmern mittels MRT's untersucht.[171] Diejenigen Teilnehmer, die mit zusätzlichen B-Vitaminen das Homocystein am stärksten senken konnten, wiesen innerhalb von

zwei Jahren 53 % weniger Verlust an Gehirnmasse auf als die Placebo-Gruppe. Zusätzlich schnitt die Vitamingruppe bei den Leistungstests besser ab. Das ist die Art von Studien, die mich immer wieder faszinieren. Auch toll: Eine Nachfolgestudie zeigte, dass die langfristige B-Vitamin-Einnahme die Abnahme bestimmter Gehirnregionen um das 7-Fache senkte.[172] Es handelte sich dabei um Teile des Gehirns, die bei Demenz und Alzheimer besonders betroffen sind.

„Ist doch egal. Ich bin doch erst 40." Dann können Sie auch anfangen, sich die Zähne zu putzen, wenn sie bereits Löcher haben. Demenz entwickelt sich nicht von heute auf morgen. Es fängt langsam an. Ganz unmerklich. Jeder Zehnte zwischen 30–60 Jahren, und sogar jeder Dritte über 65 Jahre, hat erhöhte Homocystein-Werte. Antioxidantien-armes und fettes Essen nagt in jedem Alter an Ihrem Gehirn. Je früher man Schädigungen stoppen kann, desto besser.
Erinnern Sie sich noch an die Geschichte von Dr. Friedhelm G. am Anfang des Buches? Der mit 79 Jahren auf 5.600 Meter im Himalaya stieg. Auch er senkte seine Homocystein-Werte stark. Nahm B-Vitamine und Omega-3 für das Gehirn. Mich faszinierte es, wie er mir im Alter von 80 Jahren genauestens seine Vitaminblutwerte auseinandernahm und präsentierte. So wünsche ich mir das für mich im Alter.

ON – Vitamin D: So verbessern Sie Ihre Stimmung und den Erhalt Ihres Gehirns

Fast jeder bekommt in Nordeuropa zu wenig Vitamin D. Dieses Vitamin schützt nicht nur die „grauen" Gehirn-Zellen, es ist auch an der Impulsübertragung und Ihrer Stimmung beteiligt. Vitamin D wird in der Haut durch Sonneneinstrahlung gebildet. Jeder von uns nimmt jedes Jahr am Hoch und Tief der Vitamin-D-Erfahrung teil. Im Sommer haben wir die beste Stimmung. Bis zur Dunkelheit in der Weihnachtszeit ist der Vitamin-D-Wert durch das Fehlen der Sonnentage dann stark abgesackt, und die Stimmung entsprechend so düster wie das Wetter. Wie stark Vitamin D auf die Stimmung wirkt, sieht man in Studien: *„Bei Depressionen entspricht die Wirkung von Vitamin D der Wirkung von Psychopharmaka"* (Metaanalyse über 15 Studien).[173] (Diese Aussage der Studie darf man ruhig zweimal lesen.)
Und wie sieht es mit dem Schutz des Gehirns aus? Bei Vitamin-D-Mangel (unter 20 ng/ml) hatten Teilnehmer mit niedrigen Werten ein um 50 % höheres Risiko für die Entwicklung von Demenz und Alzheimer (11 Studien mit 21.784 Teilnehmern).[174] Kaum jemand kann auf zusätzli-

ches Vitamin D verzichten. Auch hier gilt: Messen, und dann Blutspiegel hochbringen.

Politische Ideale oder pragmatischer Ansatz

Mein Wunsch wäre, dass ich Sie überzeugen kann, viel, viel besser und noch besser zu essen. Wenn der Alltag dummerweise dazwischenkommt, oder wenn ein erhöhter Bedarf vorliegt – tun Sie einfach das, was für Sie Sinn macht. Die „Entweder-Oder"-Stimmungsmache in Politik und Medien führt zu einer von wenig Wissen geprägten Polarisierung hinsichtlich zusätzlicher Vitalstoffe. Sie zeugt eher davon, dass dort Idealvorstellungen und Meinungen die Hauptrolle spielen. Das entspricht weder der Lebensrealität der meisten Menschen noch dem wissenschaftlichen Forschungsstand zu Mikronährstoffen.
(Wer mehr über Vitamine & Mineralien wissen möchte, siehe Buchempfehlungen im Anhang.)

Fazit – Essen für ein fittes Gehirn

Unser Gehirn ist biochemisch fein ausbalanciert. Gehirnleistung, Psyche und der Erhalt unseres Gehirns hängen direkt an den Biostoffen, die wir täglich tanken. Omega-3 kann Ihr Gehirn verschnellern, verbessern und erhalten. Schädliche Fette dagegen verlangsamen es. Sie schädigen das Gehirn, aktivieren Alzheimer-Gene, und vervielfachen das Risiko für Demenz. Machen Sie einen Ölwechsel für Ihr Gehirn. Die Neuro-Antioxidantien aus grünen und blauen Superfoods schützen und aktivieren Ihre empfindlichen Neuronen. Biostoffe regulieren seit Millionen von Jahren Entzündungen und hohen Blutdruck, die beide Gift sind für Ihr Gehirn. Es gibt eine Ernährung, die nachweislich für bessere Stimmung und langsameres Altern Ihres Gehirns sorgt. Je früher Sie damit anfangen, desto besser. Zusätzliche Vitamine können die Stimmungswerte und die Stressresistenz verbessern, und die Gehirnalterung verlangsamen.

SPECIAL OMEGA-3

Was bringt ein Omega-3-Bluttest? Worauf sollte ich bei Omega-3-Kapseln achten?

Der Omega-3-Test – Messen! Nicht glauben. Oder spekulieren.

„Ach, ich habe bestimmt keinen Mangel." Testen Sie es einfach. Nur so wissen Sie sicher, ob Ihr Gehirn und Ihr Herz genügend Nachschub bekommen. Ihr Omega-3-Index sollte idealerweise zwischen 8–11 liegen.

„Was bringt denn ein hoher Omega-3-Index?" Nur zwei Beispiele: Mit einem Omega-3-Index von 3 % haben Sie ein 10-fach höheres Risiko für einen plötzlichen Herztod. Schon ab einem Alter von 40 Jahren ist dies eine der häufigsten Herzinfarkt-Arten. Ohne Vorwarnung. Bei einem Omega-3-Index von 4 % findet man häufig Depressionen und Stimmungsschwankungen.[175] Ab einem Wert von 8 % lassen diese nach. Und möchte nicht jeder eine gute Stimmung haben?

„Wo kann man den Test machen lassen?" Rein theoretisch bei jedem Arzt. Meist wird aber falsch gemessen. Das Omega-3 muss in den roten Blutkörperchen gemessen werden. Alles andere ist sinnlos. Ein renommiertes Labor dafür ist Omegametrix von Professor Schacky. Er hat den Omega-3-Test entwickelt. Alle großen Studien in Europa schicken ihre Proben zur Auswertung zu diesem Labor (www.Omegametrix.eu). Außerdem kommt der Testbogen mit einer genauen Erklärung zurück, so- dass ihn auch Laien (und Ihr Arzt) verstehen.

Omega-3-Kapseln – Wie viel? Und wie einnehmen? Was ist Produktqualität?

„Wie viel Omega-3 sollte man denn pro Tag bekommen?" Das Minimum liegt zwischen 300–500 mg Omega-3 (EPA und DHA). Das Optimum liegt wahrscheinlich bei 1 Gramm. Bis 3 Gramm kann man problemlos ergänzen.

„Gibt es Unterschiede bei den Produkten?“ Billig kann auch nur billig produziert sein. Diese Billig-Produkte kommen in aller Regel aus Fischfarmen, in denen Antibiotika, Wachstumsförderer und andere Chemikalien eingesetzt werden. Hochseefisch aus nachhaltigem Fischfang wäre da besser. Es ist wie die Entscheidung: Antibiotika-belastetes Batteriehuhn oder Biofleisch. Qualität oder Preis – Sie entscheiden.

„Was bedeutet denn genau 1.000 mg Fischöl?“ Der Begriff „Fischöl“ ist irreführend. 1.000 mg Fischöl enthalten oft nur 100 mg DHA und EPA. Eine echte Mogelpackung. Viel Fisch-Fett, wenig Omega-3-Inhalt. Achten Sie daher auf die deklarierten Milligramm-Angaben. Oft liegt es auch daran, dass Fische aus Aquakulturen weniger Omega-3 enthalten als Fische aus Polarmeeren. Bei Billig-Kapseln muss man dann mehr Kapseln schlucken, um die gleiche Omega-3-Menge eines konzentrierteren Produktes zu bekommen. Die Folge ist dann fischiges Aufstoßen. Das möchte natürlich niemand. Genau deswegen bekommen viele dann die Omega-3-Blutwerte nicht hoch.

„Gibt es verschiedene Omega-3-Mischungen?“ Kapseln bestehen meist 1:1 aus EPA und DHA. Es kommt darauf an, was Sie erreichen wollen. Geht es um das Gehirn? Dann nehmen Sie Kapseln mit mehr DHA (leicht zu merken: **D**as **H**irn **A**ktivieren). Einige Produkte enthalten 4-mal so viel DHA wie EPA. Wollen Sie dagegen eher gegen Entzündungen arbeiten, dann nehmen Sie ein Produkt, das EPA und DHA in gleichen Mengen hat (EPA lässt sich so merken: Entzündungs-Produktion Anhalten).

„Ich habe immer dieses fischige Aufstoßen.“ Das ist meist ein sicheres Zeichen, dass das Omega-3 in der Kapsel schon ranzig ist. Bei einer Vertestung von 32 Produkten in Neuseeland enthielten 80 % der Produkte ranzige Öle. Nur 3 Produkte waren in Ordnung.[176] Omega-3 sollte unter Vakuum gepresst sein, damit es nicht oxidiert. Antioxidantien sollten zugefügt sein, um die weitere Oxidation in der Kapsel (das „Ranzig-Werden“) zu stoppen. Gute Produkte enthalten Vitamin E, oder sogar das 40-fach stärkere Oregano-Öl.

„Wie soll man am besten Omega-3 einnehmen?“ Ganz wichtig: Nehmen Sie Omega-3 nur zu einer fettreichen Mahlzeit ein. Damit steigt die Aufnahme im Körper um 40 %. Bei der Einnahme von Omega-3-Kapseln ist das eines der häufigsten Versäumnisse.

„Wie lange dauert es, bis der Omega-3-Spiegel steigt?“ Innerhalb von 6 Monaten können Sie den Omega-3-Wert auf ein gutes Niveau steigern. Einen Monat lang mal Omega-3 einzunehmen, halte ich für sinnlos. Im Gehirn dauert es natürlich länger, bis dort nach und nach immer mehr Omega-3 eingebaut ist.

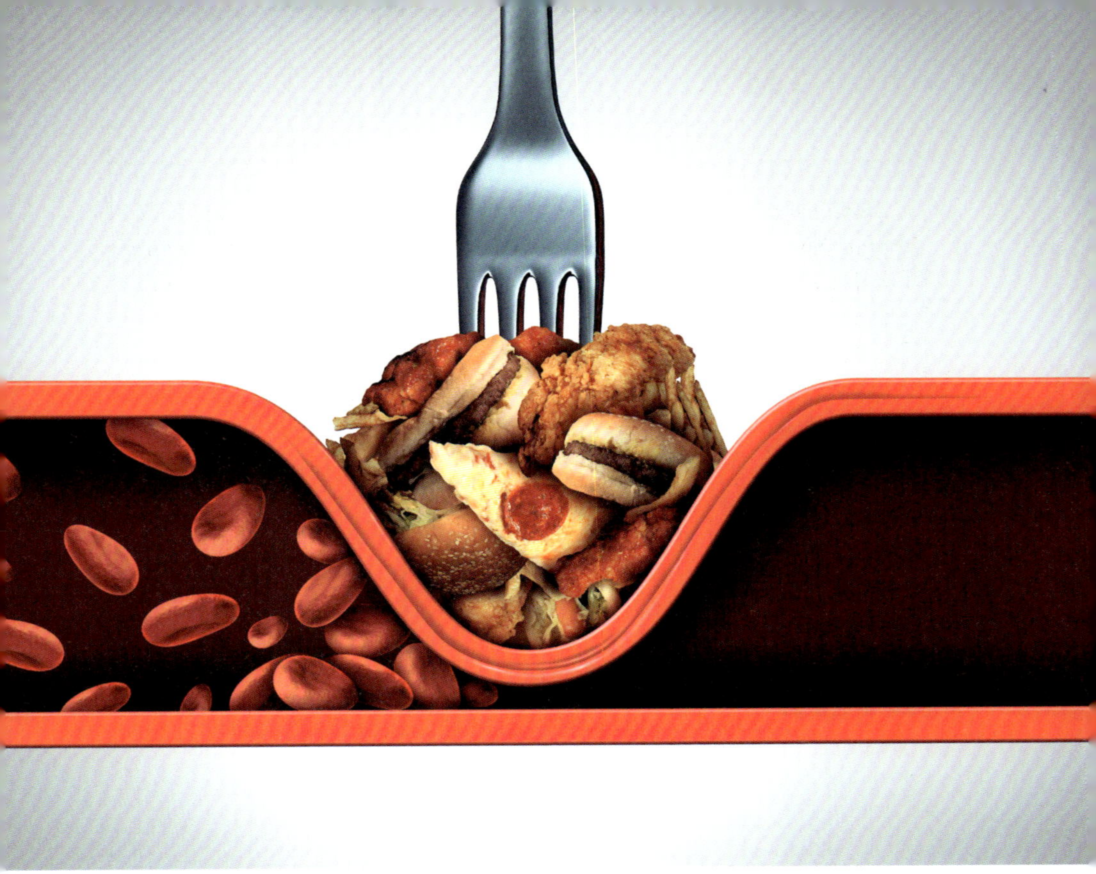

ESSEN FÜR FREIE TRANSPORTWEGE

Ihre Gefäße sind Ihr wichtigstes Versorgungssystem, und auch die größte Schwachstelle. Schon mit 30 Jahren hat jeder zugesetzte Gefäße. Wie schalten Sie diesen Prozess ab und erhalten sich junge und flexible Gefäße?
Kann man bestehende Schäden am Transportsystem wieder rückgängig machen? Ausgewogen essen, mediterran oder vegan? Was schützt denn nun wirklich? Bringen wir Licht ins Ernährungschaos mit der neuesten Forschung.

COVID-19 überschattete vorübergehend eine noch schlimmere Pandemie gigantischen Ausmaßes. Die kostet schon länger 17 Millionen Menschen weltweit jedes Jahr das Leben. In der westlichen Welt ist jeder über 30 Jahren bereits infiziert. Ärzte und Pharmaunternehmen forschten fieberhaft in den letzten 40 Jahren und fanden bisher keine Lösung. Millionen von Patienten wurden mit Notfallmedizin bereits behandelt. Doch kein einziges Medikament, keine OP konnte bisher zu einer Heilung führen. Jeder zweite Betroffene stirbt daran. Zählen Sie Ihren Bekanntenkreis einmal durch: 1 ... 2 ... 1 ... 2. Dramatisch, oder? Dennoch kam es nie zum Lockdown der Supermärkte. Keines der infizierten Produkte wurde in Notfallgesetzen konfisziert oder vom Markt genommen. Obwohl die Verursacher der Todeswelle im Supermarkt und damit unmittelbar auf Ihrer Gabel liegen: Die westliche Ernährung! Nachgewiesen ist: Sie setzt die Blutgefäße zu und verursacht Herz-Kreislauf-Erkrankungen. Diese wären zu 80 % vermeidbar.

Mit nur wenigen Änderungen kann man seine Blutgefäße von Anfang an flexibel halten. Und damit den Prozess stoppen oder verlangsamen. Neu ist: Die Gefäße können sich erneuern und man kann das Transportsystem verbessern. Das hat bisher noch kein Medikament erreicht. Mit Ernährung lassen sich Reparatur-Gene hochregulieren. Und dadurch hat der Körper ein ungeahntes Potenzial, sich zu sanieren. Mit modernsten Hightech-Messungen an den Blutgefäßen ließ sich beweisen, dass die Kombination aus „besser essen, weniger stressen und mehr bewegen" die Löschtaste für Gefäßprobleme aktiviert. Das Rezept, wie Gefäße von starr wieder auf elastisch gestellt werden können, ist inzwischen bekannt. Wir wissen, wie sich Gefäße verjüngen können. Wie man Blutfettsenker, Blutdrucksenker und Blutzucker-Medikamente loswird, und Operationen vermeiden kann. Diese wichtigste aller Optionen wird Patienten in Deutschland viel zu oft verschwiegen. Ärzte verschreiben zu oft voreilig, und operieren teilweise unnötig.

Faszinierende Lebensadern

Schauen Sie mal auf Ihre geballte Faust. Das ist die Größe eines der größten Wunder der Natur: Ihr Herz. Nur 300 Gramm wiegt es, und ist doch der leistungsstärkste Motor der Welt. Es schlägt fast 100.000 Mal am Tag. Pumpt Ihr Blut mit einem Meter pro Sekunde durch den Körper. Gut 10.000 Liter pro Tag. Bis ins kleinste Kapillargefäß hinein werden Sauerstoff und Nährstoffe zu jeder Zelle transportiert, umgekehrt dann Kohlenmonoxid und Stoffwechselmüll wieder zurück. Bei guter Behandlung macht es das 80 oder 90 Jahre lang ohne Probleme. Wenn man es denn lässt. Wenn man es nicht unter Druck setzt (hoher Blutdruck), es nicht mit nährstoffarmem Junkfood und Übergewicht schädigt, oder das filigrane Transportsystem mit Cholesterinablagerungen zuschmoddert. Es wäre so einfach. Mit ihren Blutgefäßen könnte man zweimal die Erde umspannen. Eine Arterie sieht aus wie ein roter flexibler Schlauch. In der Mitte ist nichts. Theoretisch zumindest. Aber schon frühzeitig setzt sich dort ein gelber, fettiger, tödlicher Schmodder fest: Plaque. Und jedes Jahr sammelt sich dort mehr von diesem Arterienkleister an.

„Ich bin 40, gesund, und habe gar keine Arterienverkalkung." Das glauben viele. Für die meisten bedeutet gesund, wenn sie gerade nicht zum Arzt gehen. Das ist aber viel zu kurz gedacht. Sie putzen sich doch sicher jeden Abend die Zähne. Warum tun Sie das? Genau: Damit Sie keine Löcher bekommen. Damit betreiben Sie also längst Prävention. Denken Sie über Ihre Zähne hinaus. Ihre 300.000 Kilometer langen Gefäße wollen ebenso gut gepflegt werden. Ab welchem Alter setzen sich denn Gefäße überhaupt zu? Man untersuchte dafür 2.876 tödlich verunglückte Menschen zwischen 15–34 Jahren.[177]
80 % der 20-Jährigen und 100 % der 30-Jährigen hatten bereits Ablagerungen in den Gefäßen. Auch unter US-Soldaten, die im Korea-Krieg fielen, wurden bei den 20-Jährigen bereits zu 80 % Ablagerungen gefunden. Im Gegensatz dazu findet man bei traditioneller Ernährung mit hauptsächlich pflanzlicher Kost saubere Gefäße. In Uganda oder im China der 1960er-Jahre waren Herzinfarkte 100-mal seltener als in den USA. Bei der Obduktion von Hunderten Todesfällen in Uganda fand man keinerlei Anzeichen von Herzinfarkten. Hätten Sie dort als Kardiologe eine Praxis eröffnet, wären Sie nach kurzer Zeit pleite gewesen. In der westlichen Welt gehören Kardiologen dagegen zu den Top-Verdienern unter den Ärzten. Mit lukrativen Operationen. Zusätzlich verdienten 2018 US-Pharmafirmen mit Herz-Kreislauf-Medikamenten rund 66 Milliarden Dollar. Kein Wunder, dass sie versuchen, die Ergebnisse der Ernährungsforschung mit allen Mitteln unter den Teppich zu kehren. Aber es gibt mittlerweile Widerstände vonseiten einiger US-Versicherungskonzerne, die weniger für unnötige Eingriffe und Medikamente zahlen wollen und Ursachen statt Symptomen behandelt haben möchten. Sie unterstützen massiv die Lifestyle-Medizin und sparen damit bis zu 30.000 Dollar bei Hochrisiko-Patienten schon im ersten Jahr ein.

Der Strohhalm-Test

Wie fühlt sich Arteriosklerose an? Sie können es leicht ausprobieren: Anstatt durch Mund und Nase zu atmen, nehmen Sie einen Strohhalm und atmen hierdurch. Dann drücken Sie den Strohhalm noch ein bisschen zu. Ihnen geht es jetzt wie Ihrem Herzen. Bei engeren Gefäßen muss das Herz immer stärker unter größerem Druck pumpen, um noch genügend Sauerstoff zu transportieren. Erste Anzeichen einer Arteriosklerose am Herzen können Schmerzen in der Brust (Angina Pectoris) und Luftnot sein. Schon bei einer kurzen Treppe gerät man dann außer Atem. Da Plaque-Ablagerungen durch höheren Blutdruck instabil werden, kann sich jederzeit ein Stück dieses Arterienschmodders lösen und den Zugang eines Gefäßes zum Herzen oder zum Gehirn verschließen. So kommt es zum Herzinfarkt oder Schlaganfall. Jeder hat dies in Familie und Bekanntenkreis schon erlebt. Halbseitige Lähmungen, Reha, Pflegefälle, endlose Krankenhausaufenthalte. Tückisch: Jeder zweite tödliche Herzinfarkt ist ein plötzlicher Herztod ohne langjährige Warnzeichen. Immer mehr Menschen mittleren Alters sind betroffen. Man merkt einfach nicht, wie sich die Gefäße immer mehr zusetzen. Grob gesagt, gilt dieses Szenario inzwischen für jeden Zweiten in der westlichen Welt. Ärzte bemühen dann gerne die Familiengeschichte (Genetik), oder beklagen, dass ihre Patienten ab Mitte 30 nicht oft und nicht früh genug zum Check-Up gekommen seien. Das ist natürlich Unsinn. Genetik spielt eine vollkommen untergeordnete Rolle. Außerdem: Man verhindert nicht das Zusetzen der Blutbahnen ab Mitte 30 durch einen Check-Up. Das ist nur ein Rückblick, was in den letzten 20 Jahren falsch gemacht wurde. Wenn es fast zu spät ist, soll der Arzt es dann richten. Nur, so funktioniert das nicht. Die einzige Strategie, die Gefäße jung zu halten, ist: Besser essen. Mehr bewegen. Gewicht runter. Und Rauchstopp. Das Beste dabei: Sie fühlen sich schon Jahrzehnte vorher fitter, wacher, „potenter". Und leben mit mehr Lebensfreude. Sind Sie sich das wert? Dann investieren Sie die nächsten 30 Minuten Ihrer Zeit in dieses Kapitel.

Besser essen (nicht nur) für besseren Sex

„Was heißt hier potenter?" Delikate Fälle machen doch immer am meisten Spaß. Ein beliebtes Illustrierten-Thema: 20 % der Männer um die 50 haben Probleme, eine Erektion zu bekommen oder zu halten (erektile Dysfunktion). Nur zum Teil kommt dies durch Psyche & Stress. Unter starken Rauchern haben sogar 58 % diese Probleme. Der schnelle Prob-

lemlöser: Viagra ist eine Goldgrube für den Pharmahersteller. Viel interessanter sind aber die dahinterliegenden Ursachen, und was Viagra nicht löst. Männer zwischen 40–49 Jahren haben ein 50-fach erhöhtes Risiko für eine Herz-Kreislauf-Erkrankung, bei häufigen Erektionsstörungen![178] Erektionsstörungen sind einer der zuverlässigsten Prognose-Faktoren für den Arzt. Der Grund ist einfach: Die Gefäße haben sich zugesetzt (Arteriosklerose) und sie erweitern sich nicht so gut (Endothel-Funktion). Stickstoffmonoxid (NO), erweitert die Gefäße. Für die Entdeckung dieses Mechanismus wurde 2008 sogar der Nobelpreis vergeben. Was macht Viagra? Es hemmt den Abbau dieses gefäßerweiternden Moleküls. Wie macht es die Natur? Sie stellt viele Lebensmittel zur Verfügung, die genau diese Stickstoffproduktion zur Weitstellung der Gefäße beeinflussen. Eines davon ist Rote Bete, zu deren entsprechender Wirkung es tatsächlich 16 randomisierte klinische Studien gibt.[179] Selbst der kleinste Unterschied erweiterter Gefäße, also mehr Sauerstoffzufuhr bei Spitzenleistung, kann enorme Leistungsverbesserungen bei Hochleistungssportlern verursachen. Zum Beispiel kann Rote-Bete-Saft dazu führen, dass Radfahrer 22 % länger Hochleistung fahren können.[180]

Ein erheiterndes Experiment, wie eine vegane Ernährung die Leistungen von Spitzensportlern erheblich verbessert, zeigt der Film „The Game Changer" vom Regisseur David Cameron. Bislang wird vegane Ernährung ja eher als weiblich, öko, oder mit unsportlichen Typen assoziiert. Kerle dagegen essen Fleisch für Kraft, Muskeln und Ausdauer. Werbekampagnen haben dies über Jahrzehnte in unseren Köpfen platziert. Im Experiment unterzog man drei Profi-NFL-Footballer der Miami Daltons einem Test. Darin ging es um das beste Stück des Mannes, denn hier lässt sich Blutfluss schnell und sichtbar messen. Den Kerlen wurde serviert: Am ersten Abend mexikanische Burrito-Rollen mit Fleisch gefüllt, und am zweiten Abend Burritos, gefüllt mit Bohnen als Eiweißquelle. In der darauffolgenden Nacht wurde im Schlaf der Blutfluss gemessen. Dazu hatten die Spieler ein flexibles ringförmiges Messgerät angelegt. Wohin? Genau ... Das Ergebnis? Bis zu 470 % häufigere Erektion in der Nacht, und die dauerten auch noch 4–5-mal so lange, und messbar war ein um 14 % größerer Volumenzuwachs, im Vergleich zum Eiweiß aus Fleisch. Die Szene im Film ist urkomisch, wenn Dr. Spitz (der Name wurde nicht erfunden), ein bekannter US-Urologe, jeden einzelnen Spieler seine Resultate vorlesen lässt. Verschiedene NFL-Teams haben inzwischen die Ernährung umgestellt. Was sind typische männliche Attribute? Kraft,

Ausdauer, Potenz. Leider funktionieren sie schlechter nach der Grillparty. Gemüse wird also auch für Männer gesellschaftsfähig.
Unsere Blutbahnen brauchen die richtigen Nährstoffe. Weniger gesättigte Fette und mehr pflanzliche Stoffe. Erektionsstörungen sind nur Vorboten für ein viel größeres Problem. Essen beeinflusst noch Stunden später Ihre Gefäßfunktion. Eier mit Schinken zum Frühstück, mittags einen Burger und abends Wurst: Damit bleiben die Gefäße für den größten Teil des Tages enggestellt. Und schmoddern allmählich zu.

Die wichtigen Fragen des Kapitels

Kann der Körper sich tatsächlich selbst reparieren? Wie gut funktioniert die „Biowerkstatt“ bei Totalschäden am Transportsystem?
Gibt es Superfoods, die Sie dafür einfach jeden Tag essen können?
Gibt es im Chaos der Trend-Diäten eigentlich eine Ernährung, die nachweislich das Transportsystem fit hält? Und ist sie einfach, praktisch und macht Spaß?

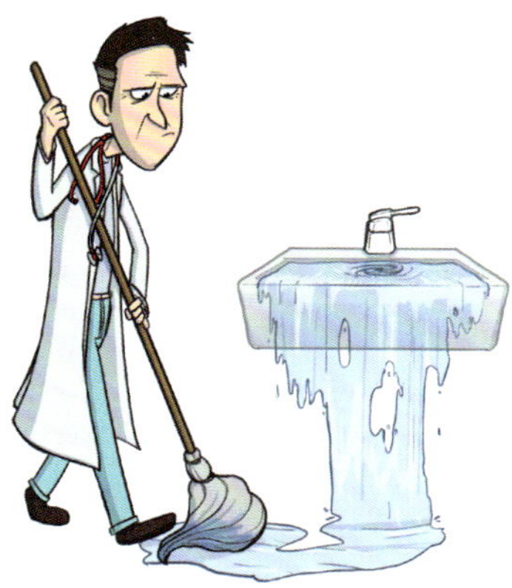

TEIL 1 – DIE BIOWERKSTATT BEI TOTALSCHÄDEN

Das überlaufende Waschbecken

Stellen Sie sich vor, der Wasserhahn ist voll aufgedreht und im Bad läuft das Waschbecken über. Es gibt nun zwei Möglichkeiten. Entweder: Sie moppen ständig das Wasser vom Boden auf. Das ist, was die Reparatur-Medizin derzeit macht. Oder: Sie drehen den Wasserhahn zu, stellen erst mal die Ursache ab für zugesetzte Arterien, und moppen einmal den Boden auf.
Kann unsere eigene Biowerkstatt selbst bei Totalschäden noch etwas ausrichten? Hier ein Lehrstück über die Reparaturfähigkeit unseres Körpers.

Wenn Verengungen zum Herzen Probleme machen, dann werden mechanische Stützpfeiler eingebaut (Stent-Operation; Kosten: 16.217 Euro). Damit können die Arterien offen gehalten werden. Oder man baut Umgehungsstraßen ein (Bypass-Operation; Kosten: 29.300 Euro). Nach einem akuten Herzinfarkt rettet dies Leben. Diese Ersatzteile werden aber zu 90 % im nicht akuten Fall, also bei stabilen Herzerkrankungen eingebaut, obwohl dies weder vor zusätzlichen Herzinfarkten schützt noch die Lebenszeit verlängert.[181] Stattdessen sind diese OPs mit weiteren, erheblichen, oft unnötigen Risiken verbunden. Vor allem aber langfristig nutzlos: Schon nach wenigen Jahren sind auch diese Einbauten wieder mit Fett zugeschmoddert. Es wird also weiter aufgemoppt, und weitere Ersatzteile werden eingebaut.

Die Omaha-Krankenversicherung in USA wollte daher wissen: Ist ein Programm, bestehend aus *„Besser essen, mehr bewegen und weniger Stress"* eventuell genauso erfolgreich für Patienten, die einen Stent oder Bypass bekommen sollten und keinen akuten Herzinfarkt hatten? Kann die Versicherung damit Geld sparen? Eindeutig: Ja. 194 Patienten in der einen Gruppe nahmen an dem „Lifestyle-Programm" teil, 134 in der anderen Gruppe bekamen einen Stent oder Bypass. Inhalt des gezielten Lifestyle-Programms: Besser essen, mehr bewegen und weniger stressen. Das Ergebnis: 77 % der ersten Gruppe brauchten auch nach 3 Jahren keinen Stent, blieben stabil und die Herzschmerzen (Angina Pectoris) verschwanden genauso gut wie in der Stent-Gruppe. Schon im ersten Jahr sparte die Versicherung 30.000 Dollar pro Patienten ein bei gleich guter Wirksamkeit.[182] Weitere Studien von Versicherungskonzernen folgten mit allen Arten von Herz-Kreislauf-Erkrankungen. Alle kamen zu ähnlichen Ergebnissen: Gleiche oder bessere Wirksamkeit bei gleichzeitig hohen Einsparungen für Medikamente und Operationen. Man kann ahnen: Operierende Kardiologen und Pharmaunternehmen sind von diesen Ergebnissen durchaus nicht begeistert.

ON: Die Löschtaste im Körper aktivieren – Ihre Biowerkstatt

Die Biowerkstatt des Körpers kann viel mehr: Sie können die Löschtaste im Körper aktivieren. Nicht einfach Stillstand, sondern Rückentwicklung. Und das ist neu und von der Medizin unerreicht. Das zeigt folgende Studie: Wenn Teilnehmer sich 5 Jahre lang an das „Lifestyle-Programm" hielten, ging die Arterienverkalkung sogar erheblich zurück. Der Blutfluss zum Herzen war um 400 % höher, und es kam 2,5-mal

seltener zu schweren Zwischenfällen am Herzen als in der Vergleichsgruppe.[183] Während sich bei den Teilnehmern in der „klassisch behandelten" Gruppe die Arterien trotz Medikamenten weiter zugesetzt hatten.
Fazit: Den Wasserhahn endlich zuzudrehen, das ist für alle gleich wichtig. Die Plaque sammelt sich nicht weiter an, Blutbahnen werden stabiler, weil weniger Entzündungen und weniger Druck in den Gefäßen sind. Schauen Sie einmal das Bild auf S. 141 an. Links die fast verschlossene Arterie und rechts eine regenerierte Arterie nach 32 Monaten veganer Ernährung. Eine derart beeindruckende Rückentwicklung von Arteriosklerose konnte bislang nur eine vegane Ernährung nachweisen. Und diese Rückentwicklung findet überall im Körper statt, nicht nur da, wo mal gerade ein Stützpfeiler eingebaut wird. Man kann also die Löschtaste aktivieren. Darum geht es bei vielen.
„Sollen wir jetzt alle Veganer werden?" Nein. Wenn Sie Ihre Arterien gesund erhalten wollen, dann reicht die traditionelle mediterrane Ernährung. Wenn Sie aber Risikopatient sind, dann müssen Sie schon einen etwas höheren Einsatz bringen. Je mehr Veränderungen Sie machen, desto schneller fühlen Sie sich spürbar besser. Und je besser Sie sich fühlen, desto mehr sind Sie motiviert, diese neuen Gewohnheiten auch beizubehalten.

Zu jung für Medikamente

Franks Geschichte bringt es auf den Punkt:

> *„Ich bin 49 Jahre alt. Vor einem Jahr wurde ich kurzatmig und war immer abgeschlagen. Man fand eine 70 %ige Blockade in meiner Hauptarterie, und 50 % in verschiedenen Nebengefäßen. Um mich so k. o. für den Rest meines Lebens zu fühlen, bin ich viel zu jung. Also habe ich mein Leben umgekrempelt und das getan, was notwendig war. Meine drei Kinder wollte ich aufwachsen sehen. Auf keinen Fall wollte ich meine kostbare Zeit mit ständigen Arzt- und Krankenhausbesuchen verbringen. Und: Ich wollte es JETZT unter KONTROLLE bringen, anstatt mich von meiner Erkrankung beherrschen zu lassen."*

Heutzutage kann überall in den USA das „Reverse Heart Disease Program" verschrieben werden. Reverse bedeutet umkehren. Es beinhaltet 72 Stunden Einführung in vegane Ernährung, Bewegung, Entspannungstechniken und Gruppengespräche. Auch in Deutschland machen Reha-Kliniken einen großartigen Job. Nur ein Webfehler besteht: „Abwechslungsreiche oder ausgewogene Ernährung" beinhaltet auch Fleisch, Eier und Milchprodukte und verarbeitete Kohlehydrate in deutschen Kliniken. Für diese Art „abwechslungsreicher Ernährung" konnte allerdings noch nie eine Umkehrung der Arteriosklerose nachgewiesen werden. Ein bisschen Veränderung ist für Reparatur leider zu wenig.

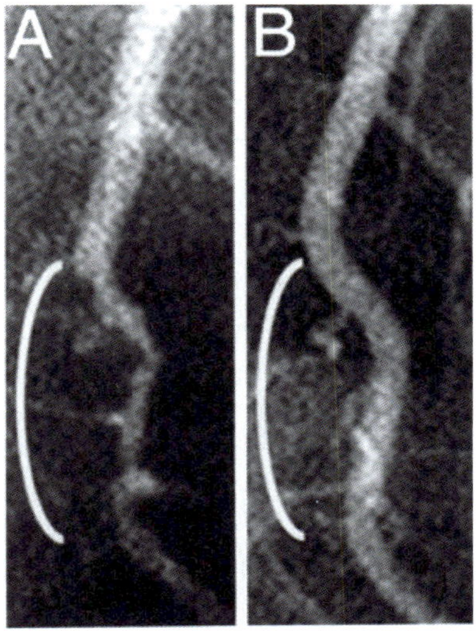

Links die fast verschlossene Arterie, und rechts nach 32 Monaten pflanzenbasierter veganer Ernährung mit keinen gesättigten Fetten. Das Bild durfte ich mit freundlicher Genehmigung von Caldwell Esselstyn nutzen. Sein Buch finden Sie im Anhang als Lesetipp.

ON – Selbst aktiv werden und sich besser fühlen

„Ich nehme lieber Pillen ein, als die Ernährung zu ändern." Sagen Patienten das wirklich? Manche schon. Was würden Sie in einer solchen Situation sagen?

Von Ärzten höre ich oft: „Im Grunde ist es doch so, dass Patienten nichts wirklich ändern wollen, und sich die wenigsten an Umstellungen halten." Wie sieht die Realität aus? An das „Reverse Heart Disease Programm" halten sich nach einem Jahr immer noch 85 %. Natürlich sind diese Patienten hoch motiviert. Aber halten sich denn Patienten mehr an die Medikamente, wie Ärzte behaupten? Wie viele schlucken nach einem Jahr überhaupt noch die verschriebenen Medikamente? Erstaunen: Bei Statinen sind nur noch die Hälfte der Patienten nach 6 Monaten dabei. Mir hat ein Anwalt mit Herzinfarkt in meiner Beratung erzählt:

> *„Ich bin sauer, dass mein Arzt mir diese Option vorenthalten hat. Ich möchte schon selbst entscheiden, ob ich das nutze oder nicht. Und dazu muss ich die Fakten kennen. Alles andere ist eine Fehlberatung."*

Ärzte motivieren mit Angst. Der Kern der Angst-Botschaft ist nicht besonders motivierend:

„Sie werden diese Pillen für den Rest Ihres Lebens nehmen müssen. Damit fühlen Sie sich zwar nicht besser, und einige fühlen sich durch die Nebenwirkungen sogar schlechter. Aber Sie könnten einen eventuellen Herzinfarkt vermeiden. Einen, über den Sie eigentlich gar nicht nachdenken wollen und der noch Jahre entfernt ist."

Kein Wunder, dass viele bei so einer Botschaft die Pillen absetzen. Dagegen fühlen sich diejenigen Teilnehmer, die ihre Biowerkstatt angestellt haben, schnell energiereicher, wenn sie besser essen, sich mehr bewegen und sich weniger stressen lassen. Je besser man sich fühlt, desto größer wird der Wunsch, dieses Gefühl nicht mehr hergeben zu wollen. Anstelle von Angst bestimmt dann der Veränderungswille aus eigener Kraft Ihr Leben. So kommen Sie wieder selbst ans Steuerrad und lenken Ihr Schicksal. Viele schaffen es mit der Zeit, die Medikamente nach und nach abzusetzen (Auf jeden Fall sollten Sie jede Dosisverminderung mit Ihrem Arzt abstimmen).

Ernährung oder Medikamente – was ist erfolgreicher?

Es ist an der Zeit, die Dinge ins rechte Licht zu rücken. Die Pharmaindustrie möchte gerne immer mehr Patienten beglücken, am liebsten, sobald hohe Blutfette gemessen werden. Angeblich, um Schlimmeres zu verhindern. Dazu ein Vergleich, der viele ernüchtern und erstaunen wird. Die Ausgangsfrage: Wie viele Patienten müssen erst mal Medikamente schlucken, damit man 1 (sprich: einen) Herzinfarkt bzw. Schlaganfall vermeidet? Und wie viele Patienten haben dadurch mit schwerwiegenden Nebenwirkungen zu kämpfen? Dagegen: Wie erfolgreich ist im Vergleich dazu die Umstellung der Ernährung?

1. Patienten mit hohen Blutfetten, aber ohne Herzerkrankung

Die Studienlage ist ernüchternd. Mit Cholesterinsenkern (Statine)

Um EINEN NICHT TÖDLICHEN Herzinfarkt zu vermeiden, müssten 104 Patienten mit hohen Blutfetten über 5 Jahre lang Statine einnehmen. Tödliche Herzinfarkte konnten damit gar nicht vermindert werden. Mit anderen Worten: 103 Patienten haben die Pillen völlig umsonst geschluckt. Aber jeder Zweite wird Diabetes als Nebenwirkung bekommen, und jeder Zehnte Muskelschäden.[184] Diese Zahlen sprechen eine klare Sprache: Medikamente werden bei Patienten ohne Herzerkrankung oft sinnlos eingesetzt.

Der Vergleich mit mediterraner Ernährung
Um EINEN Herzinfarkt, Schlaganfall oder sogar Todesfall zu vermeiden, „müssten" nur 61 Patienten mediterran schlemmen.[185] Größerer Erfolg. Keine Nebenwirkungen. Außer, sich besser zu fühlen. Mit guter Ernährung saniert sich der Körper von alleine.

2. Patienten, nach einem Herzinfarkt
Mit Cholesterinsenkern (Statine)
83 Patienten müssten damit behandelt werden, um EINEN tödlichen Herzinfarkt zu vermeiden. 39 Patienten müssten behandelt werden, um EINEN nicht tödlichen Herzinfarkt zu vermeiden.[186] Hier machen Medikamente Sinn.

Dennoch lohnt der Vergleich mit mediterraner Ernährung
Nur 30 Patienten „müssten" über 5 Jahre mediterran schlemmen, um EINEN tödlichen Herzinfarkt zu vermeiden. Nur 18 Patienten „müssten" mediterran essen, um EINEN nicht tödlichen Herzinfarkt zu vermeiden.[187] Gleichzeitig verminderte sich bei ihnen noch die Häufigkeit von Krebs.

„Mein Kardiologe hat mir nichts davon erzählt!" 930 Kardiologen wurden befragt. Die Hälfte von ihnen gab an, weniger als 3 Minuten über Ernährung zu sprechen. 31 % von ihnen erinnerten sich überhaupt nicht daran, im Medizinstudium etwas über Ernährung gelernt zu haben. Nur 20 % von ihnen essen selbst 5 Portionen Obst & Gemüse am Tag.[188] Der Arzt verschreibt Pharmaprodukte. Das entspricht seinem Leistungskatalog, und dafür wird er bezahlt. Unter anderem. Aber um Ihre Biomaschine sollten Sie sich selbst kümmern, parallel dazu. Wenn Ihr Arzt das nächste Mal Ernährung und zusätzliche Vitalstoffe vom Tisch wischt, weil es angeblich keine Studien dazu gäbe, ordnen Sie es einfach richtig ein und sehen Sie es ihm nach. Lächeln Sie einfach zurück und tun Sie es einfach. Das Optimum: Man verbindet alle drei Strategien: Ernährung + Bewegung + Medikamente (bei Bedarf). So gehen Sie die Ursachen an, anstatt nur an Symptomen herumzubasteln. Es kommt schlicht darauf an, was sie erreichen wollen: Verzögerung, Stillstand oder Rückentwicklung. So weit erst mal der Bericht aus „der Biowerkstatt bei Totalschäden".

TEIL 2 – ESSEN FÜR FREIE TRANSPORTWEGE

ON – Nux-Inhibitoren® zum Essen

Fragen Sie einen Arzt mal nach dieser neuen Behandlungsform: Nux-Inhibitoren®. Leider sind die wenigsten deutschen Kardiologen auf der Höhe des Forschungsstands. Nux-Inhibitoren® werden „bislang" noch kaum verschrieben. Es hat sich kein Pharmaunternehmen dafür interessiert, da die Rendite durch ausgelaufene Patente definitiv zu niedrig ist. Genauer gesagt, sind die Patente schon seit Millionen von Jahren ausgelaufen. Zwei Millionen Jahre andauernde pharmakologische Tests am Menschen haben sich als extrem nützlich erwiesen. Das übersteigt den Horizont der Pharmaindustrie, die meist wenige Jahre an künstlichen Molekülen arbeitet und dann, nach 3–8 Jahren an klinischen Tests, diese „neuen" Medikamente zugelassen bekommt. Manchmal muss man natürlich wegen der Nebenwirkungen ein solches Medikament wieder zurückziehen. Nux-Inhibitoren® haben sich dagegen als nebenwirkungsfrei erwiesen. In kurz: Bei den Nux-Inhibitoren handelt es sich um NÜSSE. Eine Handvoll täglich ist enorm wirksam.

„Was soll diese umständliche Einleitung?" Wenn ich bei einem Abendessen erzähle, dass Nüsse die Sterberate (Mortalität) durch Herz-Kreislauf-Erkrankungen um 40 % senken, wird meist freundlich genickt. Gesichter kann ich sehr gut lesen. Unter der lächelnden Fassade wird gedacht, *„Der ist ja nett, aber komplett öko-durchgeknallt. Ich bin mit meinen Medikamenten gut versorgt. Das ist wenigstens bewiesen!"*

Superfood Nüsse – weniger Killererkrankungen

Sieben große Studien mit 354.933 Teilnehmern haben gezeigt, dass Nüsse die Gesamtsterblichkeit (inklusive Krebs und anderen Erkrankungen) um 27 %, und Todesfälle durch Herz-Kreislauf-Erkrankungen um 40 % verringern.[189] Nüsse sind das Superfood schlechthin. Wären Nüsse ein Pharmaprodukt, würden sie als Basismedikament verschrieben werden.
Ich zeige das mal anhand einer Studie, in der Nüsse „verschrieben" wurden: 7.216 Männer im Alter zwischen 55–80 Jahren wurden in 3 Gruppen eingeteilt. Die erste Gruppe bekam über 5 Jahre gratis jeweils 500 Gramm Nüsse monatlich zugeschickt, die zweite verwendete doppelt so viel Olivenöl, und die dritte Gruppe aß mediterran mit weniger Fett.[190 191]
In der Nussgruppe halbierten sich die Schlaganfälle und Tode durch Herz-Kreislauf-Erkrankungen in nur 5 Jahren um 39 %. In der Olivenölgruppe verminderten sich die nicht tödlichen Ereignisse ähnlich be-

eindruckend, nicht aber die Todesfälle. Wären sie patentierbar, die Pharmaindustrie würde Nüsse als großen Durchbruch feiern. Aber es handelt sich ja „bloß“ um essbare Naturprodukte.

„Und gibt es einfach nur weniger Ereignisse? Oder entwickelt sich tatsächlich etwas zurück?“ Hier wird es spannend. In der Nussgruppe kam es schon nach zweieinhalb Jahren zu einer Zurückentwicklung der Arteriosklerose an den Gefäßen. In der Olivenölgruppe und der mediterranen Gruppe sah man dies nicht. Wir reden hier übrigens von Umkehr, nicht einfach nur von Stillstand. Und schon gar keine Verschlechterung wie bei der „westlichen“ Ernährung. Nüsse wirken viel besser als alles, was wir sonst kennen.

„Warum wirken Nüsse so gut?“ Sie enthalten viele Antioxidantien und verringern so die Menge an Blutfetten, die oxidieren können und sich dann an den Gefäßen festsetzen. Nüsse senken das Gesamtcholesterin, das schlechte LDL-Blutfett und die Triglyceride (Metaanalyse über 61 Studien).[192] Besonders gut funktionieren Walnüsse (Metaanalyse über 26 kontrollierte Studien).[193] Besonders wichtig: Sie steigern die Dehnfähigkeit der Gefäße um bis zu 30 %.[194] So bleiben die Arterien flexibel.

„Was sind denn die besten Nüsse?“ Walnüsse scheinen besonders gut die Flexibilität der Gefäße zu beeinflussen (Metaanalyse mit 10 Studien).[195]

Mein Tipp: Oft habe ich besorgte Frauen in der Beratung, die etwas machen möchten für ihre erkrankten Männer, die jegliche Veränderungen ablehnen. Selbst den größten männlichen Ernährungsmuffeln kann man locker eine Handvoll Nüsse vor dem TV „zufüttern“

Nüsse für gesunde Transportwege	
Metaanalyse über 7 Studien mit 354.933 Teilnehmern [196]	Nüsse senken ↓ die Gesamtsterblichkeit um 27 % und ↓ das relative Risiko für Herz-Kreislauf-Erkrankungen um 40 %.
Metaanalyse über 61 Studien [197]	Nüsse senken ↓ Gesamtcholesterin, ↓ schlechtes LDL-Blutfett und ↓ Triglyceride erheblich.
Metaanalyse über 26 kontrollierten Studien [198]	Walnüsse senken ↓ Gesamtcholesterin, ↓ schlechtes LDL-Blutfett und ↓ Triglyceride erheblich.
Metaanalyse über 10 Studien [199]	Nüsse steigern die Dehnfähigkeit der Gefäße um bis zu 30 %.

ON – TRADITIONELLE MEDITERRANE ERNÄHRUNG ODER VEGETERRANE ERNÄHRUNG

Mit mediterraner Ernährung kann man uralt werden. Sie senkt das Risiko für Herzinfarkte, Schlaganfälle, die Gesamtsterblichkeit, Krebs, aber auch den geistigen Abbau und Depressionen.[200] Alleine im Jahr 2015 erschienen 450 wissenschaftliche Studien zur mediterranen Ernährung. Jedes Boulevard-Blatt berichtet „ein bisschen“ darüber, aber meist zu gefällig.
Was sind nun die wirksamen Teile in der mediterranen Ernährung? Wenn man mehr davon und weniger davon isst, kann man dann mediterrane Ernährung noch wirksamer machen? Führt sie nur zum Stillstand von Herz-Kreislauf-Erkrankungen oder auch zu deren Rückentwicklung? Gibt es noch etwas Besseres zur Sanierung und Risikosenkung, wenn es eine Frage über Leben oder Tod ist?

Was ist das Geheimnis der mediterranen Ernährung?

In den 1950er-Jahren stellte man fest, dass es auf Kreta 20-mal weniger Herzinfarkte gab als in den USA. Zwischen 1960 bis 1990 haben sich Herz-Kreislauf-Erkrankungen dann auf Kreta verzehnfacht. Dabei wurden weiter genauso viel Olivenöl und griechischer Salat gegessen wie vorher. Was hatte sich verändert? Tatsächlich war die traditionelle kretische Ernährung zu 90 % eine pflanzenbasierte Ernährung. Die Menschen waren arm in den 1950er-Jahren. Es gab so gut wie kein Fleisch, minimal Käse, aus dem Mehl wurden nicht die Ballaststoffe herausgemahlen, für Eiweiß wurden viele Hülsenfrüchte gegessen. Ab den 1960ern kamen dann immer mehr Fleisch und Wurst mit gesättigten Fetten in die Ernährung, immer mehr importiertes Mehl, verarbeitete Produkte und Zucker. Der Effekt: Die Herz-Kreislauf-Erkrankungen verzehnfachten sich.

„Na ja, das sind Bevölkerungsstudien. Eine hübsche Geschichte, aber ob das so stimmt …“ Genau. Deswegen erstellte man einen „traditionellen mediterranen Index“ und wertete dies in vielen großen Studien mit über 4 Millionen Teilnehmern aus.[201] Den Index kennen Sie schon aus dem Telomer-Kapitel. Das Ergebnis aus 11 Studien: Die Teilnehmer, die sich am engsten an den traditionellen Index hielten, hatten 25 % weniger Herz-Kreislauf-Ereignisse bzw. Tod aufzuweisen als die Teilnehmer, die sich am wenigsten daran hielten.[202] Und hier vergleicht man schon die „Besser-Esser“. Vergleicht man den mediterranen Esser mit denen, die

eher „westliche Ernährung" essen, liegt die Risikosenkung sogar im Bereich von 45 %. Wir kommen also immer wieder zu der EINEN guten Ernährung.

„Und wie sieht es bei Patienten aus, die schon betroffen sind?" 4 Studien mit 12.900 Patienten, die ein extrem hohes Risiko für Herz-Kreislauf-Erkrankungen hatten, zeigten Folgendes: Wer von denen sich am meisten traditionell mediterran ernährte, hatte 40 % weniger Risiko für schwere Ereignisse bzw. Tod gegenüber den Essern, die sich nur ein bisschen an den mediterranen Index hielten, also weniger Punkte umsetzten. Bei solchen Risiko-Patienten braucht man nicht Jahrzehnte zu warten, um zu sehen, ob schwere Ereignisse eintreten. Man sah tatsächlich schon nach durchschnittlich 2–4 Jahren, wie überragend wirksam die pflanzenorientierte mediterrane Ernährung für unsere Biomaschine Körper ist. So lange dauert es zum Beispiel, bis man die vielen gesättigten Fette aus den Zellen herausgedrängt hat und durch bessere Fette ersetzt hat.[203] Ärzte können jetzt zusätzlich zu den Nux-Inhibitoren® auch noch Marmed® (Mare Mediterraneum) „verschreiben".
Sie entscheiden selbst, ob Sie den Wasserhahn des überlaufenden Waschbeckens zudrehen, oder lieber ständig den Boden aufwischen. Nur so ein Hauch mediterraner Ernährung, zusammen mit viel Fleisch, Käse, fetten Milchprodukten und Weißbrot in Olivenöl getunkt, bringt halt viel weniger Nutzen.
„Was sind denn die wirksamsten Teile, also die Superfoods, in der mediterranen Ernährung?" Nüsse, Obst & Gemüse, Hülsenfrüchte und Vollkorn. Sie erinnern sich: Die Kreter aßen (früher) zu 90 % Pflanzenkost und ein bisschen Fisch.

ON – DIE SUPERFOODS OBST & GEMÜSE

„Was bringen denn überhaupt Obst & Gemüse für Herz und Gefäße? Ich dachte, es liegt alles am Fett." Obst & Gemüse sind enorm wirksam. Während Medikamente 1–2 Stoffwechselwege beeinflussen, arbeiten Obst & Gemüse auf sehr vielen Ebenen gleichzeitig. Sozusagen eine Multitasking-Therapie ohne Pharma-Nebenwirkungen.

- Pflanzliche Antioxidantien und zusätzliches Vitamin C sorgen dafür, dass Blutfette weniger schnell oxidieren und sich nicht so leicht an den Arterien anheften können.

- Kalium aus Obst & Gemüse senkt den Blutdruck.
- Stoffe in Obst & Gemüse können das flexible Dehnen der Gefäße regulieren.
- Entzündungen sind Gift für die Blutbahnen. Obst und Gemüse senken Entzündungen messbar.
- Ballaststoffe senken Blutfette.

„Und wie viel macht das unter dem Strich aus?“ Hier ein paar Zahlen: Die größte Metaanalyse mit 142 Studien aus dem Jahr 2017 zeigt: Bei hoher Zufuhr fällt das Risiko für Herzkrankheiten um 24 %, für Schlaganfälle um 33 % und für Herz-Kreislauf-Erkrankungen um 28 %.[204] Und es gibt eine Dosis-Wirkungs-Beziehung: Je mehr davon, desto besser.

„Hm, wie viel wäre das denn?“ Wir hatten es schon in anderen Kapiteln: In der Evolution bekam der Mensch 7–9 Portionen Pflanzenstoffe pro Tag. Darauf ist der Körper anscheinend angepasst. Daher erstaunen die Ergebnisse der obigen Metaanalyse nicht. Ist einfach gesunder Menschenverstand. Jede 200 Gramm Obst & Gemüse mehr brachten 8 % weniger Risiko. Bei 800 Gramm Obst & Gemüse zusätzlich am Tag fand man die besten Ergebnisse. Und das entspricht genau 7–9 Portionen. Auf diese Biostoffzufuhr wurden der Organismus und dessen Stoffwechselprozesse über Millionen Jahre hinweg entwickelt. Pflanzenstoffe regulieren Ihr gesamtes System, nicht Industriefutter.
Mein Tipp: Denken Sie nicht in Weniger von irgendetwas. Das fühlt sich nie gut an. Denken Sie an das Mehr. Mehr Obst auf dem Schreibtisch, mehr Gemüse, mehr Salat auf dem Teller. Dann isst man automatisch weniger vom Schlechteren. Italienische Lebensfreude also: Salat vorneweg, Gemüse zu jedem Hauptgang, und Obst hinterher.

„Welches Obst & Gemüse sind besonders gut?“ Wenn man Hunderttausende von Teilnehmern untersucht, wie in den oben genannten 142 Studien, lässt sich gut analysieren, ob Teilnehmer, die zum Beispiel viel Blattgemüse essen, stärker im Risiko abfallen. Die wahren Superfoods für Herz & Blutbahnen sind: Zitrusfrüchte, Äpfel, vor allem grünes Blattgemüse, Kohlsorten, Tomaten, Zwiebeln und Knoblauch. Antioxidantien-reiche Obst & Gemüsesorten senken das Risiko für Herzinfarkte und Schlaganfälle besonders gut.[205] Während die Kartoffel-Sättigungs-Beilage, die dick macht und gebetsmühlenartig von der DGE (Deutsche Gesellschaft für Ernährung) empfohlen wird, leider nichts in der Richtung bringt.

„Macht zu viel Obst nicht dick?“ Im aktuellen Low-Carb-Wahn wird Obst zunehmend verteufelt. Doch selbst Mega-Mengen an Obst führten in Studien nicht zu Gewichtszunahmen. Obst kommt immer verpackt in Ballaststoffen, und füllt den Magen, was satt macht.

„Wie soll ich denn mehr Zitrusfrüchte essen?“ Ich verwende ständig Zitronen in der Küche. Frisch ausgepresst für Salatsaucen, ganz zum Schluss an Gemüsepfannen oder an indische Gerichte, über Pasta mit Öl und Knoblauch. Die Schalen, die man mit einem Zester abzieht, sind super lecker auf Joghurt. Man kann Grapefruits und Orangen auf Salaten verwenden. Der Zester ist eines meiner meistbenutzten Haushaltmesser. Sich frische Säfte auspressen. Wobei Orangensaft aus der Flasche nur einen Bruchteil der Wirkstoffe hat.

„Ich kann keinen Salat mehr sehen …“ Dann wechseln Sie die Sorte. Sie können 10-mal so viel Eisbergsalat essen, um auf die gleiche Menge potenter Wirkstoffe zu kommen wie bei einmal Rucola (siehe Antioxidantien-Kapitel). Peppen Sie Salate auf mit Äpfeln, Orangen, verschiedensten Nüssen und Kräutern. Variieren Sie die Saucen: Zitrone-Senf-Öl, Zitrone-Joghurt-Curry, Balsamico. Nach kurzer Zeit werden Sie Salate richtig vermissen, wenn er einmal fehlt.

„Also mit dem Gemüse ist man ja schon sehr eingeschränkt beim Kochen“, sagte letzthin eine Kundin zu mir, die abnehmen wollte. Meine Antwort war: Es gibt 40 Gemüsesorten und 3 Fleischsorten. Die Möglichkeiten sind endlos.

ON – DAS VERGESSENE SUPERFOOD: HÜLSENFRÜCHTE

Wenn Sie abends zerknittert und „um Jahre gealtert“ ins Bett gehen, und morgens wieder erfrischt und „wie neu geboren“ aufwachen, dann hat sich ein Teil Ihrer Zellen mit Eiweißbausteinen verjüngt, renoviert und ausgetauscht. Im Schlaf läuft die Eiweißerneuerung auf Hochtouren. In der Corona-Krise wurden die Nudel-Regale leer gekauft. Als hätten die meisten nicht gerade genug Energie auf den Hüften, die verheizt werden könnte. Zur Zellerneuerung verwendet der Körper Eiweiß, nicht Pasta. Eiweiß unterstützt das Immunsystem, macht fit, hält schlank und ist lebensnotwendig. „Geheimnis Eiweiß“ ist der Titel eines meiner Bestseller. Eiweiß macht Sinn, gerade auch in Krisen wie Corona. Und welches? Erbsen, Bohnen, Linsen und Kichererbsen. Die haben so viel Eiweiß wie Fleisch. Sie füllten nicht ohne Grund schon im Krieg die Speisekammern.

Wann haben Sie das letzte Mal italienisches Bohnen-Antipasti, Pasta e Piselli (Erbsen), arabisches Kichererbsenmus (Hummus), einen Linsensalat, indisches Linsen-Dal, mexikanisches Bohnen-Chili, ein asiatisches Gericht mit Tofu, oder feinstes Erbsenmus als Beilage gegessen? Ich meine nicht diese pampigen, zerkochten Linseneintöpfe mit Speck. Die besten Drei-Sterne-Köche servieren Hülsenfrüchte in ihren Gourmettempeln. Hülsenfrüchte sind mega-hipp. Eiweißreich, ballaststoffreich, voller Phyto-Nährstoffe. Sie halten den Blutzuckerspiegel flach, machen lange satt, und man bleibt schlank. Vor allem sind es Eiweißbomben. 20–24 Gramm Eiweiß pro 100 Gramm. So viel wie in Fleisch. Ohne das schlechte gesättigte Fett. Schon ein paar Linsen über den Salat gestreut, oder ein paar weiße Bohnen in einer Suppe versteckt, heben den Eiweißgehalt an. Hülsenfrüchte bieten pro eingesetztem Euro mehr Eiweiß, Ballaststoffe, Vitamine und Mineralien als jedes andere Lebensmittel. Anders ausgedrückt: Sie sind spottbillig.

Hülsenfrüchte halten Ihre Transportwege fit

Das ganze einmal in nachweislichen Zahlen: Überall dort, wo mehr Hülsenfrüchte gegessen werden, findet man weniger Herz-Kreislauf-Erkrankungen. Das nennt man das mexikanische Paradox (Bohnen): Mexikanische Einwanderer haben viel weniger Herzinfarkte als ihr Fleisch essendes US-amerikanisches Umfeld. Die Regionen der Welt mit den niedrigsten Herz-Kreislauf-Erkrankungen und der längsten Lebenserwartung nutzen Hülsenfrüchte. Wie in Okinawa/Japan (Soja) oder die mediterrane Ernährung (weiße Bohnen). Eine neue Metaanalyse zeigt: Hülsenfrüchte senken das Risiko für Herz-Kreislauf-Erkrankungen um 10 % (Metaanalyse aus 6 Studien mit 367.000 Teilnehmern).[206] 10 klinische Studien zeigen außerdem, dass Hülsenfrüchte das Gesamtcholesterin und das schlechte LDL-Cholesterin erheblich senken.[207] Das liegt auch an den vielen Ballaststoffen. In diesen Studien ging es nur um klassische Hülsenfrüchte ohne Soja. Vom Soja-Eiweiß weiß man längst, dass es das LDL-Cholesterin senken kann (Metaanalyse aus 46 Studien) und Herz-Kreislauf-Erkrankungen vermindert (Metaanalyse aus 10 Studien).[208 209] Hülsenfrüchte senken den Blutdruck erheblich: Das ergaben 8 Studien, die die gleiche Kalorienzahl an 554 Teilnehmer „verfütterten“: Gruppe 1 mit Hülsenfrüchten bzw. Gruppe 2 mit anderen Lebensmitteln.[210] Genau deswegen empfiehlt die American Heart Association, Hülsenfrüchte und Soja zu essen.

„Jedes Böhnchen ein Tönchen – hat man dann nicht öfters Blähungen?“ Es kommt auf Ihre derzeitigen Darmbakterien an. Nach circa 2 Wochen Ernährungsumstellung haben sich neue Bakterien angesiedelt, und dann blähen Hülsenfrüchte überhaupt nicht.

„Uh ... Soja, schmeckt das denn?“ Soja-Produkte sind erst einmal für viele neu in der Küche. Es ist die Haupteiweißquelle in Asien. Schnittfester Tofu entsteht aus gekochten Sojabohnen, enthält 12 % Eiweiß und kein gesättigtes Fett. Was verbinden Sie mit Tofu? Nach Schuhsohlen schmeckender Fleischersatz oder Tofu-Würstchen? Reformhaus-Tristesse? Kein Asiate würde diesen „West-Tofu“ essen. Nach 2.000 Jahren Erfahrung kennt die asiatische Küche wirklich fantastische Rezepte mit Tofu. Der Trick: Man muss ihn kross anbraten, und dann mit Gewürzen und Sojasoße zum Schluss in der Pfanne ablöschen. Oder vorher mit Gewürzen, Zitrone oder Soja marinieren. Ersetzen Sie einfach öfters mal Fleisch durch Tofu. Es lohnt sich. So erhalten Sie sich Ihr wertvolles Transportsystem.

Abnehmen für Herz & Gefäße

Übergewicht ist Ihr größter Feind für Herz und Gefäße. Jeder 2. Deutsche hat Übergewicht. Übergewicht erhöht den Blutdruck. Noch einmal das Beispiel aus dem Gehirn-Kapitel: Fahren Sie mit zu prall aufgepumpten Reifen durch 1.000 Schlaglöcher am Tag. Das zerfetzt den Reifen spätestens am frühen Nachmittag. Bluthochdruck ist für 60 % aller Todesfälle verantwortlich. Außerdem produzieren die Fettzellen fast 70 Botenstoffe, die Blutdruck und Blutfette erhöhen, und Entzündungen anheizen. Entzündungen sind Gift für Ihre Transportwege, für Ihr Gehirn, und für ein Dutzend entzündlicher Erkrankungen. Übergewichtige haben das 30-fache Diabetesrisiko, ein 3-fach erhöhtes Risiko für Herz-Kreislauf-Erkrankungen, ein doppelt so hohes Schlaganfallrisiko. Ein mittleres Übergewicht verkürzt die Lebenszeit um 2–4 Jahre (BMI über 30). Bei sehr starkem Übergewicht sogar um 6–10 Jahre (BMI über 45). „Abnehmen“ könnte das wichtigste Projekt Ihres Lebens sein! Es geht vor allem bei guter Stimmung schnell, ohne Hunger und ohne Jo-Jo-Effekt. Zwischen 4–6 kg bei Frauen und 7–9 kg bei Männern im Monat sind gut machbar. Im Buch „Die 4-Wochen Stoffwechselkur“ zeige ich, wie einfach dies geht.

ON – DER LÄNGST FÄLLIGE ÖLWECHSEL

OFF – Das Aus für gesättigte Fette – Stellen Sie die Arterienverkalkung ab

Bis vor wenigen Jahren war die Welt noch in Ordnung: Jeder wusste, dass gesättigte Fette, also Fett aus Fleisch, Käse, Wurst und tropischen Fetten wie Kokos- und Palmfett, schlecht sind. Dann erschien im Jahre 2010 eine Metaanalyse aus 21 Studien, die nachwies, dass weniger gesättigte Fette das Risiko für Herz-Kreislauf-Erkrankungen nicht senken.[211] Die Boulevard-Presse hat es natürlich sofort aufgegriffen. Vielleicht, weil wir das raushören, was wir gerne hören wollen. Nur, um nichts zu verändern. Vor allem sprangen die PR-Abteilungen der Fleisch-, Milch- und Kokosindustrie darauf an und platzieren seither diesen Unsinn prominent im Internet.

„Was ist denn nun dran an der Studie, und mit den gesättigten Fetten?“ In Kürze: Verglichen wurde in den 21 Studien, ob mehr an schlechten gesättigten Fetten oder mehr von „irgendwelchen“ Kohlehydraten im Endeffekt einen Unterschied machen für Herz-Kreislauf-Erkrankungen. Es macht natürlich keinen Unterschied. Logisch, denn schnelle Kohlehydrate machen dick und sind genauso schlecht für Ihre Blutbahnen wie gesättigte Fette. Wenn Menschen einfach mehr Low-Fat-Produkte essen, die wiederum vollgestopft sind mit Zucker, oder hochverarbeite Mehle wie Brot, oder mehr Kartoffeln oder Nudeln, dann hat das natürlich keinen Vorteil. Schlecht mit schlecht verglichen – allgemeines Erstaunen? Es macht keinen Unterschied unter dem Strich für unseren Körper. 30 Jahre Kohlehydrat-Kampagnen der Ernährungsgesellschaften mit der „Mehr-Brot-Mehr-Kartoffel-Botschaft“ haben eine Flut von Übergewichtigen, und damit Herz-Kreislauf-Erkrankungen verursacht.

„Und was ist mit den gesättigten Fetten?“ Ganz einfach: Sie erhöhen das schlechte LDL-Cholesterin, und das setzt Ihre Gefäße zu. Unser Millionen Jahre altes System ist überhaupt nicht darauf eingestellt, mit so viel Fett überflutet zu werden. Als Jäger und Sammler haben Menschen hauptsächlich Pflanzen gegessen. Und ab und zu mal ein Tier erjagt. Nur mit einem entscheidenden Unterschied: Wild hat einen Fettanteil von 5–9 %, ein inaktives Stalltier heutzutage dagegen von 20–25 %. Steinzeit-Paleo-Ernährung war eiweißreich, fettarm und enthielt zusätzlich alle möglichen Pflanzenstoffe aus Beeren, Wurzeln und Grünzeug. Wie ist es heute? Jeder zweite Deutsche (53 %) erklärt, am liebsten Fleisch zu essen. Gefolgt von Pasta (38 %). Wir essen unglaubliche Mengen gesättigtes Fett. Doppelt so viel wie in der Evolution. Die positive Nachricht: Hier steckt der größte Hebel für Ihr gesundes Transportsystem.

Der Fall Kokosfett – So leicht lassen sich Verbraucher manipulieren

In meinen „Fit mit Fett“-Seminaren gibt es unter den Zuhörern jedes Mal einen Moment der betretenen Stille: Sobald ich die Fakten über Kokosfett anspreche. Die Verbraucher sind über Jahre hinweg durch PR-Kampagnen, Blogs und Fake-Studien mit vollkommen unhaltbaren Behauptungen über Kokosfett in die Irre geleitet worden. Kokosfett ist ein Musterbeispiel dafür, wie PR- und Social-Media-Agenturen es hinbekommen, selbst kritische Verbraucher zu täuschen. Das Problem von Google & Co. ist die schnelle Verbreitung von ungeprüfter Information. So ist es möglich, über ein an sich ungesundes Lebensmittel gezielt unkontrollierte, medizinische Behauptungen zu streuen. Kokosfett wurde als Erstes in „Kokosöl“ umbenannt, obwohl es als gesättigtes Fett nicht flüssig ist. Das klingt aber gesünder. Dann behauptete man, es schütze gegen Herzinfarkt, stärke das Immunsystem, und viele andere vollkommen unbewiesene Behauptungen. Gerne gruppieren sich dann um diese Seiten „hilfreiche“ Produktempfehlungen für den Einkauf. Dabei kommt das leicht süßliche, pflanzliche Fett so unschuldig wie ein Südseetraum daher, sodass es selbst in Bioläden verkauft wird, obwohl Regenwald dafür abgeholzt wird.

Die Macht und Tricks von Fake-Studien

Zu den angeblichen Vorteilen von Kokosfett gibt es nur wenige Studien. Entweder sind es schlecht geführte Bevölkerungsstudien oder statistisch unhaltbare kleine, unkontrollierte Studien mit mangelhaftem Studiendesign. Eine Studie muss nicht teuer sein, aber sie muss so angelegt sein, dass sie die gestellten Fragen beantworten kann. Im Fall von Kokosfett stammen die Studien fast immer aus den Produktionsländern, sozusagen als Exportunterstützung subventioniert, und werden dann in pseudo-wissenschaftlichen Journalen veröffentlicht.[212] Der große Nutzen ist jedoch, dass die Industrie mit Fake-News in unbekannten Journalen eine pseudo-wissenschaftliche Glaubwürdigkeit herstellen kann. Diese Weisheiten geistern dann ungeprüft gleich durchs Internet und werden schnell Teil des Glaubensschemas von Verbrauchern. Wie einfach dies ist, zeigt das Beispiel der Studie „Schokolade macht schlank“, von zwei Journalisten, die als Fake-Studie in käuflichen wissenschaftlichen Journalen publiziert wurde. Die gesamte Medienlandschaft hat dies dann verbreitet, bis die beiden Journalisten selbst ihren „Spaß" als Fake News auffliegen ließen.[213] Solche Fake-Strategien hat als Erste die Zigarettenindustrie genutzt, dann die Fleisch- und Milchindustrie. Die Kokosfett-Industrie bildet hier keine Ausnahme.

Kokosfett erhöht die Blutfettwerte

Kokosfett besteht zu 82 % aus gesättigten Fetten. Damit hebt es eindeutig das schlechte LDL-Blutfett an. Durch die etwas andere Fettzusammensetzung etwas weniger schlecht als Butter. Schlecht mit schlecht verglichen. In 7 klinischen Studien, bei denen Teilnehmern exakte Mengen an Kokosfett verfüttert wurden, wies man nach, dass es das schlechte LDL massiv erhöht.[214] Im Gegensatz dazu senken ungesättigte Fette aus Oliven- oder Rapsöl die Blutfette und vermindern weitere Ablagerungen in den Gefäßen.

Das angebliche Superfood

Trotz vieler Versuche der Multimilliarden-Kokosfett-Industrie, das Interesse der Wissenschaftler zu gewinnen, ist deren Interesse an Kokosfett gering. Der Grund: Die negativen Risiken durch die LDL-Steigerungen würden jeden anderen Vorteil, den Kokosfett vielleicht haben könnte, unter dem Strich zunichtemachen. Der durch Werbung geprägte Konsumenten-Eindruck von veganer Südsee-Romantik entspricht eben nicht den tatsächlichen Fakten. Gesättigte Fette werden in die Zellen eingebaut und machen diese weniger durchlässig. 30 % des Gehirns bestehen aus hoch leitenden Fetten, vor allem Omega-3-Fetten. Gesättigte Fette verlangsamen die Leitgeschwindigkeit des Gehirns. Kokosfett braucht kein Mensch als Superfood dafür. Auch nicht, wenn man es verniedlichend Kokosöl nennt.

ON – Superfood Omega-3-Fette

Wo findet man die ältesten Menschen der Welt? Sie wissen es bereits: In Okinawa (Japan) und im Mittelmeerraum. Was haben sie richtig gemacht, um ohne Kardiologen so alt zu werden? Ohne Medikamente und Herz-OP's? Die Okinawa-Ernährung und die traditionelle mediterrane Ernährung sind zu 90 % pflanzlich, und statt Fleisch wird hauptsächlich Fisch gegessen. Gesättigte Fette raus, gutes Omega-3-Fett rein. Das Omega-3-Fett senkt das Risiko von allen nur möglichen Herz-Kreislauf-Erkrankungen: Plötzlicher Herztod, Herzinfarkte, Herzrhythmusstörungen, Kammerflimmern, Herzschwäche und Tod durch Herz-Kreislauf-Erkrankungen.[215]
Omega-3-Fette sind hoch leitfähig und werden deshalb vom Transportsystem ins Herz eingebaut, um dort die Impulse zu leiten. Omega-3 ist auch der Hauptbaustoff für Gewebehormone, die den Blutdruck, die Blutgerinnung und Entzündungen regulieren. Kein Medikament könnte so viele Stoffwechselprozesse auf einmal beeinflussen. Und das alles ohne unerwünschte Nebenwirkungen. Für Ihre Biomaschine sind Omega-3-Fette überlebenswichtig.

Also: Omega-3 aus Fisch ist ein Superfood. Wir hatten es schon bei den Telomeren und im Gehirn-Kapitel gesehen. Zweimal pro Woche Fisch zu essen, wäre ideal. Nur, wer schafft das? 16 % der Deutschen essen überhaupt keinen Fisch. Es gibt kaum einen lebenswichtigen Stoff, der bei so vielen im Mangel ist wie Omega-3. Wenn man die Omega-3-Blutspiegel misst, dann sieht man in 80 % der Fälle viel zu niedrige Blutwerte. Mit erheblichen negativen Folgen. Es lohnt also, mehr Fisch zu essen. Oder Omega-3 zu ergänzen. Die neueste Metaanalyse zeigt das ganz eindeutig (127.477 Teilnehmer aus 13 Studien).[216]

ON – DIE BALLASTSTOFF-CONNECTION: SCHLANKER. SATT. SELTENER HOHE BLUTFETTE.

Wenn es einen Stoff gibt, der uns am meisten fehlt, sind es Ballaststoffe. Der Durchschnitts-Deutsche isst nur die Hälfte der empfohlenen Zufuhr von täglich 30 Gramm. Im Vergleich zum Steinzeitmenschen ist das sogar nur ein Viertel! Wozu nutzt dieser häufig nicht besonders schmackhafte Faserbrei in unserem Körper überhaupt?

- Ballaststoffe quellen im Magen auf und machen satt.
- Ballaststoffe halten schlank, weil Energie langsamer in den Körper kommt (4 Studien, 115.000 Teilnehmer).[217]
- Ballaststoffe senken Blutfette. Die Ballaststoff-Müllabfuhr nimmt überflüssiges Cholesterin aus dem Darm mit. Ohne Ballaststoffe wird überflüssiges Cholesterin aus dem Darm in den Körper zurückresorbiert. Schon 10 Gramm täglich mehr an Ballaststoffen senken das Cholesterin um 10 %.
- Ballaststoffe senken den Blutzuckerspiegel. Kalorien kommen durch die Faserpampe verlangsamt in die Blutbahn. Insulin, das Zuckerwegpack-Hormon, wird weniger ausgeschüttet, und packt weniger überflüssige Kalorien in die Fettzellen. Hohes Insulin verursacht außerdem Entzündungen, und die sind Gift für Ihre Gefäße.
- Ballaststoffe ernähren Ihre Billionen von Mitbewohnern: Die Darmbakterien (dazu mehr im nächsten Kapitel).

Ballaststoffe sind wichtig für Ihre funktionierende Biomaschine. Und Gold wert für Ihre Blutbahnen. Im Studien-Telegramm sehen Sie auf einen Blick, was diese Faserpampe alles für Sie tun kann.

Ballaststoffe	
7 Studien, 158.000 Teilnehmer [218]	Das Risiko für koronare Herzkrankheiten fällt um ↓ 29 %.
4 Studien, 134.000 Teilnehmer [219]	Das Risiko für Schlaganfälle fällt um ↓ 26 %.
24 Studien [220]	Ballaststoffe senken den Blutdruck.
15 Studien [221]	Ballaststoffe senken bei Diabetikern den Blutzucker und den Langzeitblutzuckerwert (HbA1c).
28 Studien [222]	Zusätzliche Ballaststoffe als Supplement senken den Blutdruck.
21 Studien [223]	Zusätzliche Ballaststoffe (Flohsamen) senken die Blutfette erheblich.
8 Studien [224]	Zusätzliche Ballaststoffe (Flohsamen) senken LDL-Blutfette um ↓ 7 %.

„Wo drin stecken denn die meisten Ballaststoffe?" Obst, Gemüse, Nüsse, Vollkorn-Produkte, wie z. B. Haferflocken, kommen alle in einer natürlichen Ballaststoffverpackung daher. Fleisch, hochverarbeitende Produkte, Kartoffeln, 90 % aller verzehrten Brotsorten, Reis und Nudeln haben kaum welche. Kein Wunder, dass Herz-Kreislauf-Erkrankungen zunehmen, wenn die Fasermüllabfuhr für das Cholesterin nicht funktioniert. Das ist, als wenn die Müllabfuhr streikt.
„Sollte man darüber hinaus noch zusätzliche Ballaststoffe essen?" Zusätzliche lösliche Ballaststoffe senken den Blutdruck (28 Studien), die Blutfette (21 Studien) und den Blutzucker (15 Studien). Nicht jeder schafft die 7–9 Portionen Pflanzenstoffe täglich. Dann lohnt es, zusätzliche Ballaststoffe einzunehmen oder zu trinken.

VEGANE ERNÄHRUNG – VERSCHLECHTERUNG, STILLSTAND ODER RÜCKENTWICKLUNG

Rechnen wir noch einmal 1+1 zusammen. Wenn wir addieren, was dem Transportsystem guttut (Obst +1, Gemüse +1, Hülsenfrüchte +1, Nüsse +1, Ballaststoffe +1), ist es logisch, dass möglichst viele und mehr Pflanzenstoffe in der Ernährung besser sind. 1+1+1+1+1 also.
Mehr von allem Guten bedeutet auch: Man isst automatisch weniger vom Schlechten: Somit das Aus für tierische gesättigte Fette aus Käse (–1), Wurst (–1), fettem Fleisch (–1), Butter (–1) und fetten Milchprodukten (–1). Das dreht den Wasserhahn für Herz-Kreislauf-Erkrankungen endgültig zu. Es kommt zur Rückentwicklung, nicht nur zum Stillstand. Es kommt einfach auf Ihre Zielsetzung an.

Metaanalyse um Metaanalyse schneiden Vegetarier gegenüber Nicht-Vegetariern besser ab: Vegetarier hatten niedrigere Blutfettwerte, niedrigeren Bluthochdruck, weniger Entzündungen im Körper, wesentlich seltener alle Arten von Herz-Kreislauf-Erkrankungen und seltener Krebs. 20 Metaanalysen, denen wiederum Hunderte Studien zugrunde liegen, wurden dafür zusammengefasst.[225] Diese Auswertungen von Langzeitstudien kamen erst in den letzten 3 Jahren heraus. Dass das Ergebnis so eindeutig ausfällt, hätte ich selbst nicht gedacht. Manchmal sieht man den Wald vor lauter Bäumen nicht und vergisst einfach, 1+1 zusammenzuzählen.

Ausgewogene Ernährung ist definitiv ein Flopp – Die Machenschaften der DGE

„Was heißt eigentlich ausgewogene Ernährung genau?" Auf diese leere Floskel trifft man in jedem Zeitschriftenartikel zum Thema Ernährung. Für die meisten bedeutet „ausgewogen": Käse, Wurst, Fleisch, Brot, gezuckerte Milchprodukte, und als Beilage ein Klacks Obst & Gemüse dazu. Die Folge: Die Gefäße setzen sich jedes Jahr weiter zu. Fast alle, die zu mir in die Beratung kommen, behaupten zunächst, sie ernähren sich schon ausgewogen.

„Ja, aber so ist es doch, und selbst die DGE empfiehlt es inklusive Käse, Fleisch …" Die Verflechtungen zwischen Lobbyorganisationen und den Ernährungsgesellschaften sind eng. In den USA ist längst nachgewiesen, wie es die Lebensmittelindustrie immer wieder hinbekommt, dass Fleischprodukte und fette Milchprodukte nicht aus den Empfehlungen gestrichen werden. Sogar der schädliche Zucker erfährt auf diese Weise Unterstützung: *„Es gibt keine schlechten oder guten Lebensmittel"*, liest man bei der ADA (American Dietetic Association). Die erstellt die Ernährungsrichtlinien für die USA.[226] So, so ... es gibt also keine schlechten Lebensmittel? Kein Wunder. Coca-Cola, Burger King, McDonald's, Danone und Mars „unterstützen" die ADA mit viel Geld für Kampagnen und Flyern zur Bewerbung von gesundem Essen. Es wird dann eben ein bisschen an der Klarheit gespart. Verwirrung statt Klarheit. Eine altbekannte Taktik der Zigarettenindustrie.

Und wie sieht es in Deutschland aus? Die DGE finanziert sich zu 75 % aus staatlichen Mitteln. Woher kommt der Rest? Von Unternehmen und Wirtschaftsverbänden aus der Lebensmittelbranche. Die Fleischindustrie setzt 42 Mrd. Euro pro Jahr in Deutschland um. 23 Mrd. Euro Umsatz allein mit fetter Wurst. PR-Aktionen in der Presse, Lobbyarbeit und Finanzierung der DGE gehören mit ins Budget, und sind gut investiertes Geld aus Sicht der Unternehmen. Hier prominente DGE-Mitglieder:

In Niedersachen: Deutscher Fleischer-Verband, Fleischerverband Niedersachsen-Bremen, Landesvereinigung der Milchwirtschaft Niedersachsen e.V.

In Thüringen: Dort werden Milchpartys veranstaltet. Finanziert durch die Landesvereinigung Thüringer Milch e.V.; Humana Milchindustrie GmbH; Landesinnungsverband des Fleischerhandwerkes Thüringen e.V.; Interessenverband der Milcherzeugerbetriebe e.V.; Landesinnungsverbände der Ernährungswirtschaft

Wen wundert es da noch, dass sich die 10 Regeln der DGE dann so lesen: *„Mit tierischen Lebensmitteln die Auswahl ergänzen. Milch und Käse werden täglich empfohlen.“* Alles klar. Wurst und Fleisch sind unumstößlich in den Regeln der DGE für abwechslungsreiche Ernährung enthalten. Dabei ist gesättigtes Fett der Risikofaktor Nr. 1 für die Nr. 1 der tödlichen Erkrankungen in Deutschland. Interessant ist auch, was noch so drinsteht in den Regeln: *„Bei einer rein pflanzlichen Ernährung ist eine ausreichende Versorgung mit einigen Nährstoffen nicht oder nur schwer möglich.“* Seltsam nur, dass alle großen Metaanalysen bei vegetarischer/veganer Ernährung im Vergleich zu Fleischessern 10–25% weniger Risiko für Herz-Kreislauf-Erkrankungen, und erheblich weniger Krebs herausgefunden haben. Ich möchte Sie nicht zum Vegetarier machen. Ich möchte nur aufzeigen, dass der herkömmlich verwendete Begriff „ausgewogen“ wenig bis gar nichts an Vorteilen für Ihre Lebenszeit bringt. Unsere Biomaschine ist nicht auf diese Art „Industrie-ausgewogen“ programmiert. Die Zigarettenindustrie hatte früher die gleiche Strategie: „Ein bisschen Rauchen schadet nichts.“

Den Stillstand einer Arterienverkalkung erreichen Sie mit einer Ernährung, die zu 90 % pflanzlich ist. Dies wurde in Hunderten von Studien bewiesen. Eine mögliche Rückentwicklung (bei denjenigen mit bereits schweren Schäden und Stoffwechselveränderungen) sieht man nur bei komplett pflanzenbasierter, veganer Ernährung, die ohne gesättigte Fette ist und mit einem Lifestyle- Programm kombiniert wird. Besser essen. Mehr bewegen. Weniger stressen. Diese Umstellung auf das Lifestyle-Programm bringt noch was Erstaunliches mit sich, und das geht uns alle an.

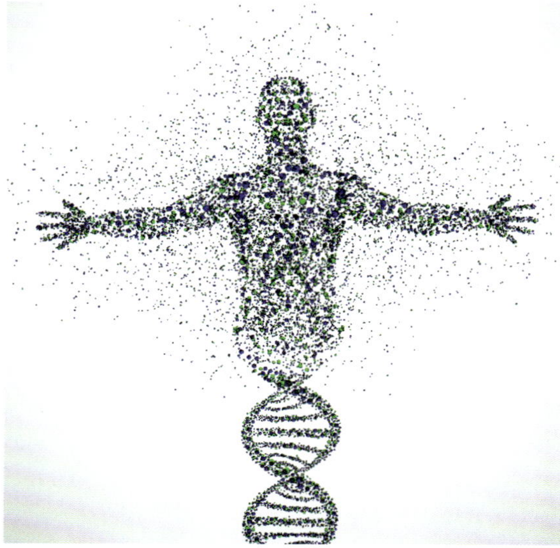

ON/OFF – STELLEN SIE IHRE REPARATUR-GENE AN

Ernährung beeinflusst direkt das Ablesen Ihrer Gene. Die können sich nämlich auffalten oder zufalten (Epigenetik). Erst, wenn sie sich auffalten, werden die körpereigenen Stoffwechsel- und Reparaturprogramme abgelesen, die Ihre Biomaschine braucht, um Herz-Kreislauf-Erkrankungen in den Griff zu bekommen. Dies wollte man testen. Man teilte 126 Teilnehmer mit schwer geschädigtem Herz-Kreislauf-System in 2 Gruppen auf. Gruppe 1 nahm am Lifestyle-Programm teil, mit weniger gesättigten Fetten, mehr Bewegung, und Stressverminderung. Gruppe 2 diente als Kontrollgruppe. Nach 12 Wochen hatten sich 26 Gene, und nach 1 Jahr sage und schreibe 154 Gene in ihrer Aktivität bei den Teilnehmern des Lifestyle-Programms verändert. Wichtige epigenetische Schalter wurden hierbei umgelegt. Die genaue Genanalyse zeigte, dass dies Gene waren, welche die Entwicklung von Arteriosklerose, Entzündungen, Gefäßfunktion, oxidativem Stress, Blutfett- und Blutzuckerregulation betreffen.[227] Während sich in der Medikamenten-Gruppe kein einziges Gen verändert hatte. Biostoffe können also die wichtige Datenbank Ihrer Biomaschine steuern. Medikamente können das nicht. Mit Medikamenten gewinnen Sie Zeit, und es kommen gewisse Dinge dann in Ordnung. Doch Stillstand oder Rückentwicklung kann nur eine Lebensweise erreichen, die Ihre Gensoftware beeinflusst.

Ich möchte Ihnen anhand von einem weiteren Beispiel und einem faszinierenden Bild zeigen, wie stark Gene durch Ernährung beeinflusst werden. In dieser Studie waren es Patienten mit stabilem Prostatakrebs. Auch diese Patienten gingen auf das obige Lifestyle-Programm. Man entnahm Gewebeproben der Prostata jedes Patienten am Anfang und am Ende des 3-monatigen Programms. Insgesamt hatten sich bei den Teilnehmern des Programms 48 Gene hochreguliert, und 453 Gene wurden herunterreguliert. Unter diesen Genen waren wichtige Bereiche, die das Krebsgeschehen und das Krebswachstums kontrollieren.[228]

Beide Beispiele zeigen uns den enormen Hebel, den jeder von uns mit der Ernährung in der Hand hat. Sie können mit den Biostoffen Hunderte von genetischen ON/OFF-Schaltern betätigen. Diese ON/OFF-Schalter wurden über Millionen Jahre entwickelt. Kein Medikament wird diese perfekte Feinregulation je erreichen können.

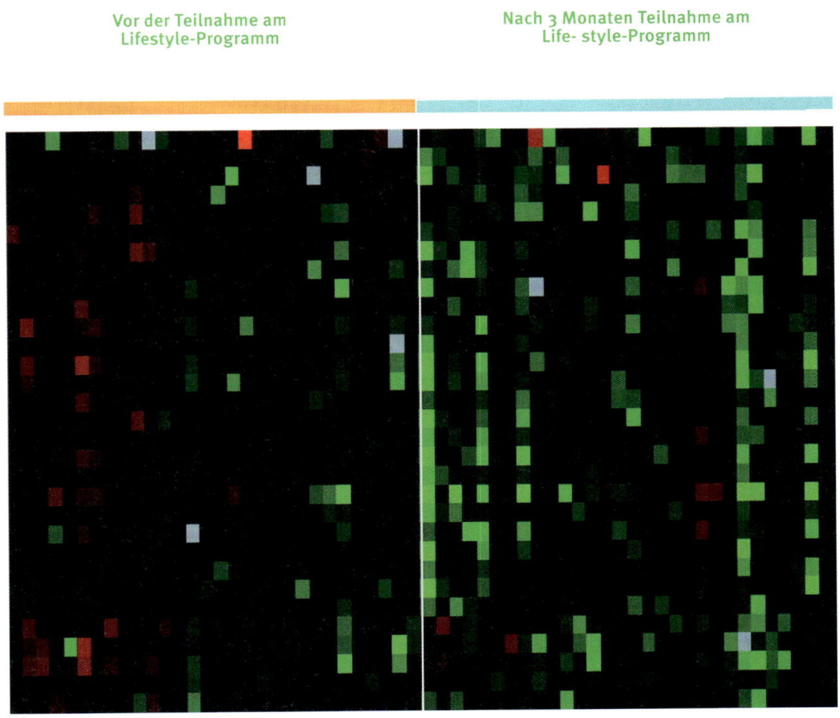

Ernährung aktiviert Hunderte von ON/OFF-Schaltern. Diese Analyse zeigt auf der rechten Hälfte, wie schon nach 3 Monaten „besser essen, mehr bewegen" 48 Gene hochreguliert wurden (in Rot) und 453 Gene in der Aktivität herunterreguliert wurden (in Grün). Es lässt das enorme Potenzial der Ernährung deutlich werden (Das Bild ist nur ein winziger Ausschnitt der Genanalyse)

VITALSTOFFE FÜR EIN GESUNDES HERZ-KREISLAUF-TRANSPORTSYSTEM

„Lohnt es, Vitalstoffe zu ergänzen?" Ehrlich gesagt, verstehe ich die dogmatischen Diskussionen in Deutschland nicht. Es ist einfach eine Tatsache, dass viele Menschen es nicht schaffen, täglich 7–9 Portionen Obst & Gemüse zu essen. Das wäre das Optimum. Nicht etwa 5 Portionen, die ständig genannt werden. Das ist das Minimum! Und die meisten Besser-Esser liegen ohnehin eher bei 2–3 Portionen. Der Großteil der Bevölkerung liegt sogar nur bei 1–2 Portionen. Natürlich WÄRE es IDEAL: 5 MAL. PRO TAG. OBST. UND. GEMÜSE. UND. ZWEI MAL. PRO WOCHE. FETTEN. FISCH. Nur: Ideal heißt eben nicht, dass man es auch schafft, das im Alltag umzusetzen. Sollen nun all die Menschen, die es wegen Stress, endloser Fahrten zur Arbeit, die, die ständig unterwegs sind, im Altenheim leben, in Kantinen essen müssen, alleine leben, oder nicht gerne kochen ... Sollen all diese Menschen auf die essenziellen Stoffe für ihre Biomaschine verzichten? Und was ist mit den Menschen, die einen erhöhten Bedarf haben? Und Ältere oder jene, die auf Medikamenten-Einnahme angewiesen sind? Es ist selbstverliebt und dumm, wenn Richtlinien oder Diskussionen ein nur selten erreichbares Ideal propagieren, anstatt pragmatisch vorzugehen. 41 % der Deutschen lieben Fertiggerichte. 27 % essen gar nicht mehr warm. 16 % essen keinen Fisch. Der Rest isst maximal die Hälfte der empfohlenen Menge. Wir sind eine Nation von Snackern & Aufwärmern geworden. Die umfangreichste Erhebung für das Bundesgesundheitsministerium weist erhebliche Mängel Vitaminen und Mineralien nach (siehe Seite 36 und 127).

Prof. Ornish empfiehlt in seinem wissenschaftlich basierten „Reverse Heart Disease Program" selbstverständlich ein Multivitamin-Produkt, zusätzliches Magnesium, Omega-3 und Vitamin D. Die deutsche Phobie und Hetze gegen Nahrungsergänzungsmittel sind dogmatisch und bevormundend. Ich führe daher selbstverständlich in der folgenden Tabelle kurz auf, warum es lohnt, zusätzlich Vitalstoffe einzunehmen. Wer mehr wissen möchte, dem empfehle ich mein Buch „Risikofaktor Vitaminmangel". Unsere Biomaschine läuft auf circa 45 essenziellen Nährstoffen. Darunter sind 6 Mineralien, 14 Spurenelemente, 13 Vitamine, und Omega-3. Nur, wenn ALLE diese Nährstoffe vorhanden sind, kann der Selbstreparatur-Modus unserer Biomaschine gut funktionieren.

Studien zu Blutdruck, Blutfetten, Blutzucker **Magnesium**	
34 Studien. Metaanalyse [229]	Magnesium senkt den Blutdruck. Alles waren doppelblind, Placebo-kontrollierte Studien.
9 Studien. Metaanalyse [230]	Magnesiumzufuhr kann den Nüchternblutzucker bei Diabetikern senken. Bei Nicht-Diabetikern kann es die Insulinresistenz verbessern.[229]
8 Studien. Metaanalyse [232]	⬇ 20 % geringeres relatives Risiko für Herz-Kreislauf-Erkrankungen. Entscheidend sind die Blutwerte.
40 Studien. Metaanalyse [233]	⬇ 26 % geringeres Risiko für Diabetes, ⬇ 31 % für Herzversagen, und ⬇ 12 % für Schlaganfall, wenn man Teilnehmer mit einer hohen Magnesiumzufuhr mit jenen mit einer niedrigen Magnesiumzufuhr vergleicht.
Kalzium	
40 Studien. Metaanalyse [234]	Kalzium senkt den Blutdruck.
Vitamine	
3 Studien zu B-Vitaminen. Metaanalyse [235]	⬇ 27 % geringeres relatives Risiko für Schlaganfälle.
18 Studien mit B-Vitaminen. Metaanalyse [236]	⬇ 18 % geringeres relatives Risiko für Schlaganfälle.
11 Studien mit Vitamin C. Metaanalyse [237]	⬇ 17 % weniger Schlaganfälle pro 100 mg höherer Vitamin-C-Zufuhr. Sechs Studien verglichen die Vitamin-C-Blutwerte: 38 % weniger Schlaganfälle bei denjenigen mit den höchsten Vitamin-C-Blutwerten im Vergleich zu niedrigen Blutwerten.
29 Studien mit Vitamin C. Metaanalyse [238]	Vitamin C wirkt blutdrucksenkend.

Langfristig denken: Vitalstoffe regulieren Ihren Stoffwechsel jeden Tag

Dazu die Geschichte von Dirk:

> *„Ich bin 40 Jahre alt und nehme seit Jahren Blutdrucksenker. Ich habe 15 kg Übergewicht. Letztes Jahr habe ich angefangen, Vitalstoffe zu nehmen. Ballaststoffe, Mineralien, Vitamine, Omega-3. Ich wollte einfach mehr Energie. Und etwas für mich tun. Hatte aber keine große Erwartung daran. Ich fühlte mich schnell viel leistungsfähiger, weniger müde. Der Blutdruck ist völlig unerwartet in den Normalbereich gefallen. Doch das war gar nicht der Grund, warum ich Vitalstoffe ergänzen wollte. Die Medikamente konnte ich bald absetzen. Ich habe weder abgenommen noch die Ernährung geändert. Das kommt als Nächstes dran. Ich finde, das ist ein Wunder. Und natürlich vollkommen unwissenschaftlich."*

Den Satz mit dem „Wunder" finde ich besonders interessant. Nicht Pharmaprodukte regulieren Ihren Blutdruck, sondern Vitalstoffe. Viele Patienten und Ärzte sind mittlerweile so medikamentengläubig, dass sie diese einfache Tatsache komplett verdrehen. Die Natur nutzt Vitalstoffe seit Millionen von Jahren für die Feinregulation des Blutdrucks. Vor allem Mineralien: Kalium, Kalzium und Magnesium, und dann auch Omega-3. Bei den Blutfetten sind es vor allem die löslichen Ballaststoffe, die das schlechte Cholesterin aus dem Darm mitnehmen. Bei Blutzucker wirken Magnesium und lösliche Ballaststoffe regulierend auf den Blutzucker. Drehen wir es doch einfach um: Dass Fremdmoleküle (Medikamente) wirken, das ist ein Wunder. Die Wirkung von Ernährung & Vitalstoffe dagegen sind über Millionen Jahre naturwissenschaftlich bewiesen und basieren auf unserem genetischen Programm.

Fazit – Essen für ein fittes Transportsystem

Jeder über 30 Jahren hat Ablagerungen in den Gefäßen. Die nehmen Jahr für Jahr zu. Deswegen stirbt jeder Zweite an Herz-Kreislauf-Erkrankungen. Ärzte und die Pharmaindustrie behaupten, Ernährung bringe wenig, wenn man erst einmal erkrankt ist. Dabei sind es Ernährung, Gewichtsverlust und Bewegung, die Herz-Kreislauf-Erkrankungen zum Stillstand bringen. Ernährung & Bewegung regulieren Gene hoch, die Ihr biologisches System überhaupt erst in den Reparaturmodus versetzen. Medikamente können dies nicht. Dem Konsumenten wird vorgegaukelt, er könne mit „ausgewogener" Ernährung etwas erreichen. Mächtige Lobbyverbände haben dieses verdrehte Verständnis von „aus-

gewogen" mit PR-Aktionen und starker Lobbyarbeit bei den Richtliniengebern untergebracht.
Wenn Sie Ihre Arterien wirklich jung halten wollen, oder das Fortschreiten von Herz-Kreislauf-Erkrankungen zum Stillstand bringen wollen, dann braucht Ihre biochemische Fabrik als Erstes einen Ölwechsel und potente Biostoffbetankung. Die traditionelle mediterrane Ernährung hat bewiesen, die Gefäße jung zu halten. Sie ist zu 90 % pflanzenbasiert. Damit stellen Sie Ihre Stoffwechselfabrik für den Reparaturmodus an.
Wenn Sie schon große Reparaturen oder fast einen Totalschaden haben und möchten diese Herz-Kreislauf-Erkrankung zurückentwickeln, dann hat bisher nur die vegane Ernährung ohne tierische gesättigte Fette eine Rückentwicklung in Studien gezeigt. Die Umsetzung ist nicht aufwendiger als die „westliche" Ernährung, und schmeckt genauso gut. Wenn Sie dies nicht jeden Tag mit 7–9 Portionen an Obst & Gemüse schaffen können, dann lohnt es sich, zusätzlich Ballaststoffe, Magnesium, ein Multi-Vitamin-Mineralien-Präparat und vor allem Omega-3 zu ergänzen.

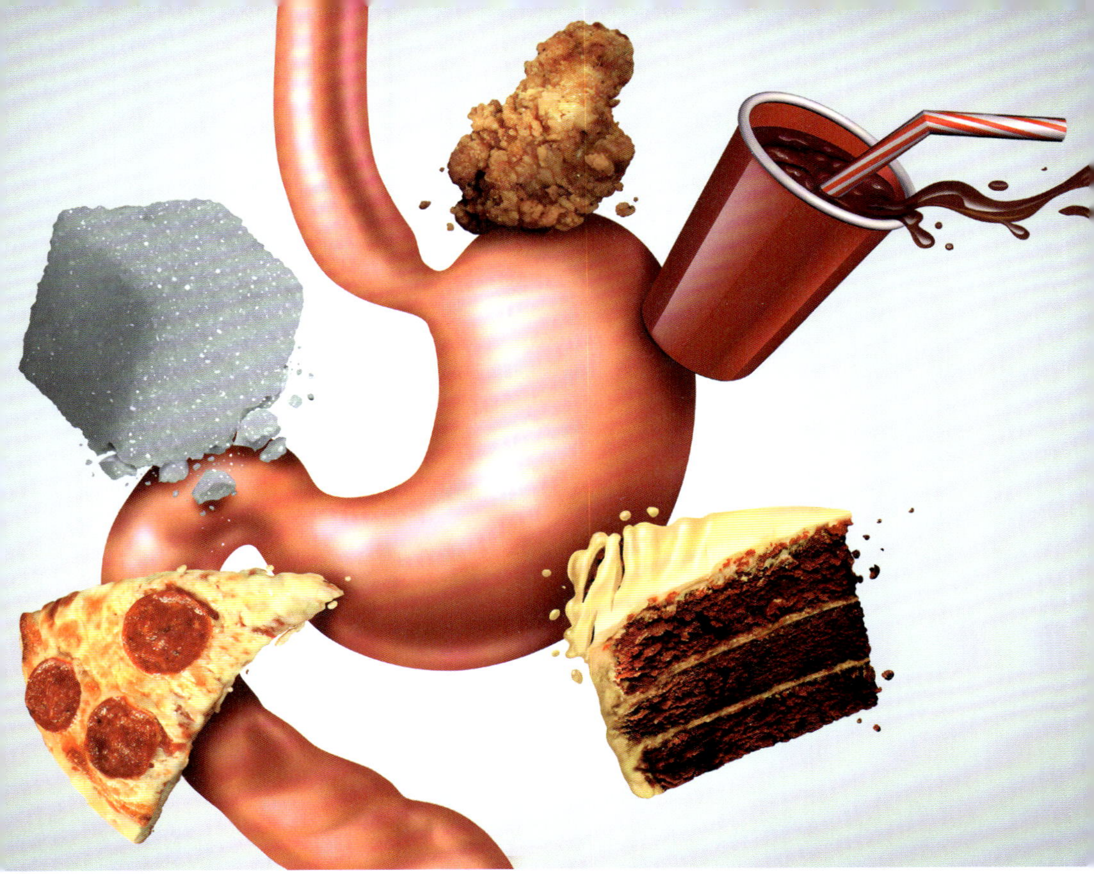

ESSEN FÜR IHRE 39 MILLIARDEN MITBEWOHNER

Mehr als die Hälfte Ihrer Zellen im Körper sind nicht menschlich, sondern Bakterien. Diese Mitbewohner können unermesslich positive Dienste leisten, oder sich auch gegen Ihren Körper wenden. Sie verarbeiten Nahrung, unterstützen das Gehirn, kontrollieren Ihre Stimmung, entscheiden über Körpergewicht, lösen schwere Krankheiten aus, und bestimmen den Alterungsprozess. Wie kann man diesen Bakterienhaufen für sich arbeiten lassen? Was fressen diese Mikroorganismen? Welche Ernährung lässt sie entgleisen? Haben Sie Ihre Mitbewohner heute schon gefüttert?

DER BAKTERIEN-MENSCH-HYBRID

Sind wir eigentlich in Wirklichkeit eine Kreuzung aus Bakterie & Mensch? Eine Art Symbiont oder eine hybride Kreatur, in der Bakterien das Sagen haben? [239] Nur 1 % des genetischen Materials Ihres Körpers sind überhaupt menschliche Gene. Wir wären ohne diese Armee von Bakterien, Viren, Pilzen, überhaupt nicht lebensfähig. Nur 43 % Ihres Körpers sind menschliche Zellen. Der Rest sind Mikroben-Mitbewohner – Ihre Mikrobiota. Das ist die Gesamtheit Ihrer Mitbewohner. Es ist vollkommen naiv, anzunehmen, dass diese über Millionen von Jahren entstandene Symbiose keinerlei Rolle spielt. Und tatsächlich verleiht uns unsere Mikrobiota „übermenschliche" Stoffwechsel- und Immunfunktionen, die wir sonst gar nicht hätten. Ihre Mikrobiota ist ein Super-Stoffwechselorgan. Und Sie können es für sich nutzen! Helfen Sie Ihren Bakterien, dann helfen diese auch Ihnen! Was Sie essen, ist auch deren Essen. Ernähren Sie die guten Bakterien kaum, wenden sie sich zu Milliarden gegen Sie.

Ein Teil Ihrer Mikrobiota sitzt im Darm und besteht aus 1.000 unterschiedlichsten Arten (39 Billionen Zellen). Die anderen großen Mikrobiome wimmeln im Mund, in Vagina und Haut herum. Erstaunlich: Auf einer Handfläche leben mehr Bakterien, als es Menschen auf der Erde gibt. Ein gesundes Hautmikrobiom kann Sie vor Pilzen und Bakterien schützen. Oder Ihr Mikrobiom im Mund: Beim Küssen zum Beispiel tauschen wir 80 Millionen Bakterien aus.[240] Küssen gibt es bei vielen Tierarten. Es dient dazu, die eigene Mikrobiota zu erweitern, oder auch den genetischen Code des neuen Partners auf Kompatibilität hin zu testen. Sie riechen unbewusst, wie sich die Mikroben Ihres Gegenübers zusammensetzen, denn diese geben Geruchsstoffe frei.

Die Darm-Mikroben können sich in wenigen Stunden explosionsartig vermehren. Wussten Sie, dass mehr als die Hälfte Ihres täglichen Haufens nicht etwa aus unverdauten Nahrungsresten besteht, sondern aus Darm-Bakterien? Es gibt eine einfache Regel: Je größer dieser Haufen wird, desto besser haben Sie vorher Ihre bakteriellen Haustiere gefüttert. Und je besser es Ihren Mitbewohnern geht, desto besser ist es um Ihre Gesundheit bestellt.

Explosion der Forschung: Die neue Welt in uns

Bis vor 10 Jahren wusste man kaum etwas darüber, was in den schwer zugänglichen Bakterien-Feuchtgebieten im Darm so vor sich geht, denn 90 % der Bakterien ließen sich nicht im Labor anzüchten. Es kam aber zu einem wissenschaftlichen Durchbruch, und das hat den Blick auf „Uns“ für immer komplett verändert: Die vollautomatische Analyse der Bakterien-Gene. Sozusagen eine genaue Volkszählung Ihrer Mitbewohner im Darm. Das darf man sich dann etwa so vorstellen: Ein Labor, in dem Roboter und Computer mithilfe von Hightech-Gensequenzierung vollautomatisch den Stuhl von Tausenden von Menschen aus verschiedenen Erdteilen analysieren, um eine weltweite Mikrobiom-Landkarte zu erstellen. So ein Haufen hat gut 20 Millionen Gene. Dieses Mikrobiom-Projekt ist tatsächlich die größte genetische Forschungsreise, die je gestartet wurde. Eine Forschungsexpedition, 1.000-mal umfangreicher als die Analyse der 20.000 menschlichen Gene, die dagegen fast lächerlich klein wirkt. Seither explodiert unser Wissen, was uns Hybridmenschen gesund oder krank macht. 6.600 Einträge gab es in Google Scholar bis zum Jahr 2000. Zwischen 2010–2020 sind 210.000 Einträge dazugekommen.

Heilpraktiker waren die Ersten, die unerklärliche Heilerfolge mit Darmkuren hatten. Das wurde lange Zeit von vielen Ärzten als Hokuspokus belächelt. Heute weiß man es besser: Die Mikrobiota ist mitbeteiligt daran, ob Sie müde oder voller Energie sind. Sie steuert auch Ihr Immunsystem, das Ablesen Ihrer Gene, Ihren Stoffwechsel. Sie steuert selbst das Gehirn, Ihre Psyche und die Entwicklung von vielen Erkrankungen. Man weiß inzwischen, dass durch unsere relativ einseitige, westliche Industrie-Ernährung, durch Antibiotika und andere Schadstoffe das Bakterien-Ökosystem im Darm dauerhaft verändert und sogar dezimiert wird. Verschiedene Mikroben-Arten sind in der westlichen Welt so gut wie ausgestorben. Die fehlen heute für eine gute Gesundheit. Über Millionen von Jahren hatte sich diese nützliche Symbiose entwickelt. Von Generation zu Generation wurde sie weitergegeben, denn sie wird bei der Geburt von der Mutter auf das Baby übertragen. Weitere 30 % werden über das Stillen übertragen. Was aber nicht da ist, kann auch nicht übertragen werden. Und irgendwann ist der Punkt erreicht, wo das vorhandene Mikrobiota wichtige Aufgaben, die es sonst anstandslos arbeitsteilig leistet, nicht mehr erfüllen kann. Weil es von Generation zu Generation, von Jahr zu Jahr bei schlechter Ernährung weiter dezimiert worden ist. Wir wissen erst seit Kurzem, dass es dadurch zur Entwicklung vieler Erkrankungen kommt.

Bevor wir uns darum kümmern, wie man diese Mitbewohner glücklich macht, möchte ich mit Ihnen entdecken, warum sich das für Sie lohnt und was Ihre bakteriellen „Haustiere“ so alles für Sie tun.

Folgende Symptome und Erkrankungen hängen direkt mit Ihrer Darmflora (Mikrobiota) zusammen
Darmbeschwerden: Blähungen, Verstopfung, Völlegefühl, Durchfälle, Unverträglichkeiten, Reizdarm, Pilzbefall, löchrige Darmwand (Leaky Gut), entzündliche Darmerkrankungen
Autoimmunerkrankungen: Rheuma, Morbus Crohn, Lupus, Asthma, Allergien, Schuppenflechte, Ekzeme
Erkrankungen mit entzündlichem Anteil: Herz-Kreislauf-Erkrankungen, der Alterungsprozess
Neurologische Erkrankungen und Symptome: Depressionen, Angstzustände, ADHS, Alzheimer, Parkinson, Autismus

DIE NEUE BRAUNE MEDIZIN

„Diese Tabelle mit den ganzen Krankheiten … Ist die nicht etwas übertrieben? Ich kann mir das gar nicht vorstellen." Das Thema Mikrobiom ist so spannend, dass ich am liebsten ein separates Buch darüber machen würde. In diesem einen Kapitel kann ich Ihnen aber zumindest einen guten Überblick geben, wie wir von unseren Bakterien gesteuert werden. Das Ziel dieses Kapitels ist, Sie dafür zu begeistern, Ihre Mitbewohner gut zu füttern. Am einfachsten kann man verstehen, was die Mikrobiota auslöst, wenn man sie verpflanzt. Also Fremd-Stuhlverpflanzungen auf einen anderen Empfänger. Die Folgen sind dramatisch! Diese neue Braune Medizin entwickelt sich derzeit rasant.

Bakterien & Psyche

Ihre Bakterien steuern Ihre Stimmung und Psyche. Dazu kann man einen sehr eleganten Versuch finden: Man analysierte genetisch das Mikrobiom von 34 depressiven Patienten und verglich es mit dem von 33 Nicht-Depressiven. Wer unter Depressionen leidet, hat meist eine viel geringere Vielfalt der Darmflora. Das wusste man schon. Dann übertrug man den menschlichen Stuhl auf Mäuse. Das erstaunliche Ergebnis: Die Mäuse, die die Darmflora der Depressiven übertragen bekamen, veränderten ihr Verhalten. Wurden lustlos, ängstlich und hatten einen veränderten Glücksboten-Stoffwechsel (Neurotransmitter).[241] Mensch-zu-Tier-Studien dieser Art zeigen, dass Bakterien tatsächlich die Psyche mitsteuern. Und dass die veränderte Bakterienzusammensetzung bei Depressiven nicht etwa nur eine Folge der Depressionen ist, sondern tatsächlich ein Mitverursacher. In vielen anderen Tierstudien hatte man schon gezeigt, dass ängstliches Verhalten und Stressanfälligkeit mit der Darmflora übertragen werden können. Man kann auch bei Tieren durch Antibiotika oder durch eine fettreiche Ernährung die Mikroben-Vielfalt stark vermindern. Wird dann der Stuhl übertragen, dann steigt ängstliches Verhalten an.[242]

„Wer hat denn bei uns das Sagen? Unsere Bakterien oder wir?"

Ganz klar: Sie! Denn Sie können die Zusammensetzung Ihrer Mikrobiota selbst steuern. Sie entscheiden selbst, wie Sie Ihre Mitbewohner füttern. Ob Sie sie vielfältiger machen oder verhungern lassen. Je vielfältiger Ihre Mitarbeiter im Darm sind, desto besser wirkt sich das auf Ihre Psyche aus. Mehr dazu gleich im McDonald's-Experiment.

„Bringt es denn etwas, zusätzlich probiotische Bakterien einzunehmen?"

Probiotika sind aktive Bakterienmischungen, die Sie aus Joghurt kennen. Immer mehr Forschung gibt es nun zu den Wechselwirkungen von bestimmten Bakterienstämmen und der Psyche. Man nennt bestimmte Probiotika-Arten inzwischen sogar Psychobiotika. Vier klinische Studien zeigen den deutlich stimmungsaufhellenden und anti-depressiven Effekt dieser Psychobiotika.[243] Die Forschung steht da erst am Anfang, aber die zusätzliche Einnahme probiotischer Produkte kann eine Unterstützung für die Stimmung sein. Langfristig können Sie sich glücklich essen, mit den richtigen Lebensmitteln für Ihre Bakterien (siehe auch Seite 118).

Mikrobiota & Gewicht

Die Mikrobiota kann sogar für Übergewicht verantwortlich sein. Auch hierzu gibt es einen interessanten Versuch: Überträgt man den Stuhl von einem übergewichtigen Menschen auf eine Labormaus, nimmt diese Maus zu und wird fettleibig. Der übertragene Stuhl von einem schlanken Menschen lässt die Maus dagegen schlank.[244] [245] Was ist da passiert? Verwertet die eine Labormaus die Nahrung besser? Nein. Diejenige, die den Stuhl von Übergewichtigen bekommen hat, frisst einfach gerne mehr, hat mehr Hunger, hat weniger Sättigungssignale. Diese Hungersignale werden von Bakterien vermittelt, mithilfe von Botenstoffen. Begrenzt man die Nahrungszufuhr dagegen auf das, was schlanke Mäuse fressen, nehmen sie nicht zu.

„Bestimmen denn unsere Darmbakterien, wann wir wie viel essen?" Ja, man mag es kaum glauben. Darmbakterien fordern Nahrung an und schütten Botenstoffe aus, die wiederum Hunger auslösen, um an das zu kommen, was sie wollen. So haben Sie Ihre Mikrobiota zu dem gemacht,

was sie is(s)t. Übergewichtige haben eine andere Zusammensetzung der Darmbakterien als Schlanke.[246] Mit 90 % Wahrscheinlichkeit kann man inzwischen am genetischen Fingerabdruck Ihres Mikrobioms feststellen, ob Sie Übergewicht haben. Wenn Sie mehr Fett/Zucker/schnelle Kohlehydrate und weniger Ballaststoffe essen, sind andere Bakterien im Darm vorhanden.

„Kann man denn seine Übergewichts-Darmflora verändern?“ Ja. Dann nehmen Sie ab und haben nach einer Diät keinen Jo-Jo-Effekt. Dazu auch ein spannendes Experiment: Schlanken Mäusen wurde die Darmflora von dicken Mäusen eingepflanzt. Wie erwartet, legten diese dann Jo-Jo-artig an Gewicht zu. Das Gleiche passierte erstaunlicherweise, wenn diese übergewichtigen Mäuse abgenommen hatten und man deren Darmflora dann wieder den schlanken Mäusen übertrug. Wieder Jo-Jo-Effekt.[247] Sechs Monate dauert es, bis sich die Darmflora so umgebildet hat, dass dies bei einer Darmflora-Transplantation nicht mehr passiert.[248] Was bedeutet das nun? Wenn Sie abnehmen, verändert sich Ihre Bakterien-Community im Darm erst nach und nach.[249] Deswegen ist es so wichtig, diese noch mehrere Monate lang mit probiotischen Bakterien und einer veränderten Ernährung zu unterstützen. Genau das wird im Abnehmprogramm der Stoffwechselkur genutzt (mehr dazu am Ende des Kapitels). Interessant ist, dass nach und nach die Lust auf Süßes oder Fleisch wegfällt. Ihre neuen Bakterien funken auf einmal: Ich habe Lust auf Grünzeug und Obst. Sie rufen Ihnen völlig neue Fresssignale zu. Fresssignale, die Sie vorher nie für möglich gehalten hätten.

„Kann man denn auch mehr abnehmen mithilfe von probiotischen Bakterien?“ Genau das wollten Wissenschaftler herausfinden: Was passiert eigentlich, wenn man schon während der Diät die Darmflora bewusst lenkt. Erste Anhaltspunkte dafür ergibt eine Metaanalyse von 25 kontrollierten Studien mit 1.931 Teilnehmern, die eine größere Gewichtsabnahme unter Zugabe von probiotischen Bakterien bestätigt.[250]

Mikrobiota & Krankheiten

Stellen Sie sich vor, Sie übertragen den Stuhl eines an Parkinson erkrankten Patienten (Mensch) auf junge Mäuse, die genetisch auch für Parkinson anfällig sind. Man kennt inzwischen die Gene, die Parkinson auslösen können. Aber ist man diesen Genen ausgeliefert? Parkinson ist eine schwere degenerative, neurologische Erkrankung, die meist ab einem Alter von 60 Jahren auftritt. Das Ergebnis dieses verblüffenden Experiments: Die jungen Mäuse mit den verpflanzten Bakterien aus dem Stuhl von Parkinson-Patienten entwickelten selbst schnell Parkinson. Übertrug man dagegen den Stuhl gesunder Menschen auf diese jungen Mäuse, entwickelt sie kein Parkinson.[251]

„Wer bestimmt denn nun, was passiert: Unsere Gene oder die Bakterien?" Wir fangen erst an zu verstehen, wie die Mikrobiota das Ablesen unserer Gene mitbestimmt. Die Grundfrage ist ja folgende: Haben Parkinson-Patienten als Folge ihrer Erkrankung eine veränderte Mikrobiota? Oder ist die Mikrobiota Mitauslöser der Erkrankung? In den Studien mit Stuhlübertragung wurde klar gezeigt: Die Mikrobiota löst ursächlich die Krankheit mit aus. Inzwischen gibt es viele ähnliche Studien zu den verschiedensten Erkrankungen.[252] Das zeigt: Sie haben es langfristig selbst in der Hand: Ihre Mikrobiota arbeitet mit Ihnen. Wenn Sie sie nicht gut behandeln, arbeitet sie allerdings gegen Sie.

Mikrobiota & Infektionen - Ihr Ökosystem

Ihre Mikrobiota hält schlechte Viren, Bakterien und Pilze in Schach. In folgender Studie kann man sehen, wie wirksam dies ist. Immer mehr Menschen sterben an resistenten Bakterien, weil Antibiotika nicht mehr wirken. 29.000 Menschen in den USA sterben zum Beispiel pro Jahr an einer C-Diff-Darminfektion. Meist passiert das nach einem Antibiotikaeinsatz im Krankenhaus, welche die Darmflora zerstört hat. Eine halbe Million Menschen weltweit bekommen diese langwierige und schwerwiegende Infektion pro Jahr in Industrienationen. Sie führt zu rasanten Durchfällen und – unbehandelt – zum Tod. Antibiotika helfen in 70 % der Fälle gar nicht mehr. Wochenlange Krankenhausaufenthalte und Antibiotika-Infusionen gehen dem Tod voraus. Jetzt die unfassbar gute Nachricht: Sie können diese Infektion innerhalb nur eines einzigen Tages besiegen! Wie? Mit einer Stuhltransplantation von einer gesunden Person! Die fremde, aber gesunde Bakterien-Community bringt die Infektion in Ihrem Darm sofort unter Kontrolle. Frappierend, oder? Stellen Sie sich Ihr Mikrobiom wie ein Ökosystem vor. Es muss in Balance sein. Schädigt man es, und verliert man die Vielfalt der Bakterien, können unerwünschte Mikroben ungehindert wachsen. In der Studie transplantierte man also ein intaktes Ökosystem in eine verwüstete Landschaft. Dort vermehrten sich die guten Bakterien explosionsartig und verdrängten die schlechten Bakterien. Je älter Sie werden, desto mehr wird im Laufe Ihres Lebens Ihre Mikrobiota durch Antibiotika, Chemotherapien, Schadstoffe und falsche Ernährung geschädigt. Findige Firmen haben

das in den USA bereits für sich entdeckt: Die eigene junge Mikrobiota für später im Alter einfrieren zu lassen, ist ein neues kommerzielles Feld in den USA.[253]
Möchten Sie ein Stuhl-Spender werden? Mit den eigenen Exkrementen könnten Sie sich was dazuverdienen. Unglaublich fast, aber wahr: In den USA werden 40 Dollar pro Haufen von ausgewählten Spendern bezahlt.[254] Was für eine Einkommensquelle, die sonst einfach weggespült wird. Der Stuhl wird vorher umfangreich auf Viren, Erkrankungen etc. getestet. Sie dürfen auch kein Übergewicht haben. Bevor man sich nun Julia-Roberts-Stuhl für Frauen oder Brad-Pitt-Stuhl-Sonderedition für Männer als Kapsel zu Weihnachten wünscht, könnte man es ja auch ganz schlicht und günstig mit der Ernährung versuchen. Mit dem artgerechten Füttern Ihrer bakteriellen Haustiere.

Fazit

Vielleicht dachten Sie bei Mikrobiota ja auch:
„Ach, so ein bisschen Darmflora – das ist doch alles unwissenschaftlicher Kokolores. Das habe ich von meinem Arzt noch nie gehört.“ Es ist aber so: Ihre Bakterien steuern tatsächlich Ihre Gesundheit direkt. Sie als Bakterien-Mensch-Hybrid haben es selbst in der Hand, diese Bakterien glücklich zu machen und produktiv für sich arbeiten zu lassen.

PROBLEM: ÜBERFRESSEN! UNTERERNÄHRT! ÜBERBEHANDELT!

Wir essen zu viel, betanken unsere Biomaschine kaum noch mit den nötigen Vitalstoffen, und obendrein zerstören wir unsere Mikrobiota mit Medikamenten. Damit nehmen Sie Ihrer Biomaschine die Möglichkeit, sich selbst optimal zu reparieren und zu erhalten. Diese moderne Dreierkombi – überfressen, unterernährt, überbehandelt – ruiniert unsere Gesundheit mehr als alles andere.

Nicht verhungern durch Bakterien

In Millionen von Jahren der gemeinsamen Evolution hat sich in „uns“ ein arbeitsteiliger Superorganismus herausgebildet, der einen Teil seiner Rohstoffverarbeitung an die Mikrobiota „outgesourced“ (abgegeben) hat. Sie dachten, Sie verdauen selbst? Oh, nein. Ihre Mikrobiota verarbeitet wichtige Teile. In Ihrem Dickdarm frisst sich eine hungrige Meute von Mikroben durch ansonsten unverdauliche Pflanzenstoffe, um für uns die Supermoleküle wie Polyphenole oder Antioxidantien freizusetzen. Tatsächlich werden 95 % der überlebenswichtigen Antioxidantien durch Darmbakterien im Dickdarm für uns aus den Fasern befreit.[255] Diese Supermoleküle schützen unsere Zellen, schalten ganze Gensequenzen an oder aus, und senken Entzündungen. Je besser Ihre Mikrobiota funktioniert, desto besser werden Sie also mit diesen Antioxidantien versorgt. Circa 20.000 verschiedene Pflanzen wären im Prinzip für den Menschen essbar. Unsere eigenen Gene verfügen dagegen über lächerliche 17 verschiedene Enzyme, mit denen gerade mal Zucker, Fette und Eiweiß auseinandermontiert werden können. Das Mikrobiom kommt da ganz anders daher: Es hat je nach Zusammensetzung der Bakterien über 60.000 verschiedene Enzyme im Repertoire.[256] Das ermöglicht es uns Bakterien-Mensch-Hybriden, überall auf diesem Planeten zu überleben. Diese Darmarbeiter sind hochspezialisiert: Manche fressen sich am liebsten durch Bohnen, andere durch Körner, Zwiebeln, Nüsse, Grünzeug, oder sie sind sonst wie auf die absurdesten Ballaststoffe spezialisiert. Das macht Sinn, denn alle Pflanzen kommen in Ballaststoffverpackungen daher. Ihre Nahrung ist immer auch die Nahrung Ihrer Bakterien. Sie füttern sie, oder Sie lassen Ihre fleißigen Mikroben verhungern, was zur Folge hat, dass ganze Kolonien von unterschiedlichen Bakterien langfristig dann ganz wegfallen.[257] Sie haben daher genau die Mikrobiota, die Sie sich angefuttert haben. Mit allen entsprechenden Folgen.

Eine Woche McDonald's

Prof. Tim Spector leitet den britischen Teil des Mikrobiom-Projekts. Es war keine allzu schwere Herausforderung zunächst, Studenten zu finden, die sich für 10 Tage bei McDonald's durch Chicken-Nuggets, Hamburger und Soft-Drinks durchfuttern „durften". Während der McDonald's-Kur wurde immer wieder deren gesamtes Mikrobiom genetisch sequenziert. 40 % des Mikrobioms dieser Studenten, d. h. insgesamt 600 verschiedene Bakterienarten, waren nach nur einer Woche im Darm nicht mehr nachweisbar. Die Folge: Die Studenten fühlten sich müde, waren lethargisch und hatten starke Stimmungsschwankungen. Sie konnten sich überhaupt nicht erklären, warum Sie so k. o. waren. Nach so kurzer Zeit. Jedem Mikrobiomforscher ist dagegen klar, warum: Bakterien im Darm stellen 30 verschiedene Neurotransmitter her. Zum Beispiel 90 % des beruhigenden Glücksbotenstoffs Serotonin, und 50 % des Dopamins, das Sie euphorisch macht.[258] Anstatt mit Zucker, Alkohol oder Drogen das Dopamin kurzfristig zu manipulieren, könnten wir unsere Stimmung viel besser mit gut gepflegten Bakterien dauerhaft stabilisieren. Und die können noch viel mehr: Ihre Bakterien kommunizieren über eine Datenautobahn, den Vagusnerv, außerdem direkt mit Ihrem Gehirn. Darüber werden mehr Daten als über Ihr Knochenmark transportiert. Bakterien produzieren kurzkettige Fettmoleküle (SCFA), die direkt als Energie im Gehirn verwendet werden, und Sie konzentriert machen. Sie fühlen sich müde? Dann fragen Sie sich doch einmal, was Sie Ihren Bakterien heute Morgen zum Frühstück gegeben haben. Müsli oder Cornflakes? Bakterien fressen am liebsten Pflanzen, also Ballaststoffe. Die machen sie glücklich. Und damit auch „UNS" glücklich. Ballaststoffe – das klingt langweilig. Bis wir verstehen, dass unsere Bakterien mit Ballaststoffen unser persönliches Glücksempfinden produzieren. Ballaststoffe sind wie Dünger und Rohstoff für Ihre Darmbakterien. Damit stellen sie fleißig alle möglichen Psycho-Moleküle für Sie her. Ist diese Symbiose nicht großartig?

Denken Sie häufiger: Was können „WIR" essen? Wie schnell sich die Mikrobiota verändert, wurde in vielen sogenannten Switch-Studien gezeigt, in denen man die Teilnehmer von einer pflanzenreichen auf eine *„westliche"* Ernährung, oder umgekehrt, umgestellt (switch), und danach den Stuhl genetisch analysiert hatte.[259] Das Ergebnis: Mehr Fette, Zucker, hochverarbeitete Produkte und weniger Pflanzenstoffe verminderten immer die Artenvielfalt im Darm, und so auch die Produktion der glücklich machenden Neurotransmitter.[260] McDonald's kann „Uns" also gar nicht nachhaltig glücklich machen. Die wichtigste Erkenntnis von Prof. Knight, dem Leiter des Mikrobiom-Projekts, ist: „Sie brauchen Diversität (Vielfalt) innerhalb Ihrer Darm-Mitbewohner, dann arbeiten diese optimal für Sie." [261]

Oben füttern, unten verhungert die Darmflora

„Wieso vermindert sich eigentlich die gute Darmflora?" Das lässt sich sehr einfach erklären. Die Mikroben fressen am liebsten Ballaststofffutter, und leben zu 90 % im Dickdarm. Füttern wir sie gut, schütten Sie Botenstoffe aus und setzen Nährstoffe frei, auf die der Stoffwechsel & das Immunsystem angewiesen sind. 100–150 Gramm Ballaststofffutter aus den unterschiedlichen Pflanzen hat der Mensch dafür ursprünglich gegessen. Wie vielfältig und schlagkräftig die Mikrobiota beim Menschen dadurch ist, kann man noch heute feststellen, wenn man das Mikrobiom der wenigen noch verbliebenen Jäger & Sammler genetisch analysiert.

Sie haben doppelt so viele unterschiedlichste Darmbakterien als die Menschen in der industriell entwickelten Welt.[262] Diversität nennt man das. Und deren gesunde Jäger-&-Sammler-Darm-Mitbewohner stellen circa 4-mal mehr der wichtigen Biomoleküle her als bei Menschen, die typisch westlich essen! Man nennt diese Stoffe auch Postbiotika. Der Ablauf ist einfach: *Artenreiche Mikrobiota + Ballaststoffe aus vielen unterschiedlichen Pflanzen = deutlich mehr Postbiotika für uns.*
Eine echte gewinnbringende Zusammenarbeit ist das! Wir füttern, sie produzieren. Viele Menschen verzichten dummerweise auf diese Luxusanlieferung durch die eigene Bakterienfabrik.

„Was heißt verzichten?" Schnelle Kohlehydrate, Zucker, Fett und Eiweiß werden zu 80 % im Dünndarm aufgenommen. Die Bakterien im dahinterliegenden Dickdarm gehen leer aus, weil dort nichts mehr ankommt. Weil die Bakterien im Dickdarm Pflanzenstoffe verarbeiten! Einfach ausgedrückt: Sie ernähren sich irgendwie da oben, doch die da unten verhungern! Statt der 100 Gramm Ballaststoffe und Energie wie bei Ihren Vorfahren, den Jägern & Sammlern, bekommen Ihre Mitbewohner nur noch magere 15 Gramm, und ein paar sonstige Krümel für etwas Energie. Statt sich auf ankommende Nahrung zu stürzen, fangen Ihre Mitbewohner aus Not an, etwas Neues anzuknabbern: Ihre Darmschleimhaut. Ein Anfang wie in einem Horror-Film. Ihre Mikrobiota wendet sich gegen Sie.

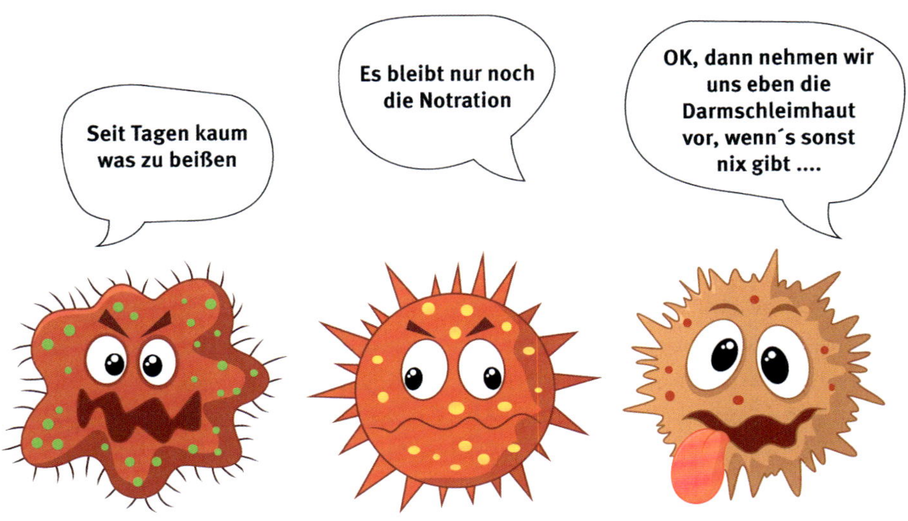
Seit Tagen kaum was zu beißen
Es bleibt nur noch die Notration
OK, dann nehmen wir uns eben die Darmschleimhaut vor, wenn´s sonst nix gibt ....

Ihr Mikrobiom frisst sich durch – Der Krieg

Ein intakter Darm hat eine gesunde, dicke Schleimhaut. Mit geringer Ballaststoffzufuhr sieht man, wie die Bakterien sich in die Darmschleimhaut hineinfressen. Diese dient in Notzeiten als Nahrungsreservoire für die Bakterien. Westliche Industrie-Ernährung ist eine dauerhafte Notzeit für Ihre Mikrobiota. Dadurch wird die schützende Schleimhaut immer dünner. An der Stanford- Universität hat man dieses „Durchfressen der Bakterien" in faszinierenden Bildern festgehalten. In Ihrer circa 400 Quadratmeter großen Darmschleimhaut sitzen auch 70 % des gesamten Immunsystems. Das ist Ihre größte Schutztruppe im Kontakt mit der Außenwelt. Um sich zu wehren, schüttet das Immunsystem immer mehr Entzündungsbotenstoffe gegen die näher kommenden Angreifer aus. Diese Botenstoffe aktivieren Immunzellen, die aufräumen sollen und die Attacke abwehren sollen. Diese Überaktivierung des Immunsystems lässt auf die Dauer entzündliche Darmerkrankungen (Reizdarm, Colitis, Morbus Crohn) entstehen. Man wird anfällig für Infekte im Darm. Häufige Durchfallerkrankungen sind ein erstes Zeichen.

Der Krimi geht weiter: Hinter der Schleimhaut-Abwehrzentrale sitzt eine Darmbarriere. Und dahinter erst fängt Ihr Körper an. Mit seiner fein kontrollierten Innenwelt. Alles vor der Darmwand ist für den Körper die gefährliche Außenwelt mit Viren, Schädlingen und Schadstoffen. Der wichtige Klebstoff, der die einzelnen Zellen dieser Darmbarriere zusammenhält (tight junctions) wird durch die anhaltenden Entzündungen immer durchlässiger. „Leaky Gut" (durchlässige Darmwand) nennt man das im Fachjargon. Sie können sich Ihre Darmwand wie eine Kachelwand im Bad vorstellen. In den Fugen zwischen den Kacheln entstehen kleinste Löcher. Durch diese nicht mehr ganz dicht vermörtelten Stellen dringen nun Entzündungsbotenstoffe des Immunsystems und Endotoxine in den Körper ein. Endotoxine sind Zerfallsprodukte aus Bakterien, aber auch Entzündungsprodukte (TMAO), die vor allem bei einem hohen Fleischverzehr entstehen. Und jetzt nimmt das Schicksal seinen Lauf. Diese Stoffe werden dann über die Blutbahnen überallhin transportiert. Überall!

Entzündungen sind die Ursache von Schäden an den Blutbahnen (Herz-Kreislauf-Erkrankungen), an Nerven (Parkinson, Multiple Sklerose), Gehirn (Alzheimer), der Haut (Ekzeme, Schuppenflechte), und von allen Autoimmunerkrankungen. Welche Erkrankung sich dann letztlich manifestiert, ist unterschiedlich, je nachdem, wo die eigenen Schwachstellen sind. Eins ist aber sicher: Die Schäden akkumulieren sich mit der Zeit.

Sogar der Alterungsprozess wird insgesamt auf Entzündungen zurückgeführt.[263] Über 10.000 Publikationen gibt es bereits zu diesem Thema: „Entzündungs-Altern".

Wenn Sie dagegen Ihre Mikrobiota mit Ballaststoffen füttern, dann produzieren sie potente anti-entzündliche Postbiotika – die kurzkettigen Fette. Sie haben es in der Hand: Entweder Sie füttern Ihre Bakterien gut, oder diese futtern an Ihnen! Über Entzündungskaskaden entstehen dann Schäden im gesamten Körper. ON: Schalten Sie Ihre Mikrobiota an – für Ihre Gesundheit.

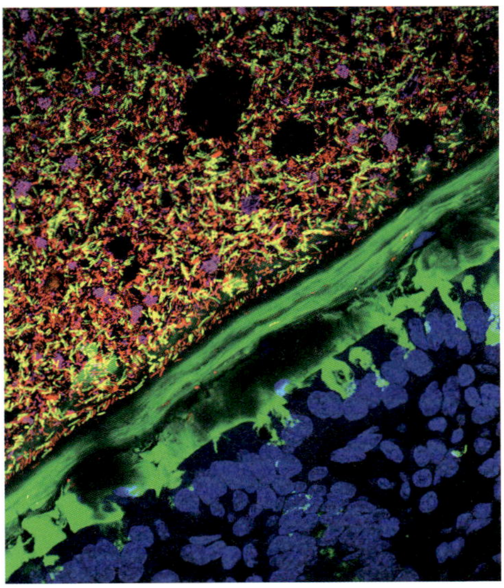

Haben Sie schon mal Fotos Ihrer Bakterien-Mitbewohner gesehen, und wie sie leben? Das rote und grüne Gewimmel im Darm zeigt Millionen von ihnen. Die grüne Schicht ist die Darmschleimhaut, wo Ihr Immunsystem arbeitet. Die blauen Zellen dahinter sind die „eigenen" Zellen im Körper. Das feindliche Außen und das eigene „Innen". Beides schön separat.
Andere Bilder gibt es von Ballaststoffarm-ernährten Darmbakterien, die sich in den grünen Bereich der Schleimhaut gefressen haben, und diesen immer dünner werden lassen. Das Forscherteam der Stanford-Universität hat weltweit Preise für diese sensationellen Bilder bekommen (Mit freundlicher Genehmigung: Kristen Earle, Gabriel Billings, KC Huang, Justin Sonnenburg, Stanford University).

ON – Postbiotika-Produktion aktivieren

Es lohnt sich, die Postbiotika-Produktion zu boosten. Postbiotika bekämpfen fremde Viren und Bakterien. Sie halten die Darmwand stabil, und die Darmzellen ernähren sich davon. Schon nach wenigen Tagen ohne Postbiotika entzündet sich daher der Darm.[264] Die fehlende Produktion dieser Stoffe ist Ursache für entzündliche Darmerkrankungen.[265] Postbiotika hingegen senken Entzündungen im gesamten Körper, wodurch Herz-Kreislauf-Erkrankungen und Autoimmunerkrankungen positiv beeinflusst werden. Sie regulieren das Immunsystem direkt im Darm. Auch das Gehirn nutzt Postbiotika, die kurzkettigen Fettsäuren, als Energie. Dadurch haben Sie über den Tag viel weniger Energielöcher, und sind konzentrierter. Die kurzkettigen Fette wirken nebenbei wie ein starkes Sättigungssignal. Helfen so bei der Gewichtskontrolle. Außerdem produziert Ihre Mikrobiota wichtige Hormone, enorme Mengen an Glücksbotenstoffen (Neurotransmitter) und einige Vitamine. Es lohnt so sehr, diese Bakterien-Fabrik für sich anzuwerfen.

OFF – Mikrobiota-Zerstörung verlangsamen

Wie stellen Sie sich ein intaktes Ökosystem vor? Vielleicht ein Korallenriff? Oder der Regenwald am Amazonas? Sicher als ein reichhaltiges Ökosystem im Gleichgewicht, durch die vielen verschiedenen Arten und Bewohner. Ihre Mikrobiota ist so ein Ökosystem, bestehend aus Tausenden verschiedener kleinster Organismen. Nun stellen Sie sich ein kaputtes Ökosystem vor. Ein totes Korallenriff. Ein abgeholzter Urwald. So sieht leider die Mikrobiota vieler Menschen heutzutage aus. Bei der Geburt wird so eine verwüstete, verarmte Mikrobiota dann von der Mutter auf das Baby übertragen. Teilweise wird das Mikrobiom auch kaum noch übertragen: 30 % der Kinder kommen heute per Kaiserschnitt zur Welt. So nimmt die Vielfalt des Mikrobioms von Generation zu Generation weiter ab. Man kann das in Studien bei Mäusen simulieren. Wenn man Mäuse so einseitig essen lässt, wie es die meisten US-Amerikaner tun, dann sind nach der 5. Maus-Generation 70 % des Mikrobioms ausgerottet. Das Mikrobiom-Projekt zeigte uns genau das: Die Hälfte der menschlichen Mikrobiom-Vielfalt ist in der westlichen Welt bereits heute ausgerottet.[266]

„Können wir versuchen, es nicht weiter zu dezimieren?" Ja! Was ist es denn, was die Mikrobiota dezimiert? Antibiotika, Medikamente, chemische Zusatzstoffe und die „westliche Ernährung". Das sind alles keine Annahmen mehr. Die Schäden kann man heute genetisch am Mikrobiom nachweisen. Können wir diese Mikrobiota überhaupt wieder aufforsten? Bevor Sie nun Ihren Eltern die Schuld geben: Ja, man kann die Mikrobiota zumindest teilweise aufforsten und wieder funktionieren lassen. Mit einer pflanzenreichen Ernährung.

OFF – Zu häufiger Antibiotika-Einsatz

Seit der Einführung des Penicillins und von Antibiotika stieg die Lebenserwartung dramatisch an. Große Infektionskrankheiten wie Cholera, Diphterie, Typhus, Syphilis, Tuberkulose, an denen Millionen von Menschen früher starben, wurden mit Einsatz von Antibiotika behandelbar. Keime sind für Mediziner die Hauptfeinde Nummer 1, 2 und 3. Sie fixieren sich darauf. Leider werden Antibiotika in 4 von 10 Fällen unnötig verschrieben. Vom Einsatz mancher Breitbandspektrum-Antibiotika, die alles querbeet wie mit einem Maschinengewehr töten, erholt sich die Darmflora erst nach bis zu 4 Jahren. Einige Bakterienstämme werden damit sogar dauerhaft komplett ausgerottet.[267] [268] So macht der Name „Antibiotika" auf einmal noch viel mehr Sinn. Als ob „Biotika" etwas ist, was man grundsätzlich bekämpfen müsste.

„Hat das bisschen Antibiotika einnehmen denn wirklich so eine Bedeutung?" Ja, denn die Antibiotika-Zyklen sind erstaunlich häufig. Laut Prof. Blazer der New York University haben US-amerikanische Kinder mit 2 Jahren bereits durchschnittlich 3 Antibiotika-Zyklen hinter sich, und mit 9 Jahren schon 10 Zyklen. Die Darmflora von Kindern ist besonders empfindlich. Im Alter von 65 Jahren haben viele dann an die 50 Zyklen hinter sich gebracht.[269] Überlegen Sie einmal, wie viele Antibiotika-Zyklen Sie schon hinter sich haben. Haben Sie mitgezählt?

Die wegfallenden Bakterienstämme können Kinder lebenslang stressanfällig machen. Man findet mehr Übergewicht und später wahrscheinlich mehr chronische Erkrankungen.[270] [271] Für jeden Antibiotika-Zyklus zahlen „Wir" also einen Preis. Das ist den meisten nicht bewusst. In der Tierzucht werden Antibiotika zusätzlich als „Wachstumsförderer" eingesetzt. Antibiotikareste essen wir dann wieder im Fleisch mit, und auch das bleibt nicht ohne Wirkung auf unsere bakteriellen Mitbewohner. Vor allem können so aber Antibiotika-resistente Bakterien vom Tier auf den Menschen übergehen.

„Schädigen denn auch andere Medikamente die Bakterien?" Erst seit Kurzem weiß man, dass ein Viertel aller Medikamente die Darmflora schädigen.[272] Darunter sind Blutdrucksenker, Schmerzmittel, Magensäurepuffer, Psychopharmaka und Anti-Allergika. Ihre Mikrobiota wird zusätzlich auf nie da gewesene Weise zusätzlich traktiert: Mit Emulgatoren, Haltbarkeitsmitteln und anderen Zusatzstoffen in hochverarbeiteten Lebensmitteln. Studien zeigen, dass diese künstlichen Stoffe Entzündungen und Darmerkrankungen verursachen.[273]

Die neue „bakterienfreie Welt" wirkt auch andernorts auf uns zurück: Pflanzen werden mit Glyphosat und Pestiziden besprüht. Unsere Mikrobiota erhält so über die Ernährung eine definitiv ungewollte Dosis dieser Stoffe.[274] Wir nutzen anti-bakterielle Putzmittel im Haushalt, gurgeln anti-bakterielle Mundspülungen, tragen alle möglichen Chemikalien auf die Mikrobiota der Haut auf. Eine komplette Hysterie gegen Bakterien umgibt uns. Einige von diesen unguten Einflüssen können Sie stoppen. Essen Sie einfach weniger unnötige Lebensmittelzusätze aus Fertigprodukten, und dafür mehr Bio-Obst und -Gemüse. Verwenden Sie Bio mit weniger Schadstoffen. Ihre verschiedenen Mikrobiome in Darm, Mund und Haut arbeiten für Sie, und sind erhaltenswert. Fangen Sie doch mal mit Artenschutz bei Ihren eigenen Biotopen an.

Darmsanierung gegen Allergien – Fakt oder Fiktion

„Können Allergien mit einer besseren Bakterienbesiedlung verschwinden?" Ja, Studien sprechen eine eindeutige Sprache, und das ist auch meine Erfahrung mit vielen Klienten. Ich denke da an Arife. Sie aß für ihr Leben gern Äpfel, wurde in jungen Jahren dann aber so allergisch (Äpfel, Apfelblüten, andere Allergien), dass es gar nicht mehr ging. Die Allergien gingen so weit, dass sie ihr Notfallset mit Medikamenten immer dabeihatte. Zu oft war sie draußen in der Natur hochallergisch im Gesicht angeschwollen. Nach einigen Darmsanierungen, und nach 12 Monaten mit zusätzlichen Ballaststoffen & probiotischen Bakterien war das Problem verschwunden. Mit Begeisterung erzählt sie, wie sie endlich wieder Äpfel essen und im Frühjahr draußen sitzen kann. Was steht dahinter? Der Darm wird durch eine bessere Mikrobiota so stabil, dass nicht nur mehr ballaststoffreiche Lebensmittel gut vertragen werden, sondern jetzt auch Lebensmittel, die vorher Allergien ausgelöst hatten.
Das Immunsystem im Darm wird seit Millionen von Jahren durch Ihre Mitbewohner, die Mikrobiota, kontrolliert. Sie machen dies mit Botenstoffen, den kurzkettigen Fettsäuren. Die guten Bakterien signalisieren auf diese Weise dem Immunsystem: *„Alles in Ordnung!"*, und dann fährt das Immunsystem eine chronische Aktivierung herunter.[275] Nahrungsmittelallergien haben immer mit einem überreagierenden Immunsystem im Darm auf ganz normale Stoffe wie Äpfel, X oder Y zu tun. Wenn Ihre Bakterien viele Postbiotika produzieren, lassen Allergien nach. Die Lösung ist nicht, die Bakterien mit immer weniger Ballaststoffen auszuhungern, sondern Ballaststoffe zuzufüttern. Damit bekommen Sie ein überreaktives Darm-Immunsystem in den Griff. Anstelle von Medikamenten, mithilfe einer langfristigen Darmsanierung. Die Heilpraktiker wussten es schon lange. Die Forschung bestätigt es heute.

Bakterien-Vielfalt, Unverträglichkeiten und Allergien

„Einmal glutenfreien Käsekuchen für mich. Für Max einen Kaffee-Latte mit Hafermilch – er ist Laktose-intolerant. Lea, hast du dein Asthma-Spray schon genommen? Heute gibt es viele Pollen." Allergien, Unverträglichkeiten, Blähungen, Durchfall, Verstopfung, Reizdarm oder entzündliche Darmerkrankungen haben enorm zugenommen. 16–20 % der Deutschen leiden

unter Reizdarm-Symptomen. Jüngere sind öfters betroffen als Ältere, und man findet es geballt in Familien. Dort, wo traditionell gegessen wird, wie in Afrika, ist die Häufigkeit 20-mal niedriger. Auf einmal funktioniert also unser Bakterien-Mensch-Hybrid nicht, wie er soll. Ach, woran das wohl liegen könnte …

Wenn man nun Nahrungsmittel dauerhaft vom Speiseplan streicht, passiert Folgendes: Die Bakterienvielfalt nimmt immer weiter ab. Das Ökosystem im Darm wird dadurch immer instabiler. Die Regel ist einfach: Je weniger Vielfalt bei den Mitbewohnern, desto häufiger treten Probleme auf. Inzwischen kommt man immer mehr davon ab, bestimmte Lebensmittel auszulassen, und versucht eher, diese Schritt für Schritt wieder in die Ernährung einzuführen. Ausnahmen davon können Milch, Nüsse, Soja, Gluten sein. Aber auch nur, wenn ein genetischer Defekt oder eine schwere Unverträglichkeit vorliegt.

Sollten Sie über die letzten Sätze schnell „hinweggelesen" haben: Hier steckt explosive Kraft drin. Lassen Sie das noch mal wirken: Je mehr die Vielfalt reduziert wird, desto schlimmer werden zukünftige Unverträglichkeiten. Ein kurzfristiger Vorteil wird zum langfristigen Nachteil, weil immer mehr Bakterienarten wegfallen. Noch schlimmer ist es, wenn Sie ohne Grund auf Trend-Diäten gehen. Wenn Sie eine falsch verstandene Low-Carb- oder fettreiche Keto-Ernährung dauerhaft machen. Dummerweise werden dann Obst, Hülsenfrüchte und gut verträgliches Vollkorngetreide wie Haferflocken weggelassen. Den Preis dafür zahlt man später. Nicht nur mit einem immer empfindlicheren Darm, sondern auch mit allen anderen Krankheiten. Es rächt sich immer, das Superfood Ballaststoffe für Ihre Bakterien wegzulassen.

OFF schlechte Fette – Wie gesund ist Ihre bakterielle Community?

„Weiß man denn auch, wie sich Fett und Fleisch auf die Bakterien auswirken?"

Ja, auch das weiß man. Sie selbst bestimmen, welche Bakterien sich im Darm vermehren. Bestimmte gute Bakterienarten wirken anti-entzündlich und produzieren gesunde Postbiotika. Andere Bakteriengattungen wirken entzündlich und verursachen Krankheiten. Prof. Sing von der Universität Kalifornien hat akribisch 195 Studien aus dem Bakterien- und Studien-Dschungel in einer sehr übersichtlichen Tabelle zusammengestellt.[276] Zusammengefasst: Wer viel Fleisch und gesättigte Fette isst, schüttet viel Gallensäure aus, um diese zu verdauen. Und das lässt vor allem säureresistente Bakterien überleben. Das fördert leider die

Schlägertypen (Bacteroides, Faecalibacterium prausnizii, Clostridiales). Die Namen hören sich schon ungut an. Stellen Sie es sich wie in einer Diktatur vor: Sie fördern die Zunahme von brutalen, entzündlichen, radikalen Schlägertypen (mit Fleisch & gesättigtem Fett) und vermindern damit die bunte Bakterien-Vielfalt und die guten Bakterien. Mit katastrophalen Endergebnissen, wenn der Krieg im Darm anfängt. Wenn ich Darmkrebs-Patienten Wurst vertilgen sehe, dann fordern sie den „totalen Krieg" mit Ihren Bakterien heraus. Nebenbei: Wussten Sie das? Hunde können Darmkrebs erschnüffeln. Am veränderten Mikrobiom von Patienten.

„Sind alle Fette gleich schlecht oder nur bestimmte?" Ungesättigte pflanzliche Fette vermindern nicht die Vielfalt Ihrer Community im Darm. Sie sorgen sogar dafür, dass sich einige gute Bakterien, wie die Bifido-Bakterien, stärker vermehren. Eubacteria, Lactobacilli, Bifido – das klingt doch schon netter. „Eu"– wie in Euphorie. Die Bifidos kennen Sie vielleicht vom Joghurt her. Mit mehr Pflanzenstoffen (Hülsenfrüchte, Vollkorn, Obst, Gemüse) und einigen guten ungesättigten Fetten (Avocados, Nüsse, pflanzliche Fette) lassen Sie also die angenehmen Mitbewohner wachsen.

Wichtig: Stellen Sie sich das Ganze wirklich wie eine ausgewogene Bakteriengesellschaft vor, ein wahres Biotop, das Sie mit den 35 Tonnen Lebensmitteln steuern, die Sie im Leben vertilgen und verarbeiten.

Mein Tipp: Essen Sie eine traditionelle mediterrane Ernährung. Sie schafft ein ausgewogenes Bakterien-Milieu bei Ihren Mitarbeitern im Darm. Das hat man in Studien am Mikrobiom genau gemessen.[277]

35 Tonnen Lebensmittel gehen im Leben durch den Darm. Diese bestimmen, welche Bakterien Sie haben.

	Gute anti-entzündliche Mikroben-Arten, die Postbiotika produzieren	Ungute Mikroben-Arten, die mit Krankheiten in Zusammenhang stehen
Westliche Ernährung	↓	↑
Mediterrane Ernährung	↑	↓
Ungesättigte pflanzliche Fette	↑	↓
Gesättigte tierische und tropische Fette	↓	↑
Fleischprodukte	↓	↑
Ballaststoffe, Hülsenfrüchte,	↑	↓
Obst, Gemüse	↑	↓
Lebensmittel mit Probiotika	↑	↓

OFF – Strenges Low Carb und fettreiche Keto-Diäten sind mega-out

Ich bin der größte Low-Carb-Fan, wenn damit gemeint ist, hochverarbeitete Kohlehydrate, Brot und Zucker aus der täglichen Ernährung rauszuschmeißen. Diese schnellen Kohlehydrate machen uns hungrig, dick und krank. Die Industrie jubelt uns immer mehr Zucker unter. 36 Kilogramm Zucker pro Kopf pro Jahr. Von den 600.000 kaufbaren Lebensmitteln in Deutschland enthalten 80 % zusätzlich Zucker. Viele Verbraucher wollen dagegensteuern. Doch Low Carb ist nicht gleich Low Carb. Nach 20 Jahren Low-Carb-Welle ist das Ganze bei vielen in einen falsch verstandenen Fanatismus ausgeartet. Mit den „schlechten" Kohlehydraten hat man gleich auch Obst, Hülsenfrüchte und Vollkorn mit aus dem Fenster geworfen. Dabei sind hier drin die so wichtigen Ballaststoffe, ohne die unsere Mitarbeiter im Darm verhungern. Zuletzt wurde die Low-Carb-Schraube noch absurder weitergedreht. Jetzt werden fettreiche Keto-Diäten mit No-Carb propagiert. Noch nie wurde auch nur in einer Studie bewiesen, dass so eine absurde Ernährung das Leben verlängert! Keto-Diät kommt unter vielen Namen: Atkins, Banting, LCHF (low Carb high fat). Wenn man lange genug wartet, erledigen sich diese Diäten dann auch schon mal von selbst. Atkins zum Beispiel starb viel zu früh an einem Herzinfarkt. Kurz danach brach auch sein Millionen Fett-Imperium aus Büchern, Kursen und Produkten zusammen. Falsch verstandenes Low Carb & Keto ist für das Mikrobiom auf jeden Fall schädlich und mega-out.

Gutes Low Carb ergänzt man wohl besser um einen Buchstaben und nennt es dann eher Slow Carb. Slow Carb bedeutet: Alle verarbeiteten, schnellen Kohlehydrate raus, die ballaststoffreichen Kohlehydrate bleiben drin. Denn die kommen nur langsam in die Blutbahn, machen satt und halten schlank. Sie sind bis zum Rand vollgepackt mit Vitaminen, Mineralien, exotischen und hochpotenten Antioxidantien. Und sogar mit riesigen Mengen Eiweiß, wie bei den Hülsenfrüchten. Darauf zu verzichten, ist nicht nur dumm, sondern auch ungesund. Mit diesen Slow Carbs zu kochen, muss man im Nudel-Pizza-Brot-Zeitalter erst wieder lernen. Wie zaubert man aus Linsen oder Bohnen geniale Gerichte? Das hat man ja nicht einfach so drauf. Dazu jetzt mehr im praktischen nächsten Teil.

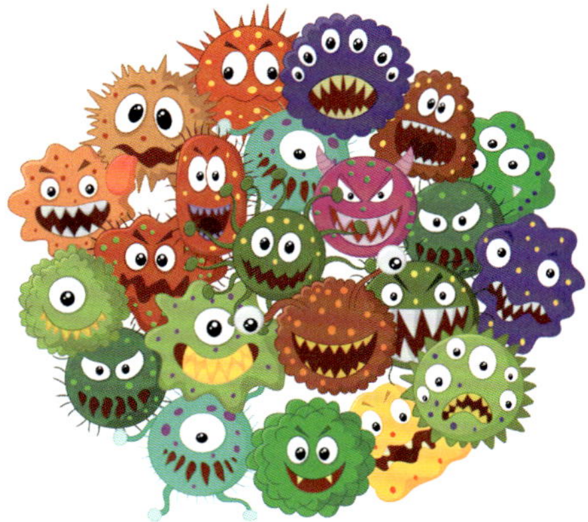

ON – DIE DREI BBB'S: BUNT, BOOSTEN UND PROBIOTISCHE BAKTERIEN

Wie ernähren Sie Ihre Bakterien? Ballaststoffe klingt vollkommen unsexy? Klingt so nach Körnermühlen und Schwarzbrot. Die DGE (Deutsche Gesellschaft für Ernährung) beschreibt es genauso unlustig und ist wie so oft keine große Hilfe bei der Sprachfindung: *„die Hälfte soll aus Getreideprodukten kommen"* (dies vertragen viele nicht). Oder *„Ballaststoffe sind Fasern, die der Mensch nur eingeschränkt verdauen kann"* (klingt nach einem kaum verwertbaren Faserbrei für Pferde, anstatt nach Genuss). Mal ehrlich: Wer will so was essen? Und vor allem entspricht es überhaupt nicht dem, was wir heute über das Mikrobiom wissen. Hier also die 3 BBB's: Ihre Bakterien wollen es bunt, nicht einseitig. Sie freuen sich über einige Ballaststoff-Booster und zusätzliche probiotische Bakterien. Also nicht langweiliges Getreide mampfen. Sondern Vielfalt & Genuss!

Bunt – Die Big-MaK-Ernährung

Essen Sie mehr Big MaK's. Damit sind nicht Big Macs bei McDonald's gemeint. Big MaK's sind „Mikrobiom aufspaltbare Kohlehydrate." Also alles, was Ihren Mitarbeitern weiter unten nicht bereits oben im Dünndarm weggeschnappt wird (Fett, hochverarbeitete Kohlehydrate, Zucker, Eiweiß). Sondern Pflanzenstoffe, die im Dickdarm ankommen, wo „SIE" leben und futtern. Und was tun die Mikroben dann als Gegenleistung für uns? Sie setzen die vielen Antioxidantien aus den Pflanzenfasern frei, die uns schützen.

„Welches sind nun die Superfoods für Ihre Mitbewohner?" Alle Pflanzenstoffe!
„Na super! Das ist ja echt präzise." Nicht jede Bakterie mag dasselbe. Die 500–1.000 unterschiedlichen Arten von Bakterien sind anspruchsvoll.

Die einen fressen sich gerne durch Körner, die anderen lieben Grünzeug, die nächsten eine bestimmte Bohnensorte, wieder andere Knoblauch und Zwiebeln. Es gibt Hunderte von unterschiedlichsten Pflanzenverpackungen (Ballaststoffe). Beispiel: In Chicorée (Inulin), Haferflocken (Beta-Glucan) oder Hülsenfrüchten (Raffinose) stecken völlig verschiedene Ballaststoffe. Alle drei sind übrigens Bakterien-Superfoods. Unsere Bakterien machen es uns möglich, alle zu verwerten und die besten Biostoffe daraus zu bekommen. Die gebetsmühlenartig wiederholte Brot-Botschaft der DGE ist vollkommen veraltet. Sie wird leider auch immer falsch verstanden, denn 90 % des verkauften Brots in Deutschland sind nicht etwa Vollkorn, auch wenn ein paar Körnchen draufkleben. Prof. Knight, der Leiter des Mikrobiom-Projekts, stellt es klar: *„Es kommt nicht darauf an, ab sofort auf vegane Spaghetti oder Schwarzbrot umzusteigen. Die größte gesunde Diversität im Mikrobiom bekommen wir aus einer Ernährung mit den unterschiedlichsten Pflanzenstoffen.“*

Mein wichtigster Tipp! Essen Sie bunt und zählen Sie Pflanzenpunkte
Es macht uns zu Hause einen ungeheuren Spaß, täglich zu zählen, wie viele unterschiedliche Pflanzen wir essen. An guten Tagen kommen wir auf 15–20 pro Tag. An normalen Tagen auf jeden Fall auf 10. So kann ein optimaler Tag aussehen:
Mikrobiom-Frühstücks-Müsli: Himbeeren, Grapefruit, Mandeln, Walnüsse, Sesam, Sonnenblumenkerne, Haferflocken mit Mandelmilch = **7 Punkte**
Mediterraner Salat mittags: Rucola, Tomaten, Paprika, weiße Bohnen, Zitronen-Knoblauch-Olivenöl-Dressing: **6 Punkte**
Abends dann Indischer Gemüse-Curry: Zucchini, Möhren, Zwiebeln, Knoblauch, Ingwer, frisches Kurkuma, Knoblauch, indische Gewürze in Zitronen-Kokosmilch (fettreduziert), mit frischem Koriander bestreut und Quinoa oder Vollkornreis: **11 Punkte**
Mitgezählt? Insgesamt 24 unterschiedliche Pflanzenstoffe an einem einzigen Tag. Das sind aufregende Aromen. Abwechslung statt Langeweile. Ihre Biomaschine bedankt sich für den Genuss mit guter Laune und optimaler Leistungsfähigkeit. Ihre Bakterien sind glücklich und produzieren für Sie.
Bitte zählen Sie doch einmal Ihre heutigen Pflanzenpunkte durch. Ihr Ergebnis ___________

Es geht einfach darum, mit der Zeit allmählich auf eine höhere Durchschnitts-Punktzahl zu kommen. Diese einfach zu handhabenden Pflanzenpunkte sind für mich die praktischste Zusammenfassung aus allen Mikrobiom- und Ernährungs-Studien.

Alles easy – Zeit, Einkaufen, Rezepte

Stehen wir x-Mal pro Woche im Supermarkt? Nein. Wir gehen einmal pro Woche einkaufen.

„Ich habe wenig Zeit und hasse es, einkaufen zu gehen." Dann bestellen Sie in einem Online-Supermarkt. Das wird dann auch noch bis zur Wohnungstür geschleppt. Selbst ungewöhnliche Zutaten wie Quinoa oder Amaranth bekommt man so, ohne lange zu suchen.

„Online regt mich nicht an." Genau deswegen gehen wir einmal in der Woche auf den Markt. Die bunten Obst- und Gemüse-Stände sind einfach viel sinnlicher als ein Supermarkt. Es ist das Vorspiel für die Erotik des Essens.

„Ich habe unter der Woche keine Zeit für Märkte." Was machen Sie an Samstagen so? Zum x-ten Mal in die Innenstadt fahren? Googeln Sie doch einmal, wo samstags ein Markttag ist. Ich garantiere Ihnen, Ihr Leben wird bunter und genussvoller dadurch. Den Rest, sprich die Alltags-Lebensmittel, kann man schnell online bestellen.

„Wo gibt es denn die besten Rezepte online?" Eatsmarter.de hat wirklich ausgetestete Rezepte. Für vegane Rezepte ist mein Favorit www.eat-this.org von zwei passionierten Foodies & Bloggern. Sie kochen Fusion-Rezepte aus aller Welt, mit vielen Gewürzen. Und machen unfassbar schöne Fotos davon. Unwiderstehlich.

„Ich habe wenig Lust, lange zu kochen." Schnell zu kochen, ist reine Übungssache. Sie brauchen nur ein paar praktische Rezepte dafür. Sie haben doch sicher nicht schon aufgehört, Neues lernen zu wollen. Langweilen Sie sich nicht weiter mit dem ewig gleichen Trott. Es gibt endlos viele bunte Gerichte, die in 25 Minuten fertig sind. Bei Eatsmarter.de sind alle Rezepte mit Zeitangabe.

„Ich bin abends müde." Nun, das allerdings ist ein typisches Zeichen für eine schlecht betankte Stoffwechselmaschine. Je besser Sie diese betanken, desto mehr Energie bekommen Sie, und desto mehr Spaß haben Sie am Experimentieren beim Kochen.

Bunt – Wie Antioxidantien Ihre guten Bakterien explodieren lassen

Ihre Bifido-Bakterien lieben Polyphenole. Also die vielen Antioxidantien, die Bakterien überhaupt erst aus den Pflanzenfasern für uns freilegen.

Mit den Polyphenolen vermehren sich auch Ihre Mitbewohner explosionsartig. Ein Beispiel: Nach nur wenigen Wochen auf einem Heidelbeer-Pulver verdreifachte sich bei Teilnehmern einer Studie die Anzahl der Bifido-Bakterien im Stuhl im Vergleich zur Placebo-Gruppe, die nur blauen Farbstoff bekamen. [278]
„Also, dunkler Beeren-Smoothie oder grüner Smoothie für die Darmflora …?“ Ja. Polyphenole fördern besonders das Wachstum der guten Bakterien.[279] Polyphenole verdrängen zusätzlich schlechte Mikroben, da sie antiviral, gegen Pilze, und antibakteriell gegen verschiedene schlechte Bakterienarten wirken.[280] Genau dafür produzieren Pflanzen diese Stoffe ja. Die Polyphenole aus Beeren, Zitrusfrüchten, dunklen Blattsalaten, Brokkoli, aus Kohlsorten, aber auch aus Kaffee, Tee, Kakao, wirken wie ein probiotischer Dünger für Ihre Darm-Mikroben.
Tipp: Himbeeren, Heidelbeeren, Brombeeren sind die ballaststoffreichsten Obstsorten überhaupt, und strotzen vor Polyphenolen. Wir haben immer Tiefkühlpackungen davon im Eisfach.

ON – DIE BALLASTSTOFF-BOOSTER

„Gibt es einige besondere Ballaststoff-Booster?“ Ja, einige Superfood-Kandidaten würde ich unbedingt in die Ernährung aufnehmen. Damit Ihre bakteriellen Haustiere produktiver werden und sich vermehren.[281] Falls Sie diese bisher selten oder nie verwenden, würde ich sie tatsächlich gleich auf den Einkaufszettel setzen. Es gibt immer einen Widerstand, wenn man zum ersten Mal etwas Neues probiert. Man weiß noch nicht, ob es schmeckt, oder was man damit machen soll. Es finden sich aber Hunderte von schnellen, köstlichen Rezeptideen im Internet. Einfach einkaufen, und dann googeln, was damit geht.

Mikrobiota-Superfood – Hülsenfrüchte: Erbsen, Bohnen, Linsen, Kichererbsen, Sojabohnen

Viel Ballaststoffe & viel Eiweiß. Echte Fitnessfoods also. 100 g Hülsenfrüchte haben 20 g Eiweiß. So viel Eiweiß wie Fleisch. Sie boosten Ihre Darmbakterien mit den verschiedensten Big MaK‘s (Mikrobiota aufspaltbare Kohlehydrate). Kein anderes Lebensmittel bietet so viele Big MaK‘s wie Hülsenfrüchte. Man kann sie in allen möglichen Variationen verwenden. Erbsen auf Pasta, Indische Currys mit Kichererbsen, Tomatensauce mit Bohnen, in Suppen, in mediterranen Salaten, als Brotaufstrich wie Hummus … die Rezepte sind umwerfend lecker. Wann haben

Sie das letzte Mal eine Packung Tiefkühlerbsen gekauft?
Tipp: Ich habe nachgeschaut: Eatsmarter.de hat 800 Rezepte mit Erbsen und 691 Rezepte für weiße Bohnen.
„Was ist nun, wenn man Bohnen nicht so gut verträgt und Blähungen bekommt?“ Prof. Sonnenburg von der Standford University rät: *„Die beste Art, Blähungen auf Bohnen loszuwerden, ist, sie öfter zu essen.“* [282] Das mag erst mal paradox klingen, ist aber so. Es dauert einfach einige Zeit, bis die Bakterienstämme sich vermehren, die Bohnen fressen. Wir haben es bei uns zu Hause getestet. Nach circa 2 Wochen gab es keinen Mucks mehr im Darm. Bei Kichererbsen, Linsen, Knoblauch: Dasselbe Spiel. Bei uns sind jetzt einfach andere Mikroben unterwegs. Heutzutage essen wir neue Ballaststoffe ganz entspannt und denken: *„Okay, ihr Lieben da unten, jetzt futtert und entwickelt euch mal schön. Bald sind wir wieder eine vollständig funktionierende Community, und alle Biotope sind gut versorgt.“*
Mein Tipp: Wenn Sie Ingwer, gemahlenen Koriander oder Kumin als Gewürze verwenden, sind Hülsenfrüchte leichter verträglich. Erbsen vertragen die meisten am besten als Start.

Champignons – Kalorienarme Ballaststoff-Stars

Wer würde Ballaststoffe in Pilzen vermuten? Pilze wirken so federleicht. Tatsächlich haben sie ganz besondere Ballaststoffe, die sie nirgends sonst finden. Wussten Sie, dass Pilze keine Pflanzen sind? Sie sind neben Pflanzen und Tieren eine ganz eigene Klasse. Pilze wirken immunstimulierend. 300 Gramm Champignons sind schnell untergebracht in einem Salat, und boosten Salat mit zusätzlichen 6 g Ballaststoffen. Und das bei nur lächerlichen 45 Kalorien. Im Vergleich: Eine Scheibe Vollkornbrot hat 4,5 g Ballaststoffe, und mehr als doppelt so viele Kalorien. In Pilzpfannen, Saucen, Suppen, auf Pasta – überall kann man Champignons & Co. leicht unterbringen. Mehrere Packungen Champignons kommen immer in den Einkaufswagen bei mir.

Öfters Vollkorn essen

Vollkornnudeln halten schlanker

Vollkornnudeln haben im Vergleich zu „normaler“ Pasta mehr als doppelt so viele Ballaststoffe. Unter Tomatensaucen werden Sie keinen Unterschied mehr feststellen.

Bulgur – Vollkorn aus dem Orient

Dieses schonend vorgekochte (parboiled) Vollkorngetreide wird in der

Türkei für viele Gerichte und vor allem für Bulgur-Salate mit klein geschnittenem Paprika, Tomaten, Petersilie und Zitrone verwendet.

Haferflocken – Superfood für Ihre Bakterien

Haferflocken sind so billig, dass einem fast die Tränen kommen. Eine Portion kostet 10 Cent. Der Ballaststoff Beta-Glucan senkt Blutfette so dermaßen gut (Metaanalyse über 58 Studien),[283] dass man bei Haferflocken sogar auf die Packung schreiben darf: *„Empfohlen von der American Heart Association"*. Ihre Darmbakterien lieben die Big MaK's (Beta-Glucan und die resistente Stärke) aus Haferflocken. Kein anderes Getreideprodukt enthält so viel davon wie Haferflocken. Damit kurbeln Sie die Postbiotika-Produktion so richtig an.[284] Haferflocken wirken auch magenberuhigend. Sie enthalten kaum Gluten, und selbst Menschen mit Glutenunverträglichkeit können sie daher vertragen. Ein echtes Superfood also! In Müsli, als Haferflockenshake, geröstet in Salaten und als Riegel sind sie einsetzbar.

Mein Tipp: Nehmen Sie nur Vollkorn-Haferflocken. Hier kommen die Kalorien langsam in die Blutbahn und halten lange satt. Bei zarten Flocken oder Instant-Flocken hatten die Teilnehmer in einer Studie mittags so viel Hunger, als hätten sie gar nicht gefrühstückt.[285] Haferflocken als Frühstücksbasis sind ideal. Halten stundenlang satt. Frisch in der Pfanne geröstet mit Nüssen und etwas Honig sind sie einfach unschlagbar lecker. Besser als jedes Fertigmüsli.

Tipp: EatSmarter.de hat 763 Rezepte mit Haferflocken. Unmöglich, dass da nichts für Sie dabei ist.

Bakterienfreundliches Pseudo-Getreide

Da viele Menschen inzwischen das Gluten aus Getreideprodukten schlechter vertragen, lohnt es sich, zunächst mal mit glutenfreiem Pseudo-Getreide zu probieren: Amaranth, Quinoa oder Buchweizen.

Amaranth-Booster

Amaranth gehört mit 15 g Eiweiß und 10 g Ballaststoffen pro 100 g zu den absoluten Superstars. Genau wie Quinoa kommt es aus Südamerika. Probieren Sie es mal: Ihre Mikrobiota wird jubeln. Und es schmeckt sogar. Entweder kauft man es „gepoppt". Dann kann man es gleich übers Müsli oder den Joghurt streuen. Oder man kocht es, und mischt es mit Joghurt, Obst und Honig zu einem köstlichen Frühstück. So verwende ich es am liebsten. Als Abwechslung zum Müsli. Man kann Amaranth

aber auch in Suppen, in Salaten und in Pfannengerichten mit Gemüse verwenden.
Tipp: Eatsmarter.de hat dazu 50 Rezepte.

Quinoa-Power
Quinoa hat doppelt so viel Eiweiß wie Reis, und viel mehr Ballaststoffe.[282] Ein echtes Fitnessfood. Macht nachhaltig satt. Ich nutze es statt Reis als Beilage. Man kann Quinoa aber auch schlicht und einfach in Salaten, Gemüsefüllungen oder Bratlingen unterbringen.
Tipp: Eatsmarter.de hat dazu 159 Rezepte.

Popcorn – Vollkorn aus Ihrer „Pop-Korndtorei"
Ihre Kinder werden es lieben: Tauschen Sie Chips durch Popcorn aus. Es hat viel weniger Kalorien, macht satt, steckt voller gesunder Polyphenole und ist tatsächlich ein Vollkornprodukt mit vielen Ballaststoffen. [286] Eröffnen Sie Ihre eigene Pop-Korndtorei. Es geht kinderleicht im Topf zu Hause. Kreativ und kalorienarm würzen mit Zimt & Stevia, oder mit Kräutern & Gewürzen. Poppen macht richtig Spaß.

Die Superkörner – Leinsamen und Chia

Leinsamen sind mehr als nur ein Booster
„Wie schnell kommen Lebensmittel durch den Darm?" In Afrika kann es ein Tag sein, in den USA bis zu 5 Tage. Sie können es selbst testen. Nehmen Sie zwei Löffel Leinsamen zu sich und schauen mal, wann die Körnchen wieder im Stuhl auftauchen. Anderthalb Tage später, das wäre ideal. Leinsamen gehören zu den Superfoods. Die darin enthaltenen Phytoöstrogene (Lignane) senken das Brustkrebsrisiko um 20 % (Metaanalyse über 21 Studien).[287] [288] Damit Ihre Darmbakterien die Leinsamen allerdings verwerten können, müssen sie geschrotet sein. Dabei achten Sie bitte auf das Haltbarkeitsdatum beim Kauf von fertig geschrotetem Leinsamen. Die empfindlichen Omega-3-Fette darin verderben schnell. Falls Sie eine elektrische Kaffeemühle haben, können Sie Leinsamen darin prima selbst schroten. Danach ab damit in den Kühlschrank.

Chia – Ballaststoffe zum Dessert
So einfach ist die Verwendung von Chia: 2 Esslöffel Chiasamen in ein zu einem Viertel volles Glas Mandelmilch. Umrühren, und 30 Minuten stehen lassen. Dann mit Joghurt auffüllen, und Himbeeren oder anderes Obst zufügen. Schon ist das perfekte Dessert fertig. Die Masse ist so

schön cremig, und die kleinen Chia-Kerne gehören zu den potentesten unter den löslichen Ballaststoffen.
Tipp: Eatsmarter.de hat zu Chia-Samen 77 Rezepte.

Gesünder Backen – Kuchen fürs Mikrobiom

Um Weizenmehl herzustellen, werden die Randschichten des Korns entfernt. Dummerweise gehen dabei 70 % der Vitamine & Mineralien, und die Ballaststoffe für Ihr Mikrobiom verloren. Übrig bleibt eine weiße Kalorien-Plörre, die schneller als Haushaltzucker in die Blutbahn kommt und dann in den Fettzellen zwischengespeichert wird. Diese schnellen Kohlehydrate machen nicht nur dick, hungrig, sondern auch krank (Metaanalyse über 31 Studien).[289] Wenn Sie ein Back-Fan sind, können Sie das ganz einfach umgehen mit dem Austausch von herkömmlichen Mehlen.

Backen mit neuen Mehlen

Weizenmehl lässt sich durch Mandelmehl austauschen. Und schon hat man einen viel gesünderen Kuchen. Gegenüber Vollkorn-Getreidemehl schmeckt dies auch nicht nach „Vollkorn". Im Gegenteil. Mandelmehl kann Kuchen eine leichte Marzipan-Note geben. Lupinenmehl schmeckt leicht nussig und ist etwas preiswerter als Mandelmehl. Beide können sowohl in süßen Backwaren als auch für Brot oder Pizzateig eingesetzt werden. Man kann auch verschiedene ballaststoffreiche Mehle miteinander mischen. Eine Zugabe von Flohsamenmehl bindet zum Beispiel viel Wasser und quellt gut. Das macht Brote dann saftiger. Die Nuss- und Leinsamenmehle fallen bei der Ölproduktion als „Ballaststoffreste" an. Schauen Sie einmal durch die Tabelle. Die Unterschiede bei den Mehlen sind frappierend.

	Ballaststoffe	Eiweiß	Kohlehydrate
Weizenmehl (Typ 405)	4 g ☹	10 g	72 g ☹
Mandelmehl	20 g ☺	50 g ☺	4 g
Sesammehl	17 g ☺	29 g ☺	17 g
Lupinenmehl	32 g ☺	40 g ☺	9,5 g
Leinsamenmehl	41 g ☺	33 g ☺	2 g
Flohsamenmehl	85 g ☺	2 g	1 g

Wenn Sie nur 20 % des Weizenmehls mit Mandelmehl oder Lupinenmehl in alten Rezepten austauschen, dann braucht man an den restlichen Zutaten kaum etwas zu ändern. Nimmt man die alternativen Mehle zu 100 %, um gesünder zu backen, braucht man neue Rezepte, da das klebende Gluten aus Weizen fehlt. Das einzige Mehl, was ich nicht einsetzen würde, ist Kokosmehl. Es enthält 15 g ungesunde gesättigte Fette. Wieder die Kokos-Marketing-Lüge also. Klar wollen die Kokosfett-Produzenten auch ihre Ballaststoffe loswerden. Deshalb muss man sie aber nicht kaufen.

Backen mit besseren Fetten

Noch einfacher ist es, die gesättigten Fette aus Butter mit Albaöl in Kuchen zu ersetzen. Dieses Rapsöl mit Buttergeschmack hat nur pflanzliche ungesättigte Fette. Gut für Ihr Transportsystem, Ihr Gehirn und auch das Mikrobiom. Es lässt sich leicht einsetzen: Für 200 g Butter nehmen Sie 150 g Albaöl im Kuchen.

Mein Tipp: Gesünder backen geht einfach. Wunderbare Backrezepte mit den „neuen" Mehlen finden Sie auf: www.HolladieKochfee.de
Backrezepte mit gesunden Fetten und sogar zwei kostenfreie Rezeptbücher zum Downloaden finden Sie auf:
www.albaoel.de/rezepte/rezeptbuecher

Lohnende Ballaststoff-Connection

„Lohnt denn dieser Aufwand? Lebt man damit länger oder wird seltener krank?"
Genau das hat eine Metaanalyse über 185 Langzeitstudien und 58 klinischen Studien ausgewertet. Sämtliche Studien, die darin zusammengefasst sind, wurden zur Wirkung von Ballaststoffen gemacht. So viel zu der leider weitverbreiteten Meinung von zu vielen Ärzten, dass es hierzu „keine verlässliche Forschung gibt".

Zum Glück spricht es sich langsam herum: Mehr Ballaststoffe senken das Körpergewicht, den Blutdruck, die Blutfette, Herz-Kreislauf-Erkrankungen, die Schlaganfallhäufigkeit, Diabetes, Magen- und Darmkrebs, die Krebshäufigkeit insgesamt und die Gesamtsterblichkeit aufgrund verschiedenster Ursachen. Kurz und knapp: Ballaststoffe sind alles andere als langweilig (mehr dazu auch auf Seite 156).

„Wie schnell kann man denn auf mehr Ballaststoffe umstellen?" Machen Sie es langsam. Steigern Sie Ballaststoffe nach und nach. Geben Sie Ihrer Mikrobiota Zeit, sich zu vermehren.

„Wie erkläre ich es meinen Kindern, dass es nur noch Müsli statt Cornflakes

gibt?" Indem man mit Kindern über Haustiere spricht. *„Guck mal, du fütterst doch auch deinen kleinen Hund. Genauso musst du deine kleinen (bakteriellen) Mitbewohner füttern."* Ich habe schon lustige Geschichten erlebt, in denen kleine Kinder ihren Freunden nun von ihren Mitbewohnern erzählten. *„Wusstest du, dass du nicht alleine bist und eigentlich aus Bakterien bestehst?"*

Was sind Prä-, Pro- und Postbiotika

Präbiotika – ist Ballaststoff-Futter für die eigenen Bakterien, damit diese überhaupt leben und sich vermehren können.

Probiotika – sind gute Bakterien, die man zusätzlich essen oder einnehmen kann. Sie siedeln sich nicht im Darm dauerhaft an, sondern unterstützen die eigenen Bakterien.

Postbiotika – sind die Stoffe, die unser Mikrobiom für uns produziert. Zum Beispiel Neurotransmitter, anti-entzündliche Botenstoffe oder Stoffe, die die Darmwand gesund halten.

PRÄ- UND PROBIOTIKA – ZUSÄTZLICHE HILFE FÜR IHRE MIKROBIOTA-WOHNGEMEINSCHAFT

Wie geht kacken?

Diese Frage wurde im Bestseller „Darm mit Charme" gestellt. Das Buch ist durch die rasante Forschung seither etwas in die Jahre gekommen, aber man kann sich auf YouTube dem Charme der jungen Autorin nicht entziehen, wenn sie über dieses Thema in Talkshows gesprochen hat. Peinlich berührte und gleichzeitig befreite Talkshow-Gäste parlieren zum ersten Mal über dieses freudige Grundbedürfnis. Notwendig und freudig zugleich, weil viele „es" nicht mehr gut können. Der Lösungsansatz der Pharmaindustrie könnte klarer nicht sein: Abführmittel. Bringen einen Umsatz von 12 Mrd. Dollar weltweit. Dabei geht es viel einfacher: Mit Ballaststoffen. Leicht verfügbar. Schnell. Sauber. Problemlos.

Wie stelle ich denn fest, dass es meinen Bakterien gut geht? Sehr einfach: Je größer Ihr Haufen wird (50 % davon sind Bakterien), desto besser geht es IHNEN BEIDEN. Groß = heißt, die bakteriellen Haustiere sind gut gefüttert; Klein = unzufriedene Mitbewohner. Es ist wirklich so einfach und auf irgendeine Weise seltsam befriedigend …

Zusätzliche Ballaststoffe für Ihren Darm

„Macht es Sinn, zusätzliche Ballaststoffe einzunehmen?" Ja, denn man kann sie langsam und genau dosieren und so den Darm wieder an Ballaststoffe gewöhnen. Bakterien kann man nie genug zufüttern. Man bezeichnet einige der Ballaststoffe deswegen als Präbiotika, weil sich durch sie die Darmbakterien vermehren. Und der Effekt? Entzündungswerte sinken, die Darmschleimhaut baut sich auf, das Immunsystem wird reguliert, und ungünstige Bakterien werden verdrängt.
„Welche Ballaststoffe sind gut verträglich?" Genau hier trennt sich die Spreu vom Weizen. Mit unlöslichen Ballaststoffen reizen Sie den Darm eher. Sie putzen damit zwar den Darm aus, aber nicht jeder verträgt so etwas. Weizenkleie, All Bran Kellogg's Cornflakes oder Vollkornbrote führen genau zu diesem Effekt. Nehmen Sie dann noch das darmreizende Gluten aus Getreideprodukten hinzu, dann wird deutlich, warum Vollkorn nicht jeder sofort verträgt. Übrigens senken unlösliche Ballaststoffe weder das Cholesterin, noch führen sie zur Gewichtsabnahme, weil sie im Darm nicht aufquellen, also kein Wasser anziehen. Nur die löslichen Ballaststoffe moppen das Cholesterin auf und machen satt.[290] Unlösliche Ballaststoffe sind eher so etwas wie ein Rohr- oder Abflussreiniger: Machen den Stuhl weicher, verschnellern die Geschwindigkeit durch den Darm und wirken gegen Verstopfung.

Besser verträglich sind die löslichen Ballaststoffe. Vor allem diejenigen, die zusätzlich schleimbildend sind. Flohsamen, entölte Leinsaat und Guarkernmehl fallen in diese Kategorie.[291] Und bei Flohsamen sind alle positiven Effekte auch in Studien nachgewiesen: Sie vermindern Entzündungen, und sie vermindern schlechtes LDL-Cholesterin (Metaanalyse über 28 Studien).[292] Setzt man Flohsamen zusammen mit blutfettsenkenden Medikamenten ein, dann verdoppelt sich die cholesterinsenkende Wirkung (Metaanalyse über 3 Studien).[293] Flohsamen senken den Blutdruck (Metaanalyse über 11 Studien),[294] machen lange satt, senken langfristig das Gewicht (Metaanalyse über 22 Studien)[295] und regeln die Verdauung. Das Optimum aus meiner Sicht ist eine Ballaststoff-Mischung aus Flohsamen mit geringen Mengen von Leinsamenpulver und probiotischen Bakterien. Leinsamen enthält noch die wichtigen antikrebswirksamen Lignane und viele andere Pflanzenstoffe. Leinsamen senken den Blutdruck erheblich (Metaanalyse über 15 Studien),[296] reduziert das Gewicht (Metaanalyse über 45 Studien),[297] senkt das LDL-Cholesterin und die Triglyzeride (Metaanalyse über 62 Studien).[298] Das hat Ihnen der Arzt bestimmt noch nie gesagt. Ja, leider.

„Woran erkennt man lösliche Ballaststoffe?" Ganz einfach. Sie binden sofort Wasser und werden dickflüssig nach dem Anmischen.

„Ich bekomme von Ballaststoffen Blähungen." Super. Das ist ein sicheres Zeichen, wie nötig Ihr Darm nach einer Sanierung schreit. Mit den „sanften" Ballaststoffen können Sie den Darm nach und nach trainieren. Das Wichtigste ist: Steigern Sie die Menge nur so, wie Sie es gut vertragen. Nach ein paar Monaten haben die guten Bakterien den Darm und die Schleimhaut bei vielen so weit saniert, dass die Darmprobleme *„wie von selbst"* wegfallen.

„Nehmen Sie denn auch zusätzliche Ballaststoffe?" Ja, ich trinke tatsächlich einen 13-Gramm-Ballaststoffshake mit probiotischen Bakterien täglich, und ich ernähre mich ballaststoffreich für die Bakterien-Vielfalt. Zusammengerechnet komme ich über den Daumen gepeilt so auf 50 Gramm pro Tag. Das ist die Hälfte der Zufuhr von Jägern & Sammlern, die im Mikrobiom-Projekt untersucht wurden. Durchschnitts-Deutsche lassen ihre Mitbewohner im Dünndarm dagegen regelrecht auf nur 15 Gramm verhungern. Kaum jemand schafft die empfohlene Minimalzufuhr von 30 Gramm. Über Millionen Jahre waren die Bakterien auf ein Optimum von 100 Gramm angepasst. Warum sollte sich dann jemand mit dem Minimum zufriedengeben? Daher füttere ich zusätzlich. Zur dauerhaften Darmsanierung. Den Erfolg spüre ich deutlich.

Probiotika – Ihre UN-Blauhelmtruppen

„Lohnt der Einsatz von zusätzlichen probiotischen Bakterien?" Mit zusätzlichen probiotischen Bakterien können Sie die eigenen Darmbakterien unterstützen. Die probiotischen Bakterien sind zwar nur vorübergehende Gäste im Darm, aber in Studien wurde nachgewiesen, dass sie schlechte Bakterien verdrängen, die Darmwand stabilisieren, Entzündungen vermindern, und insgesamt mehr gute Postbiotika produziert werden.[299] Man kann sich probiotische Bakterien auch wie UN-Blauhelmtruppen vorstellen: Sie sind nur vorübergehend da, befestigen Grenzen und vertreiben feindlich gesinnte Eindringlinge.

Probiotika unterstützen das Immunsystem und vermindern so erheblich die Erkältungshäufigkeit (Metaanalyse über 17 Studien). [300 301] Sie verbessern Verdauungsbeschwerden und werden erfolgreich eingesetzt bei Reizdarm (Metaanalyse über 43 Studien).[302] Auch nach Antibiotika-Therapien, nach Durchfall und Darminfekten kann man die eigenen Mitbewohner damit besonders unterstützen.

Probiotische Lebensmittel

Milchprodukte – Mehr Werbung als Wirkung

Joghurt enthält automatisch probiotische Bakterien. Einzelne Firmen haben besondere Bakterienstämme entwickelt und verkaufen diese teuer mit suggestiven Namen wie Bifidum Digestivum. Das ist einfach eine von Hunderten Milchsäurebakterien-Arten, die entdeckt und patentiert wurden. Noch nie hat eine Studie nachgewiesen, dass eine Joghurt-Bifido-Art besser ist als eine andere. Ein paar Millionen Bakterien sind in Joghurts immer enthalten, und einige überleben sogar die Magensäure und kommen schließlich im Dickdarm an. Für eine Darmsanierung oder nach Antibiotikatherapie braucht man aber einige Milliarden Bakterien und mehr als einen Joghurt-Stamm.

Mein Tipp: Wechseln Sie einfach öfters die Joghurtmarke, dann bekommen Sie mal Bulgaricus (säuerliche Sorten), Acipholus (eher süßliche Sorten), mal Bifido usw. Kefir ist wieder stark im Trend. Es hat viel mehr verschiedene Bakterienstämme als Joghurt. Meist zwischen 7–9 verschiedenen Stämme.

Ein versalzenes Leben – fermentierte Lebensmittel

Sauerkraut, Kimchi, sauer vergorenes Gemüse sollen ein angebliches Superfood für den Darm sein. Mit Milchsäurebakterien & viel Salz wird Gemüse fermentiert. Frisches Sauerkraut gibt es kaum zu kaufen. Supermarktware ist immer pasteurisiert. Die Bakterien im Sauerkraut aus dem Supermarkt sind also tot. Außerdem müsste man es kalt essen. Ich rate dringend von all den extrem versalzenen, fermentierten Produkten ab. Sie schädigen Ihre Gefäße. Zu viel Salz gehört zu den Top 3 der Risikofaktoren in der Ernährung. Noch vor den falschen Fetten, und auf gleicher Augenhöhe mit dem Rauchen oder Übergewicht.[303] Mit weniger Salzkonsum könnte man 3 Millionen Tote durch Herz-Kreislauf-Erkrankungen und durch hohen Blutdruck weltweit pro Jahr vermindern.[304] Schade, dass es nur so wenige wissen. Die Lebensmittelindustrie, die mit viel Salz konserviert, setzt auch alles daran, mit gesponserten Gegenstudien den Verbraucher zu verwirren.

Probiotische Bakterien in Kapseln – auf die Qualität achten

Über Probiotika in Kapselform können Sie mehrere Milliarden Bakterien leicht aufnehmen. Die Produkte unterscheiden sich aber stark. Was wichtig ist bei Produkten:

1.) Die Kapseln sollten magensaftresistent sein, und sich erst im Dickdarm öffnen. Eigentlich ist das logisch, aber die wenigsten Produkte sind so beschaffen.
2.) Gute Produkte enthalten mehr als ein Dutzend an unterschiedlichen Bakterienstämmen, anstatt nur 1–2 Arten.[305]
3.) Achten Sie auf das Haltbarkeitsdatum. Produkte ohne Haltbarkeitsdatum sind dubios. Die Bakterien vermindern sich mit der Zeit.

GEWICHT RUNTER & DAS MIKROBIOM SANIEREN MIT DER STOFFWECHSELKUR

Die Stoffwechselkur ist wahrscheinlich das erste Mikrobiom-angepasste Abnehmprogramm. Es gibt zwei Phasen:

- *In der Abnehmphase* schmeißen Sie ALLE hochverarbeiteten Kohlehydrate wie Zucker, Brot, Nudeln und die unnötigen Fette raus. Das bringt die Kalorien stark runter. Gemüse & Salat & viel Eiweiß kommen stattdessen auf den Teller. So entsteht wieder Vielfalt in Ihrer Mikrobiota-Community. Die Lust auf Süßes lässt nach. Der Hunger ist weg. Viel Eiweiß verhindert den Muskelverlust. Mit zusätzlichen löslichen Ballaststoffen und probiotischen Bakterien füttern Sie Ihre Darmbakterien an. 4–6 kg bei Frauen und 7–9 kg bei Männern sind so in einem Monat gut schaffbar. Als Ausgleich zu der niedrigen Kalorienzahl ergänzen Sie gezielt essenzielle Nährstoffe wie Vitamine, Mineralien und Omega-3 zusätzlich.
- *In der Stabilisierungsphase* probieren Sie langsam neue Hülsenfrüchte-Rezepte aus, und führen ballaststoffreiche Kohlehydrate wieder ein. Schnelle Kohlehydrate und Fette bleiben weiterhin erst mal draußen. Der Darm ist zu dieser Zeit so stabilisiert, dass beides gut vertragen wird. Mit löslichen Ballaststoffen und probiotischen Bakterien bauen Sie den Darm weiter auf. Weitere Vitalstoffe sanieren Ihren Stoffwechsel.
- *Über einen Zeitraum von 6 Monaten* behalten Sie auf jeden Fall die zusätzlichen Ballaststoffe und die probiotischen Bakterien bei. Denn so lange dauert es, bis die Mikrobiota-Zusammensetzung sich verändert hat und das Gewicht dauerhaft stabil bleibt.

Die Stoffwechselkur saniert den Darm & den Stoffwechsel. Dieses gute Gefühl aus mehr Energie und stabiler Psyche wollen die meisten nie wieder hergeben. In meinem Buch „Die 4 Wochen Stoffwechselkur“ zeige ich praktisch, kurz und umsetzbar, wie es geht. 800.000 Menschen haben damit bereits abgenommen.

DAS MIKROBIOM VON 100-JÄHRIGEN – URALT & FIT

In Acciaroli, einem kleinen Dorf in Süditalien, gibt es erstaunlich viele 100-Jährige. 30 % davon werden sogar älter als 110 Jahre. Sie sind fit. Viele führen ihren Haushalt selbstständig, sind kaum erkrankt und ernähren sich traditionell mediterran. Bei den 100-Jährigen in Okinawa, Japan, sieht es ähnlich aus: Zu 95 % ernähren sich die Menschen hier pflanzlich. Wie sieht nun das Mikrobiom von 100-Jährigen aus? Diese uralten Bakterien-Mensch-Hybride haben eine besonders „gesunde“ Bakterienzusammensetzung und eine ungewöhnliche Vielfalt der verschiedenen Darm-Mitbewohner. Ihre Mikrobiome entsprechen eher denen von viel jüngeren, gesunden und schlanken Menschen.[306] Sie produzieren die vielen günstigen Postbiotika selbst, und weniger von den entzündlichen Stoffen, die uns altern lassen. „WIR“ sind, was wir essen. Jahrelange gute Pflege mit Pflanzenstoffen kann genau diese Bakterienvielfalt bis ins hohe Alter erhalten.

Je enger man sich an die traditionelle mediterrane Ernährung hält, desto mehr gute Postbiotika produziert die Mikrobiota.[307] Sie lieben einfach Polyphenole & Ballaststoffe aus Obst, Gemüse und Hülsenfrüchten. Und mögen kein gesättigtes Fett. Unsere im Prinzip 3 Milliarden Jahre alten Mikroben, an die unser Körper seit Jahrmillionen angepasst ist, werden sich nie an eine „moderne“ Industrie-Ernährung gewöhnen. Je mehr Pflanzenstoffe Sie tanken, desto langlebiger wird Ihr wunderbarer Organismus. ON bedeutet, dass Sie Ihren Mikrobiota-Hybridmotor einfach optimal wieder anwerfen.

Fazit

Wir haben mehr Bakterien als menschliche Zellen im Körper, und sind auf diese auch angewiesen. Wichtige Stoffwechselfunktionen wurden in der Evolution an diese bakteriellen Mitbewohner ausgelagert. Sie verdauen einen Teil der Nahrung für uns, steuern das Immunsystem, aktivieren Gene, beeinflussen die Psyche und verteidigen den Darm vor Eindringlingen. Die Hälfte unseres mikrobiellen Ökosystems ist durch Antibiotika und eine „moderne“, westliche, weitgehend pflanzenfreie Ernährungsweise bereits verschwunden. Werden diese Mitbewohner nicht gut gefüttert, wenden sie sich schließlich gegen uns. Mit schwerwiegenden Folgen für unsere Gesundheit. Die Bakterien futtern ausschließlich Ballaststoffe. Wachsen besser durch Antioxidantien (Polyphenole) und mögen keine gesättigten Fette. Das weltweite Mikrobiom-Projekt hat gezeigt: Je mehr unterschiedliche Pflanzenstoffe gegessen werden, desto vielfältiger bleibt die Bakterienzusammensetzung. Und desto gesünder, leistungsfähiger und langlebiger werden wir.

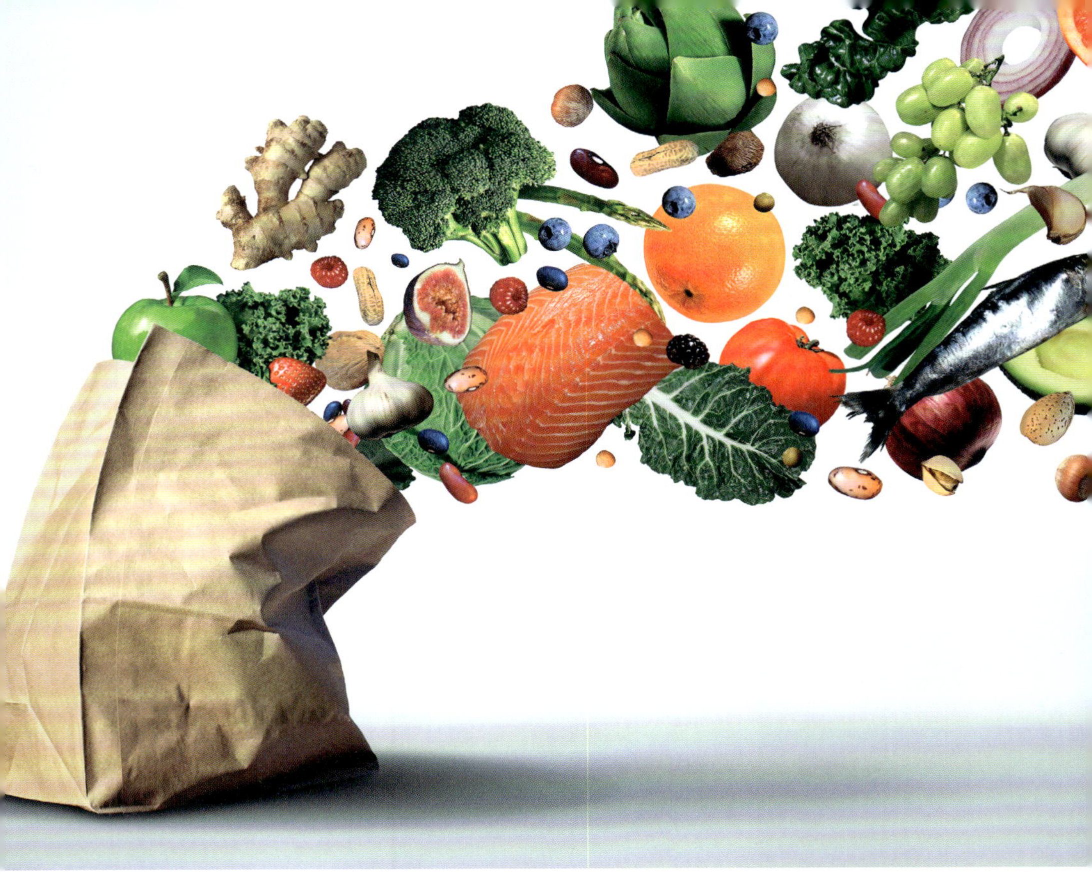

WIE VIELE KÖRPER HABEN SIE? VIELE!

Sie erschaffen sich täglich neu durch Ernährung.

Eine Reise in die Zukunft Ihres Körpers.

Ein Überblick über die einzelnen Reisestopps.

Auf unserer Reise durch Ihren Körper haben wir sechs Reisestopps gemacht: Am Immunsystem, am Zellschutz, bei den Telomeren, am Gehirn, im Transportsystem und dem Mikrobiom. Konnte ich Ihnen eine neue Perspektive auf Ihre faszinierende biochemische Fabrik an die Hand geben? Auf Ihren wimmelnden Zellhaufen von 70 Billionen Zellen. Auf Sie als großartigen Bakterien-Mensch-Hybrid. Voller biochemischer Reaktionen. Eine Biochemie, die Sie selbst steuern. Sie können Ihre Biomaschine anstellen oder drosseln, neu erschaffen oder auch ruinieren. Es macht einen gewaltigen Unterschied, welche 35 Tonnen von Lebensmitteln Ihr Körper in Ihrem Leben für Sie verstoffwechseln darf.

Das Märchen von der ausgewogenen Ernährung

Viele Menschen betrachten ihren Körper dagegen als passiven, traurigen Verbrennungsmotor. Wie eine Art Schlauch, in den irgendwelche Kalorien aus Fett, Kohlehydraten und Eiweiß hineingeschüttet werden. Reine „Verbrennungs-Kalorien" – entsprechend der Packungsangaben von Produkten. Kein Wunder: 80 % der sogenannten „Lebens"-mittel, die wir in der westlichen Welt heutzutage essen, sind hochverarbeitet. Was soll man auf so einer Packung leerer Kalorien auch schon groß sonst deklarieren. Damit drücken Sie ständig die OFF-Schalter an Ihrer Hochleistungsmaschine. Die meisten glauben tatsächlich, dass der Stoffwechsel es irgendwie schon hinbiegen wird, diesen Industrie-Müll in Leistung für uns umzuwandeln. Ein Irrglaube. Man fühlt sich damit genau so: Dauermüde statt energiereich. Schlecht gelaunt und gestresst statt ausgeglichen. Natürlich ist auch das eine Art von Lebensgefühl. Und das tagein, tagaus. Ein bisschen „ausgewogene" Ernährung soll es dann richten. Uns angeblich wieder in Top-Form bringen.
Viele glauben tatsächlich, eine Minimal-Zufuhr an Mikronährstoffen hielte uns gesund. Meinen, 2–3 Portiönchen Phytostoffe wären ein effektiver Zellschutz für unsere wertvollsten Gewebe, zum Beispiel für das Gehirn. Meinen auch, ein paar Ballaststoffe wären genug für einen gesunden Darm. Viele halten tierische Produkte für unbedingt wichtig in der täglichen Ernährung. NICHTS ist weiter entfernt von der Wahrheit als diese angebliche „ausgewogene" Ernährung.
In der Evolution gab es NIE etwas Essbares ohne Phytoverpackung. Es gab NIE leere Kalorien aus reinen Kohlehydraten, ohne Mikronährstoffe und ohne Ballaststoffe. Wir haben NOCH NIE in der Menschheitsgeschichte so viel Chemie gegessen, mit Insektiziden und Lebensmittelzusätzen, wie heute. Und es gab NOCH NIE eine derartige Flut von

gesättigten Fetten aus tierischen Produkten, die unser fein abgestimmtes biologisches System so zuschmoddern, die Blutbahnen und das Gehirn so verkleben, und das Mikrobiom komplett verändern.

Über Millionen von Jahren hinweg ernährten sich Menschen hauptsächlich pflanzlich. Ab und zu erlegte der Urmensch ein schlankes Reh. Der Fettgehalt dieser Fitness-Rehe war nur 3 %. Mit der sogenannten „ausgewogenen" Ernährung schaufelt man dagegen jeden Tag Hunderte von fetten und leeren Kalorien in sich rein. Unsere uralte Gensoftware ist darauf nicht angepasst. Das, und nichts anderes ist der Grund für eine stetig wachsende Medizin-Industrie, die uns Milliarden Euros kostet. 80 % aller Erkrankungen heutzutage sind ernährungsbedingt. Das alte Sprichwort trifft dies genau:

„Ein Viertel von dem, was wir essen, hält uns am Leben.
Drei Viertel davon hält den Arzt am Leben."

Die Biomaschine abstellen

Ohne die Zufuhr unterschiedlicher Biostoffe schalten Sie genetische Programme ab, fahren den Stoffwechsel herunter, schwächen das Immunsystem, behindern die tägliche Erneuerung der Zellen, und eliminieren Ihre nützlichen Mitbewohner im Darm. Die Schäden daraus akkumulieren sich bei vielen spätestens ab dem Alter von 30 Jahren. Zugesetzte Arterien, ein schnellerer Gehirnabbau, immer mehr entartete Zellen. Anfangs werden diese Schäden noch im Griff gehalten. Die Gefäße sind noch nicht ganz zugesetzt, der Blutdruck steigt nur etwas an, viele Mikrotumore (dauerhafte kleine Krebszellen) sind zwar da, werden aber durch das Immunsystem noch unterdrückt. Dabei halten sich fast alle für „gesund", ohne den darunter liegenden, fortschreitenden Abbau zur Kenntnis zu nehmen. Die zu schnell alternde Gensoftware wird durch die Dauerschäden immer unzuverlässiger. Gene werden dadurch instabil, durch die Verkürzung der Telomere. Mit der Zeit lässt das den gesamten Stoffwechsel immer mehr entgleisen. Altern. Ein frühzeitig gealtertes Immunsystem kann Mikrotumore und Infekte nicht länger unter Kontrolle halten. Die schlechteren Reparaturleistungen des verfrüht „verbrauchten" Körpers bedeuten, dass viele in den letzten 25 Jahren ihres Lebens dauerhaft auf Medikamente und Ärzte angewiesen sind. Und dann leider die letzten 5–10 Jahre ihres Lebens mehr dahinvegetieren, als vital am Leben teilzunehmen.

Das Upgrade für Ihre Systeme – Essen statt Apotheke

Wir können an den gepflegten Biomaschinen der 100-Jährigen lernen, was möglich wäre. Geistig fit, ohne Herz-Kreislauf-Erkrankungen verschwenden sie keine Zeit mit Ärzten oder Krankenhausaufenthalten. Genießen das Leben in vollen Zügen. Gute Ernährung zahlt die beste Gesundheitsrendite. Eine echte Lebensversicherung. Die richtige Biostoffbetankung kann aber mehr, als nur unseren Körper intakt zu halten. Sie kann Ihre Biomaschine sogar wieder sanieren und verjüngen. Die neue Forschung dazu ist bahnbrechend. Kein Pharmaprodukt wird dies je erreichen. Verabschieden Sie sich von dieser Erwartung. Denn die künstlichen Moleküle der Pharmaindustrie setzen immer nur an einem Stoffwechselprozess im Körper an, und behindern ungewollt oft viele andere. Die Biomoleküle der Natur setzen dagegen an vielen Stellen gleichzeitig an. Sie nutzen Andockstellen an den Genen und den Zellen und managen unseren gesamten Organismus.

Die Entwicklung des ON/OFF-Systems

Wie konnten diese Andockstellen und die ON/OFF-Schalter im Körper überhaupt entstehen? Ganz einfach: Durch Millionen Jahre Entwicklung in der Evolution. Unsere Zellprogramme, inklusive der Zusammenarbeit mit unseren bakteriellen Mitbewohnern, haben sich exakt auf diesen Biostoffen perfekt entwickelt. Nur so kann sich unser biochemischer Organismus komplett selbst warten. Schützen. Reparieren. Erneuern. Lebewesen, die sich optimal selbst reparieren können, haben einen enormen Überlebensvorteil und haben sich dementsprechend in der Evolution durchgesetzt.

Eigentlich müssten wir nicht wissenschaftlich forschen, um zu beweisen, wie wir Menschen als Organismen optimal funktionieren. Das hat die Evolution bereits für uns getan. Biostoffe funktionieren. Wir können es einfach nutzen: Besser essen und mehr bewegen.

Während Mediziner und Pharmaindustrie großspurig und „wissenschaftlich" daherkommen, wird die Ernährung immer noch wie die dumme kleine Stiefschwester behandelt. *„Kann man ja zusätzlich machen." „Essen Sie halt ausgewogen." „Nehmen Sie vor allem Ihre Medikamente regelmäßig, um Ihr Risiko zu senken." „Wir sehen uns dann in 3 Monaten für Rezept und Blutabnahme."* So sieht hier die Realität im Regelfall aus.

Vom Rehpinscher und dem Elefanten

Und so kommt es zu dem Irrglauben, es würde ausreichen, sich komplett auf Medikamente zu verlassen. Anstatt gleichzeitig unser körpereigenes System mit Biostoffen wieder in die Lage zu versetzen, dies selbst zu tun. Und die Ursachen zu beheben. Den Wasserhahn eines überlaufenden Waschbeckens abzustellen, anstatt ständig den Boden aufzuwischen. Die Kombination aus –überfressen, unterernährt und überbehandelt – ist eine gefährliche Mischung. Die klassische Medizin wird so zum Teil des Problems: Sie verhindert, dass Patienten ihr Leben verändern.
Wieso spielt sich diese Medizinindustrie so auf? Tut so „wissenschaftlich", obwohl die Forschung nur einige lächerliche Jahrzehnte alt ist. Obwohl sie nur brachial mit Fremdmolekülen in ein über Jahrmillionen ausbalanciertes System eingreifen kann. Mir kommt die moderne Medizin oft so vor wie der kleine, laut bellende, Aufmerksamkeit fordernde Rehpinscher. Ein echter Wadenbeißer. Der erwartet, dass sich ALLES um ihn dreht. Der ruhige mächtige Elefant im Raum ist die Ernährung. SIE sind der Dompteur dieses Elefanten. Gerät dieser aber erst mal außer Kontrolle, zerstört er alles.

Die neue Ernährungs-Forschung vollzieht die Forschung der Evolution lediglich nach. Bringt uns wieder auf den Boden der Tatsachen für ein langes Leben. Eine pflanzenbasierte Ernährung ist DIE Gesundheitsversicherung. Natürlich hat die Reparaturmedizin ihren wichtigen Platz: Für den Notfall. Im hohen Alter. Und für alle, die Ihre Biomaschine gegen die Wand gefahren haben, weil sie es nicht besser wussten (oder wissen wollten). Klassische Medizin wird uns aber nie gesund HALTEN. Das kann nur Ihre Lebensweise dauerhaft leisten. Im Gegenteil. Die klassische Medizin schafft neue Risiken: Die Todesursache Nummer 4 in Deutschland sind Medikamenten-Nebenwirkungen. Und an Nummer 10 der Todesursachen stehen tödliche Krankenhausinfekte.

Gegen den Widerstand der Pharmaindustrie ebnet sich endlich die Lifestyle- und Ernährungs-Medizin ihren Weg. Sie setzt das wirkliche Potenzial von Ärzten ein, denn viele Ärzte wollen heute durchaus mehr, als nur zu verschreiben. Sie wollen Menschen nachhaltig gesund machen. Die Lifestyle-Medizin beweist, wie unser Körper sich erneuern, und Schäden löschen kann. Sie ist wirksamer als jede Monotherapie mit Medikamenten, und wird das veraltete medizinische System ablösen.

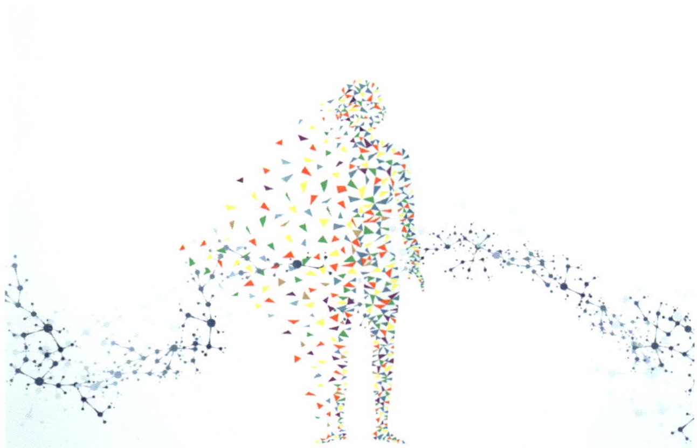

ON/OFF – ENTSCHEIDEN SIE SICH FÜR IHRE BIOMASCHINE

ON ON ON – Den Körper mit bunten Pflanzenstoffen fluten

Ich stelle mir gerne vor, wie die bunten Pflanzenstoffe meinen Körper durchfluten und lauter ON-Schalter aktivieren. Und es funktioniert tatsächlich so. Stellen Sie es sich mal vor, wie die potenten Stoffe aus blauen Beeren durch den Darm fluten, und später durch Ihre Blutbahnen. Ihre Zellen baden in diesen Molekülen. An den Immunzellen fluten diese Polyphenole und die Mikronährstoffe vorbei, wo sie Andockstellen haben, und die Zellen damit aktivieren. Auch an Ihren Genen befinden sich solche Andockstellen für Pflanzen- und Mikronährstoffe, die dafür sorgen, dass zusammengefaltete Gene sich wie hydraulisch öffnen. So können darin verborgene Programme abgelesen werden (Epigenetik). Außerdem werden damit Reparatur- und Antikrebs-Gene aktiviert. Gene, die den Alterungsprozess verlangsamen (Sirtuine), werden zum Beispiel durch Pflanzenstoffe wie OPC direkt aktiviert. Über das Auf- und Zufalten der Gene werden Sie so mithilfe von Biostoffen zum Programmierer Ihrer eigenen Gensoftware.

Biostoffe können aber noch viel mehr. Dutzende potente Pflanzenstoffe hemmen unmittelbar Krebszellen, mit verschiedensten Mechanismen, die modernen Chemotherapien ähneln: Sie schneiden Krebszellen die Blutversorgung ab (Angiogenese), sie aktivieren Selbstmordprogramme (Apoptose); sie hemmen Krebszellen direkt oder aktivieren die Killerzellen des Immunsystems. So wirken Pflanzenstoffe wie eine tägliche Mini-Chemotherapie. Die stärksten antikrebswirksamen Polyphenole sind in Zwiebeln, Knoblauch, Kohlsorten und Curcumin zu finden.

Im Gehirn aktivieren rote und blaue Pigmente Ihre Neuronen. Besonders tiefgrüner Salat und Beeren werden zum Gehirnbooster. In den

Blutbahnen stellen pflanzliche Stoffe die Gefäße weit und senken den Blutdruck. Der niedrige Druck schützt Ihr Gehirn und alle Gefäße. Und im Mikrobiom lassen die bunten Polyphenole unsere guten bakteriellen Mitbewohner besser gedeihen.

Mein Tipp: Starke Bilder nutzen. Sie können unfassbar viele ON-Schalter im Körper aktivieren, wenn Sie Ihr System mit blauen, roten und tiefgrünen Pflanzenmolekülen durchfluten. Nutzen Sie doch einfach auch mal starke Bilder für sich. Wenn Sie einen Smoothie trinken, Beeren essen oder Rote Bete, können Sie sich vorstellen, wie diese Pflanzenstoffe Ihre Zellen farbig fluten. Wie auf einem Schaltbrett. Bunte Moleküle, die mal diesen Bereich, mal jenen Bereich im Körper fröhlich aufleuchten lassen. Je nachdem, wo auf ihrer Reise durch den Körper diese gerade andocken.

ON, ON, ON – Pflanzenschutz-Punkte für den Zellschutz

Mit den Pflanzenstoffen werfen Sie zusätzlich ein gewaltiges Schutzsystem an. Sie fangen damit zerstörerische freie Radikale ab. Der Effekt: Ihre sensible Gensoftware wird so weniger durch freie Radikale durchschossen. Sie altern langsamer. Messbar, an den Telomeren. Auch die empfindlichen Gehirnzellen werden durch die hochspezialisierten roten und grünen Neuro-Antioxidantien geschützt. An den Kollagenzellen Ihrer Blutgefäße und der Haut binden sich wiederum andere Polyphenole wie OPC, und lassen diese langsamer altern. Ihre Blutfette oxidieren weniger mit den fettlöslichen Antioxidantien. Das Transportsystem unseres Kreislaufs bleibt damit besser erhalten. Es entstehen weniger unerwünschte Kollateralschäden an den Zellen durch das Immunsystem, wenn diese mit Antioxidantien gepanzert sind. Denn das Immunsystem, einmal aktiviert, schießt selbst mit freien Radikalen.

Für dieses geniale Abfangprogramm braucht man ein Team aus den verschiedensten Antioxidantien: Antioxidative Vitamine. Spurenelemente wie Zink, Kupfer, Selen. Und Hunderte Phyto-Antioxidantien, die sich an unterschiedliche Andockstellen im Körper binden. Weniger freie Radikale: Das bedeutet auch weniger Entzündungen. Entzündungen sind Gift. Für alle Zellen. Entzündungen verkürzen Ihre Telomere, lassen Sie schneller altern (Inflamaging), führen zum Untergang der sensiblen Neuronen im Gehirn, schädigen die Blutgefäße und aktivieren das Immunsystem auf eine Weise, dass es dann Ihre eigenen Körperzellen angreift. Eine pflanzenbasierte Ernährung senkt nachweislich dieses gesamte ungute Entzündungsgeschehen.

Mein Tipp: Sammeln Sie Pflanzenschutzpunkte. Essen Sie smart. Nicht einfach mehr Obst & Gemüse, sondern die wirksamsten Superfoods gehören auf Ihren Teller. Kaufen Sie die Topspieler im Supermarkt ein: Dunkel, bunt, blau, tiefgrün. Anstelle der hell gefärbten Looser. Diese Hightech-Nutrition hat ganz banale Namen wie: Beeren, Brokkoli, Rote Bete, Kaffee, grüner Tee oder Kakao. Lassen Sie sich davon nicht täuschen. Die Wirkung dieser „banalen" Lebensmittel ist komplexer als bei jedem Medikament.

Bei jeder Mahlzeit entstehen freie Radikale. Da macht es Sinn, dafür zu sorgen, dass immer genügend dieser Topspieler verfügbar sind, um neutralisierend das Bombardement abzuwehren. Die natürliche Phytoverpackung der Hightech-Nutrition macht's möglich. Allerdings brauchen wir mehr als nur einen neutralen Punktestand. Um den radikalen Stress herunterzufahren, brauchen wir mehr Schutzpunkte, die Sie in Ihren Zell-Depots abspeichern. Trinken Sie daher zusätzlich Superfoods: Grüne und rote Smoothies. Tanken Sie mit Nüssen antioxidativen Mineralienschutz auf. Tauchen Sie vor allem ab in die faszinierende Aromenwelt der absoluten Superfoods: Kräuter & Gewürze. Würzen Sie damit Ihr Leben. Mit Genuss und Kreativität. Eine eigene Gewürzschublade und einen Kasten für frische Kräuter auf der Fensterbank sollte jeder haben. Einfacher geht es nicht, den Zellschutz zu boosten.

ON – Mikronährstoffe managen den Stoffwechsel

Dazu kommen die lebensnotwendigen Mikronährstoffe. Die managen unseren Stoffwechsel. Auch sie haben Andockstellen an den Genen, im Immunsystem, im Nervensystem, und im Gehirn. In jeder Sekunde legen sie Milliarden ON-Schalter in unserer Biochemie um. Hormone, Botenstoffe, Energie und Zellneubau – alles steht und fällt mit diesen Mikronährstoffen. Dabei arbeiten die Vitamine, Mineralien und Spurenelemente im Team zusammen. Es macht sehr wenig Sinn, nur einzelne Mikronährstoffe einzunehmen. Erst durch die perfekte Zusammenarbeit der Mikronährstoff-Teams können wir unseren Körper permanent auf, ab- und umbauen. Unsere großartige biochemische Fabrik optimal betreiben.

Die ewige Diskussion, ob man zusätzliche Mikronährstoffe braucht oder nicht, ist fehl am Platz, denn der Mikronährstoffmangel ist in großen Teilen der Bevölkerung eindeutig nachgewiesen. Die Diskussion ist schon deswegen wenig hilfreich, weil bei vielen trotz gutem Willen immer wieder der Alltag dazwischenkommt. Zu viele sind darauf angewiesen, in Firmen-Kantinen, in der Schule, in Altersheimen oder sonst wo, auch unterwegs zu essen, im Stress von einem Termin zum nächsten. Jeder dritte Deutsche nimmt zusätzlich Medikamente ein, die die Aufnahme von Mikronährstoffen behindern.

Mein Tipp: Nur Sie allein kennen Ihre täglichen Belastungen, Ihren zum Teil von außen aufgezwungenen Tagesablauf, und Ihr Essverhalten. Meine Erfahrung ist: Viele spüren die positive Wirkung von Mikronährstoffen bei sich nach 3–4 Monaten deutlich.

Kurzfristig spürbar mit weniger Infekten, mit weniger Müdigkeit, einer besseren Stressresistenz und Stimmung. Denn die offiziell empfohlenen Minimalwerte entsprechen nicht einer optimalen Zufuhr für all die Stoffwechselprozesse, auf die unsere Biomaschinerie in der Evolution entwickelt wurde.

Wichtig: Es macht keinen Sinn, einzelne Vitamine oder Mineralien zu nehmen. Wenn, dann sollten alle 13 Vitamine, mindestens 2 Mineralien und 5–6 Spurenelemente – inklusive Jod – zusammen ergänzt werden. Idealerweise sind entsprechende Produkte mit Pflanzenstoffen als Kofaktoren kombiniert.

ON – Der Ölwechsel

Der Ölwechsel gehört zu den stärksten ON/OFF-Mechanismen für Ihre Biomaschine.

ON – Der größte Mangel besteht für die seltensten Fettbausteine: Die Omega-3-Fette. Diese schnell leitenden Fette leiten die Impulse im Herz. Sie sind auch der Baustoff Ihres Gehirns. Die gute Nachricht: Unser Gehirn ist veränderbar. Sie können mit Omega-3 auf DSL-Geschwindigkeit aufrüsten, und in jedem Alter die Konzentration und Speicherfähigkeit optimieren. Sie können damit den Gehirnabbau frühzeitig verlangsamen. Omega-3 aktiviert über die Gewebehormone ein ganzes Schaltpult von ON-Schaltern: ON – anti-entzündlich, ON – Blutdruck senken, ON – Blut fließfähiger machen, ON – ein überaktives Immunsystem ausbalancieren, das ansonsten das eigene Gewebe angreift. Den Omega-3-Blutspiegel messbar zu steigern, dauert etwa 5–6 Monate.

ON – Machen Sie einen weiteren Ölwechsel mit pflanzlichen, flüssigeren Fetten. Weg vom festen, gesättigten Fettschmodder. Schalten Sie damit Folgendes an: ON – Blutfette senken, ON – Zellen flexibler/weniger klebrig machen, ON – Gefäße im gesamten Körper verbessern. Denken Sie in „Hummus & Avocado“ anstatt „Käse & Wurst“. Warmes, buntes Essen, anstatt Brot mit reiner „Fettauflage“. Nüsse &

Oliven anstelle von Chips. Nüsse sind das konzentrierteste Superfood für Ihr Transportsystem überhaupt. Wirkungsvoller als jedes Medikament. Nüsse sind Teil jedes Ölwechsels. Tanken Sie also das Leichtlauf-Öl.

OFF – Wie viel ist Ihnen Ihr Körper wert? Würden Sie Heizöl in Ihr Auto tanken? Also warum dann in Ihren viel wertvolleren Körper? Im Durchschnitt isst jeder Deutsche in seinem Leben 46 Schweine und 4,1 Tonnen weiteres Fleisch. Davon 2,3 Tonnen als Wurst. 1,6 Tonnen Käse, 405 Kilogramm Butter und 9.300 Liter Milch kommen hinzu. Das bleibt nicht ohne Folgen. Die Blutbahnen schmoddern ab einem Alter von 30 Jahren durch die gesättigten Fette zu. Neu mag für viele sein, wie stark diese Fette die allerfeinsten Gefäße im Gehirn schädigen, Neuronen verkleben, Alzheimer-Gene direkt aktivieren und das Gehirn verlangsamen, weil sie wenig leitfähig sind.

Tierische, gesättigte Fette enthalten zusätzlich die direkten Baustoffe für die entzündlichen Gewebehormone, die ständig auf die OFF-Schalter in Ihrem System drücken. Das permanente Feuer dieser Entzündungen lässt alle Ihre Systeme schneller altern, als sie müssten. Das Erstaunliche ist: Erst, wenn Sie den Zufluss von gesättigten tierischen und tropischen Fetten abdrehen, können sich Ihre Gefäße wieder verjüngen. Sich gesund sanieren. Nachweisbar. Keine Studie mit „ausgewogener" Ernährung konnte dies je nachweisen.

Der Ölwechsel tut auch Ihrem Mikrobiom gut. Gesättigte Fette lassen ungünstige, säureresistente Bakterien im Darm wachsen. Genau die lösen viele chronische Krankheiten aus. Die pflanzlichen Fette verändern das Mikrobiom dagegen nicht im negativen Sinn.

Die Fleisch- und Milchindustrie möchte uns nachvollziehbarerweise einreden, dass Milch gesund sei, und Fleisch für den Eiweißbedarf wichtig wäre. Beides ist weder notwendig noch gesund. Das zeigen die Studien eindeutig. Das einfache Geheimnis der langlebigsten Menschen in verschiedenen Erdteilen der Welt ist es, weniger Killerfette zu essen.

Mein Tipp: Pflegen Sie einen gesunden Egoismus

Vorab: Ich bin kein militanter Veganer, und missionierende „Gutmenschen" nerven mich. Aber die Argumente sind frappierend einleuchtend, wenn man den Ast, auf dem man sitzt, absägt. Schauen wir kurz auf diese größere Ebene: Wir zerstören mit einer ausufernden tierischen Ernährung nicht nur unsere eigene Biomaschine, sondern auch unser Klima auf diesem Planeten. 80 % der gesamten weltweiten Agrarflächen

werden zum Anbau von Tierfutter, oder als Weideflächen, genutzt. 72 Milliarden Tiere sind pro Jahr einzig und allein für den menschlichen Konsum vorbestimmt, und werden unter unerträglichen Zuständen industriell gezüchtet.
Die Tierzucht verursacht 14,5 % aller Treibhausgase. Soviel wie SÄMTLICHE Autos, Flugzeuge, Schiffe und sonstigen Transportmittel zusammen. Die Abholzung der tropischen Regenwälder für Weideland kommt noch extra obendrauf. Auf Klima-Demos zu gehen und zu protestieren, danach mit dem Elektroauto nach Hause zu fahren, aber jeden Abend Fleisch in der Pfanne zu braten, das passt nicht zusammen. Ihr Essverhalten bestimmt das Klima, und damit die Zukunft Ihrer Kinder.
Pflegen Sie einfach einen gesunden Egoismus: Die OFF-Taste drücken mit weniger gesättigtem Fettschmodder für Ihr eigenes Herz und Gehirn. Dabei 10 Jahre länger leben. Das ist gleichzeitig ein kostenfreies ON für weniger schädliche Klimaveränderungen auf unserem Planeten. Doppelt gewonnen also.

ON – Schalten Sie Billionen von Zellen dazu: Ihr Mikrobiom

Der letzte unserer Reisestopps war Ihr Mikrobiom. Die faszinierende Symbiose mit unserem Mikrobiom hält uns gesund. Verleiht uns übermenschliche Fähigkeiten. 500 verschiedene hoch spezialisierte Mitarbeiter im Darm fressen sich durch Pflanzenfasern. Setzen 90 % der wichtigen Polyphenole für uns daraus frei. Fleißig produzieren sie zusätzlich anti-entzündliche Stoffe und Glückshormone für uns. Diese Bakterien in uns geben dem Gehirn direkte Anweisungen. Nicht etwa umgekehrt. Ihr Genmaterial wird von den Botenstoffen des Mikrobioms kontrolliert. Ihre Bakterien-Mitbewohner aktivieren Ihr Immunsystem, schützen Ihre Darmwand, und verdrängen unerwünschte Bakterien.
Schlecht gefüttert, oder durch Zusatzstoffe und Antibiotika massiv geschädigt, kann sich die Artenvielfalt Ihres Mikrobioms drastisch verringern. Schlecht gefüttert, können Sie die Billionen Mikroben gegen sich aufhetzen. Sie fressen sich dann in Ihre Darmschleimhaut hinein, und verursachen so Darmprobleme und andere Erkrankungen.
Alle ballaststofffreien, schnellen Kohlehydrate, und die fetten Kalorien werden Ihrer Bakterien-Gemeinschaft schon im oberen Dünndarm weggeschnappt. Unten im Dickdarm kommt nichts Fressbares mehr an. Falsch verstandenes Low Carb ohne Vollkorn und Hülsenfrüchte, oder fettes Keto-Essen, dezimieren Ihr buntes Biotop-Trüppchen im Darm.

Und sind damit auch extrem schädlich für Sie.
Mein Tipp: Essen Sie nicht mehr allein für sich. Machen Sie gleichzeitig Ihr Mikrobiom glücklich. Mit löslichen Ballaststoffen aus den Superfoods Hülsenfrüchte/Obst/Gemüse und Vollkorn. Entdecken Sie die uralten Pseudo-Getreide. Verwenden Sie ballaststoffreiche neue Mehle wie etwa Mandel-, Lein- oder Sesammehl. Entsenden Sie nach erforderlich gewesenen Antibiotika-Schlachten probiotische Bakterien als Hilfstruppen ins Mikrobiom-Krisengebiet. Polyphenole sind die Leckerbissen für Ihre Mikroben. Beeren, grüner Salat, tiefgrüne Gemüsesorten. Sie fördern das Wachstum unserer bakteriellen Haustiere. Sie vermehren sich dann fröhlich, aus bisher noch ungeklärten Gründen. Wegen der vielen hoch spezialisierten bakteriellen Berufsgruppen im Darm ist die wichtigste Erkenntnis der Mikrobiom-Forschung: Pflegen Sie die Diversität. Also, essen Sie so viele verschiedene Pflanzenstoffe wie möglich. Zu Hause zählen wir täglich Pflanzenpunkte. Bei so viel Abwechslung wird es einem selbst auch nie langweilig beim Essen.

ON – Machen Sie sich glücklich

Glücks-Junkies. Das sind wir, oder nicht? Immer auf der Suche nach Optimierung. Mit mehr Spaß, immer gute Laune, und eine super Stimmung. Was fällt den meisten dazu ein? Genau. Zucker. Hat auch die Lebensmittelindustrie schon seit Langem verstanden. Mit Zucker versuchen wir, unsere Stimmung zu manipulieren. Über die Neurotransmitter geht das. Leider stumpfen diese Andockstellen im Gehirn, wie bei allen Drogen, mit der Zeit ab. Der Effekt lässt nach. Die Gefahr: Man stopft immer mehr davon in sich rein. Auch Junkfood-Attacken oder Alkohol sollen unsere emotionale Biochemie boosten. Dummerweise fördert beides Entzündungen. Diese sind dann wiederum Auslöser von Stimmungsschwankungen. Vitaminarmes Essen führt zusätzlich zu Depressionen.
Was motiviert uns also wirklich? Selten die langfristigen Ziele. Wir wollen es direkt spüren. Besser fühlen. Glücklich sein. Und das geht auch anders, und gesund: Denn genau das haben Biostoffe in vielen Studien nachgewiesen. In den verschiedenen Kapiteln des Buches haben wir Folgendes gesehen:
Sie können Ihre Stimmung mit bunten Phytomolekülen optimieren. Antioxidantien senken zusätzlich den oxidativen Stress, der Stimmungsschwankungen auslöst. Die bunten Moleküle können zusätzlich die Enzyme hemmen, die Neurotransmitter abbauen. Vitamin D und

die B-Vitamine sind aktiv am Aufbau der Glücksbotenstoffe beteiligt. Vitamin D hat die Wirkkraft von Antidepressiva. Omega-3 wird erfolgreich bei Depressionen eingesetzt. Und stabilisiert die Stimmungswerte auch bei Nicht-Depressiven.
Eine ungünstige Zusammensetzung der Darmbakterien kann ebenfalls Depressionen auslösen. Gleichzeitig produzieren die guten Bakterien 90 % des beruhigenden Glücksbotenstoffs Serotonin und 50 % des Dopamins, das Sie euphorisch macht.
Auf traditioneller mediterraner und auf veganer Ernährung finden sich in Studien die wenigsten Depressionen. Warum würde man also bei gesundem Menschenverstand darauf verzichten wollen? Weil man immer alles beim Alten lässt? Albert Einstein formulierte es einmal so: „*Die Definition von Wahnsinn ist, immer das Gleiche zu tun, und andere Ergebnisse zu erwarten.*“ Echte Glücks-Junkies und Stimmungsoptimierer können sich mit dem wirkungsvollsten Stöffchen der Natur fixen: Gute Ernährung. Dem Original. Keine billigen Imitate. Sie können gleich morgen früh die ON-Schalter dafür umlegen. Nichts motiviert einen mehr als gute Stimmung.

Gibt es die EINE gute Ernährung?

Ja. Sie wissen es bereits: Die ältesten Menschen der Erde essen zu 90 % pflanzenbasiert. In den verschiedenen Kapiteln haben wir die Studien zu traditioneller mediterraner Ernährung gesehen:

- Sie lässt die Telomere um fast 5 Jahre langsamer altern.
- Sie verringert den geistigen Abbau, erhält das Erinnerungsvermögen und das Arbeitsgedächtnis.
- Sie vermindert das Risiko drastisch für die verschiedensten Herz-Kreislauf-Erkrankungen.
- Sie senkt das Risiko für tödliche Herzinfarkte besser als Blutfettsenker. Und das ohne Nebenwirkungen.
- Sie verringert Depressionen und Stimmungsschwankungen.
- Sie erhält das Mikrobiom selbst bei 100-Jährigen am besten.

Obst & Gemüse, Hülsenfrüchte, gute Fette. Ab und zu Fisch. Eine Handvoll Nüsse über den Tag verteilt. Ein duftender Kaffee. Kein Verzicht, sondern Dolce Vita. Haben Sie bereits eine Erkrankung? Dann hat eine vollwertige vegane Ernährung die größten Erfolgsaussichten. Der Grund ist einfach: Sie bekommen damit die größte Menge wichtiger Biomole-

küle und Mikronährstoffe für die Reparatur Ihrer Biomaschine. Sie sammeln die meisten Pflanzenpunkte. Vollwertig bedeutet nicht: Verarbeitete Pflanzenstoffe. Also nicht pseudo-vegan in der Nudel- und/oder Brotfalle. Bisher hat nur eine vegane Ernährung die Rückentwicklung von Schäden bei Herz-Kreislauf-Erkrankungen bewiesen. Sie senkte den Blutdruck und alle Risikofaktoren am besten. Sie steigerte den Zellschutz und die Krebsabwehr am meisten. Sie hat das Immunsystem massiv geboostet. Sie sanierte Darmerkrankungen am besten, weil das Mikrobiom am stärksten unterstützt wurde. Es kommt also auf Ihre Zielsetzung an.
Wichtig: Vitamin B12 und Omega-3-Fette aus Algen-Öl sollten unbedingt dazu ergänzt werden.

Vegetarische Ernährung ist das neue Ausgewogen

Vegane Produkte sind hipp. 12 % der Deutschen ernähren sich inzwischen vegetarisch. Für das Buch haben wir vegetarisch essen für 6 Monate zu Hause ausprobiert. „Teilzeit-vegan" sozusagen, um es nicht mit einem dogmatischen Label zu versehen. Wir haben Joghurt, Quark und Eier beibehalten. Das hätte bei uns zu Hause schwierig werden können, mit einem passionierten Fleisch-, Wurst-, Käse-Esser in der Familie. Ein erklärter Genuss-Mensch im Widerstand gegen veganen „Verzicht". Zu Beginn. Mein eigener Widerstand war da eher der Öko-Druck von ein paar missionierenden Veganern in meinem Umfeld, die mir zu weltanschaulich daherkamen. Das erzeugt bei meinem Charakter immer Widerstand. Außerdem erinnerte es mich an die Getreidemühle meiner Mutter. Unlustiges Körnerfressen in den 1990er Jahren. Vollwertküche. Jute. Sandalen tragen mit Socken.
Die alles entscheidenden Fragen für mich waren: *„Schmeckt das wirklich jedem von uns?" „Geht es schnell?" „Und: Fühlen wir uns damit fitter?"* Wir waren sehr erstaunt: In den 6 Monaten haben wir NICHTS vermisst. Zweimal hatten wir Fleisch und beide Male dachten wir hinterher: Das war o. k., aber eben auch nicht leckerer als gestern.
Wir haben noch nie so viele unterschiedliche, köstliche Gerichte wie in diesem Zeitraum gegessen. Mit der schier endlosen Auswahl von Gemüse- und Obstsorten, Hülsenfrüchten und bisher nie verwendeten Pseudo-Getreiden und neuen Mehlen waren unserer Kreativität keine Grenzen gesetzt. Hippe vegane Blogs mit Rezepten machen es ganz einfach. Es gab viele kulinarische Highlights in der Zeit. Die wir jetzt im festen Repertoire haben. Natürlich hatten wir vieles auch schon vorher längst mit einer bunten mediterranen und asiatischen Küche gemacht. Wir essen ein-

fach gerne. Immerhin schreibe ich seit 25 Jahren über Ernährung. Aber eben mal ohne Fleisch. Quasi-Vegan hat einfach noch mal ein Schüppchen obendrauf gelegt. Als Anreiz, Neues zu probieren. Bedingung war: Es musste praktisch sein und beim Kochen genauso schnell gehen wie vorher. Der Wochenmarkt, die Bioabteilung im Supermarkt, und natürlich Online-Bestellungen waren unser neues Shopping-Paradies. Jedes Mal mit Neuentdeckungen. Vegetarisch ist „das neue Abwechslungsreich". Die Forschung beweist eindeutig: Für den Körper ist es „das neue und bessere Ausgewogen".

Und noch eine Beobachtung: Gleichzeitig sind wir zu unserem Erstaunen leistungsfähiger geworden. Seltsam lange halten wir beim Fahrradfahren oder auf dem Laufband durch. Wir sind noch seltener müde als sowieso schon. Es gab anscheinend immer noch Luft nach oben. Für einen besseren Stoffwechsel. Und die Haushaltsrechnung verringerte sich nebenbei auch drastisch. Wir werden dabeibleiben. Ganz ohne Öko-Druck. Einfach, weil es uns gut geht. Weil es schmeckt. Und Spaß macht.

ON – Ihre Biomaschine optimal nutzen

Vielleicht fanden Sie die Geschichte mit Friedhelm G. am Anfang des Buches noch etwas seltsam. Jemand, der mit zusätzlichen Vitalstoffen & Ernährung seine Herzkraft um 30 Jahre verjüngt, der alle Medikamente nach und nach absetzen konnte, und mit 80 Jahren auf 5.600 Metern Höhe im Himalaya wandert. Doch jetzt wissen Sie: Unser Körper hat ein ungeahntes Potenzial, sich selbst neu zu erschaffen. Sehen Sie jetzt zum Abschluss noch mal einen Moment in Ihre eigene Zukunft:

- Wie ist Ihr jetziger Körper? Wie fühlt sich der an?
- Wie soll Ihr Körper in einem Jahr aussehen und sich anfühlen?

Bilder sind mächtig. Entwickeln Sie ein klares Bild dafür. Und nun stellen Sie sich selbst bildhaft vor, wie Ihr Körper älter wird.

- Wie sehen Sie in 10, in 20 und 30 Jahren aus?
- Wie möchten Sie sich fühlen?
- Wie fit und aktiv möchten Sie mit 60, 70, oder 80 Jahren sein?

Die Entscheidung dafür können nur Sie treffen. Jeden Tag neu. Auf einer fantastischen Reise.

ANHANG

Labore

Omega-Bluttest: https://omegametrix.eu
Telomerlängen-Messung: www.mvz-labor-kirkamm.de

Bücher

Die 4 Wochen Stoffwechselkur

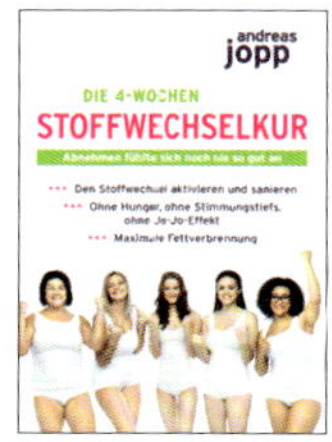

Über 300.000 Stoffwechselkur-Teilnehmer haben es bewiesen: Satt, zufrieden und schnell Gewicht zu verlieren – das geht. Gleichzeitig sanieren Sie Ihren Stoffwechsel, den Darm. Und entgiften.

Happy Food statt Burnout

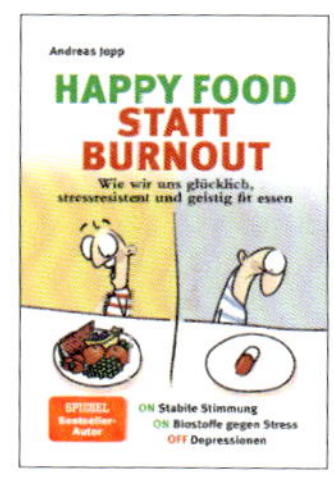

Wie wir uns glücklich, stressresistent und geistig fit essen können. Die neue Forschung beweist, wie dramatisch schlechte Ernährung unser Gehirn und die Psyche verändert. Erfahren Sie welche Superfoods das Stresszentrum sanieren und Sie vor Burnout & Depressionen schützen. Selbst schwere Depressionen lassen sich damit verbessern.

Einer der erfolgreichsten Nichtraucher-Kurse weltweit.

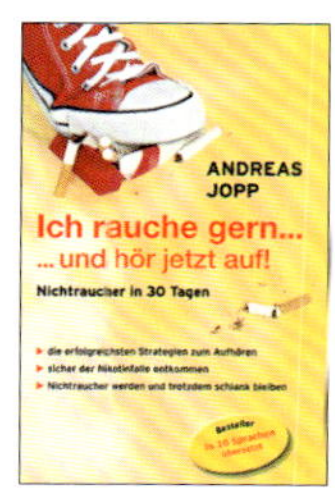

Sicher der Nikotinfalle entkommen. Buch & Hypnose-Programm führen zum Erfolg. Das Buch ist über 200-mal mit 5 Sternen bei Amazon bewertet und wurde bereits in 10 Sprachen übersetzt.
www.nichtraucherin30Tagen.de

Risikofaktor Vitaminmangel

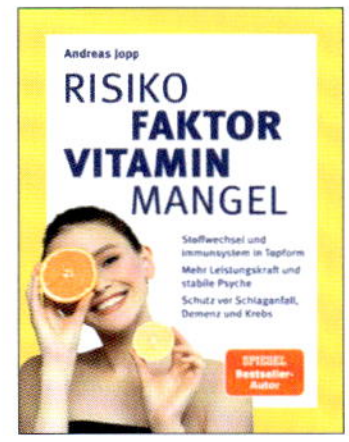

Alles über Vitamine. Wie dosiert man diese und worauf achtet man bei der Produktqualität? Erfahren Sie mehr über die Studien zu Mikronährstoffen: Leistungskraft, stabile Psyche, Schutz gegen Krebs und Demenz. Dieser Bestseller begeistert Leser weltweit. Er wurde in 10 Sprachen übersetzt und ist mit über 130.000 Exemplaren das meistverkaufte Vitaminbuch in Deutschland.

Übersäuerung & Mineralien

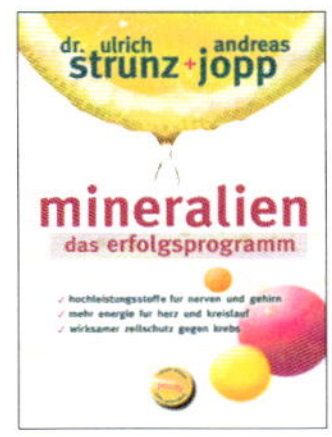

Sind Sie übersäuert? Die Ursache ist immer ein Mangel an Mineralien. Wie können die Nervenmineralien Sie leistungsfähiger machen? Wie können Sie die Allergieanfälligkeit mit Kalzium senken? Welche Kombination aus Mikronährstoffen sichert Ihre Knochenmasse wirklich ab? Wie setzt man Mineralien für mehr sportliche Leistung ein, und senkt die Verletzungsgefahr? Wie entgiftet man mit Mineralien Schwermetalle? Wie wirkt sich Eisenmangel bei Frauen aus? Dieser Bestseller wurde in 6 Sprachen übersetzt.

Fit mit Fett. Die Omega-3-Revolution

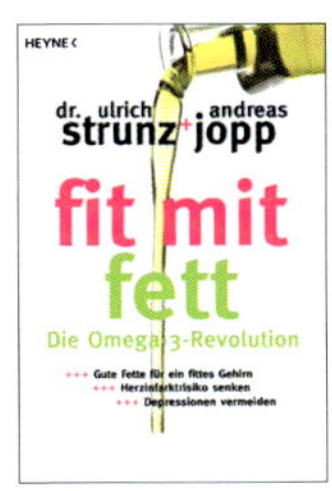

Das Geheimnis guter Fette und Killerfette. Alles, was Sie über Fette wissen möchten und wie diese auf ADHS, Depressionen oder Herz-Kreislauf-Erkrankungen wirken. War lange auf der Stern- und Focus-Bestsellerliste und ist in 5 Sprachen übersetzt.

Geheimnis Eiweiß

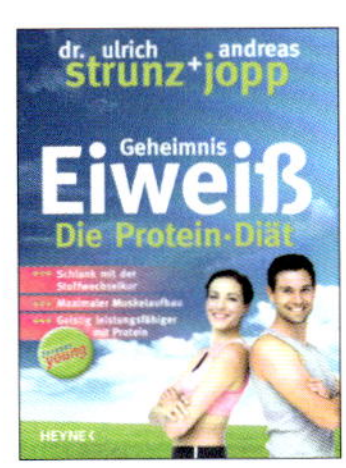

Seltener krank, besser schlafen, stabilere Stimmung, mehr Muskelaufbau, schneller abnehmen – Eiweiß ist das Geheimnis. Erfahren Sie mehr zur spannenden aktuellen Forschung über Eiweiß. Mit Rezepten, und einem praktischen Eiweißführer.

WEITERE FRAGEN ODER BERATUNG

Haben Sie jetzt im Anschluss an das Buch noch Fragen zu Vitalstoffen, Omega-3, zur Darmsanierung oder Stoffwechselkur? Ich werde oft gefragt, warum ich im Buch keine Produkte nenne, oder noch genauere Details zu Produktqualität gebe. Ich habe das bewusst als Medizinjournalist nicht ins Buch aufgenommen.
Wenn Sie dennoch Antworten suchen auf Ihre Fragen: Bitte richten Sie sich an die- oder denjenigen, die/der Ihnen das Buch bereits empfohlen hat! Das ist ganz wichtig! Die Erfahrungen liegen dort vor und Sie werden dort - unter Freunden - immer bestens betreut.

Sollten Sie ohne Empfehlung auf das Buch aufmerksam geworden sein, z.B. über die Presse oder den Buchhandel, dann – und nur dann - wenden Sie sich gerne mit Ihren Fragen für eine kurze kostenlose Beratung an folgende E-Mail-Adresse:
Stofwechselkur-Information@t-online.de

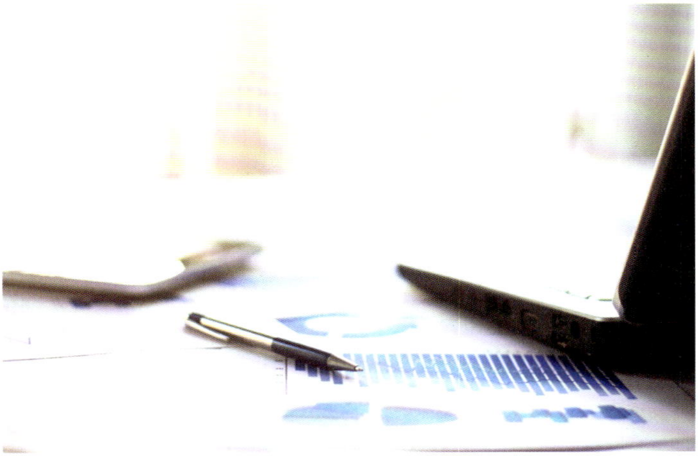

IHR FEEDBACK IST WICHTIG

Hat Ihnen das Buch gefallen, Sie motiviert und angeregt?
Dann würde ich mich riesig freuen über ein kurzes Feedback für andere Leser, falls Sie das Buch bei Amazon oder einer Online-Buchhandlung bestellt haben. Es würde meine Arbeit ungeheuer unterstützen.

Unter einem Jahr intensiver Recherche habe ich noch nie ein Buch geschrieben. Dabei könnte ich durchaus Ratgeber wie am Fließband schreiben. Nach Verlagswunsch am liebsten direkt ins Layout.
Das würde nur 3 Monate dauern. So ist aber nicht meine Arbeitsweise.
Ich leiste mir den Luxus, umfassend zu recherchieren.
Unbezahlte Recherche-Zeit, die dem Inhalt meiner Bücher zugutekommt. *„Es gibt nur noch wenige Vollzeit-Journalisten,“* sagte ein angesehener Medizin-Verlag zu mir. Ich glaube weiterhin an den Nutzen von gutem und damit zeitaufwendigem Journalismus. Ihr Feedback kann dies unterstützen.

Ihr
Andreas Jopp

So bleiben Sie auch weiterhin auf dem Laufenden.
facebook.com/andreasjopp

Quellen

[1] Li Y et al. Impact of Healthy Lifestyle Factors on Life Expectancies in the US Population. Circulation. 2018; 117:032047.

[2] Hüsing A et al. Lifestyle risk factors and residual life expectancy at age 40: a German cohort study. BMC Med. 2014; 12: 59.

[3] www.Statistika.de. 11.4.2019.

[4] Präventionsbericht 2019.Leistungen der gesetzlichen Krankenversicherung: Primärprävention und Gesundheitsförderung. 2019; 10.

[5] Munkyong P et al. The role of nutrition in enhancing immunity in aging. Age Disease. 2012; 3(1): 91–129.

[6] Dieser Tabelle wurden ergänzt mit den Erkenntnissen der neuen Vitamin-D-Forschung. In: Pludowski P., et al.: Vitamin D effects on musculoskeletal health, immunity, autoimmunity, cardiovascular disease, cancer, fertility, pregnancy, dementia and mortality. A review of recent evidence. Autoimmunity Reviews.2013; 10: 976–989.

[7] Meydani SN et al. Serum zinc and pneumonia in nursing home elderly. Am J Clin Nutr. 2012; 86: 1167–1173.

[8] Bergmann P. Vitamin D and Respiratory Tract Infections: A Systematic Review and Meta-Analysis of Randomized Controlled Trials. Plos One. 2013;8(6): e65835

[9] Bergmann P. Vitamin D and Respiratory Tract Infections: A Systematic Review and Meta-Analysis of Randomized Controlled Trials. Plos One. 2013;8(6): e65835

[10] Meydani S et al. Vitamin E and respiratory tract infections in elderly nursing home residents: a randomized controlled trial. Jama.2004; 292: 828–836.

[11] Charan, J. Vitamin D for prevention of respiratory tract infections: A systematic review and meta-analysis. J Pharm. 2012; 3(4): 300.

[12] Bergmann P. Vitamin D and Respiratory Tract Infections: A Systematic Review and Meta-Analysis of Randomized Controlled Trials. Plos One. 2013;8(6): e65835

[13] Martineau A et al. Vitamin D supplementation to prevent acute respiratory tract infections: systematic review and meta-analysis of individual participant data. BMJ. 2017; i6583.

[14] Hemilä H. Vitamin C for preventing and treating the common cold. Cochrane Dat Syst Rev. 2013.

[15] Hemilä H et al. Vitamin C for preventing and treating the common cold. Cochrane Database Syst Rev. 2013; 1:CD000980.

[16] Somerville V. Effect of Flavonoids on Upper Respiratory Tract Infections and Immune Function: A Systematic Review and Meta-Analysis. Adv Nutr. 2016; 7(3): 488–97.

[17] Nationale Verzehrstudie II. Bundesministerium für Ernährung, Landwirtschaft und Verbraucherschutz. Max Rubner Institut. 2007.

[18] Gibson A. Effect of fruit and vegetable consumption on immune function in older people: a randomized controlled trial. Am J Clin Nutr. 2012; 96: 1429–36.

[19] Hosseini B et al. Effects of fruit and vegetable consumption on inflammatory biomarkers and immune cell populations: a systematic literature review and meta-analysis. Am J Clin Nutr. 2018; 108: 136–55.

[20] Bøhn S et al. Blood cell gene expression associated with cellular stress defense is modulated by antioxidant-rich food in a randomised controlled clinical trial of male smokers. BMC Med. 2010; 8: 54.

[21] Müller Let al. Effect of broccoli sprouts and live attenuated influenza virus on peripheral blood natural killer cells: a randomized, double-blind study. PLoS ONE. 2016; 11(1): e0147742.

[22] Jeong S et al. Dietary intake of Agaricus bisporus white button mushroom accelerates salivary immunoglobulin A secretion in healthy volunteers. Nutr. 2012; 28(5): 527–531.

[23] Wong J et al. Mushroom extracts and compounds with suppressive action on breast cancer: evidence from studies using cultured cancer cells, tumor-bearing animals, and clinical trials. Appl Micr Biotech. 2020; 104: 4675–4703.
[24] Djibril Ba. Mushroom Consumption Is Associated with Low Risk of Cancer: A Systematic Review and Meta-Analysis of Observation Studies. Curr Dev Nutr. 2020; 4(2): 307.
[25] McAnulty L et al. Effect of blueberry ingestion on natural killer cell counts, oxidative stress, and inflammation prior to and after 2.5 h of running. Appl Phys Nutr Metab. 2011; 36(6): 976–984.
[26] McAnulty L et al. Six weeks daily ingestion of whole blueberry powder increases natural killer cell counts and reduces arterial stiffness in sedentary males and females. Nutr Res. 2014; 34(7): 577–584.
[27] Nantz M et al. Consumption of cranberry polyphenols enhances human γδ-T-cells proliferation and reduces the number of symptoms associated with colds and influenza: a randomized, placebo-controlled intervention study. Nutr J. 2013; 12:161.
[28] Hosseini B et al. Effects of fruit and vegetable consumption on inflammatory biomarkers and immune cell populations: a systematic literature review and meta-analysis. Am J Clin Nutr. 2018; 108: 136–55.
[29] Ding S et al. Regulation of Immune Function by Polyphenols. J Imm Res. 2018; 1–8.
[30] Hooper L. You AhR What You Eat: Linking Diet and Immunity. Cell. 2011; 147(3): 489–491.
[31] Versuchsreihe an der Penn State University von Levine mit neuen CART Therapie. https://cen.acs.org/articles/92/i40/Immune-System-Fights-Back.html
[32] Nieman D et al. Upper respiratory tract infection is reduced in physically fit and active adults. Br J Sp Med. 2010; 45(12): 987–992.
[33] Baum J et al. Protein consumption and the elderly: what is the optimal level of intake. Nutrients. 2016; 8(6): 359.
[34] Li T et al. The dose–response effect of physical activity on cancer mortality: findings from 71 prospective cohort studies. Br J Sport Med.2015; 50(6): 339–345.
[35] Moore S et al. Association of Leisure-Time Physical Activity With Risk of 26 Types of Cancer in 1.44 Million Adults. JAMA. 2016; 176(6): 816.
[36] Prior R et al. Plasma antioxidant capacity changes following a meal as a measure of the ability of a food to alter in vivo antioxidant status. J Am Col Nutr. 2007; 26(2): 170–181.
[37] Mohanty P. Glucose Challenge Stimulates Reactive Oxygen Species (ROS) Generation by Leucocytes. J Clin Endocr Met. 2000; 85(8): 2970–2973.
[38] Mohanty P. Glucose Challenge Stimulates Reactive Oxygen Species (ROS) Generation by Leucocytes. J Clin Endocr Met. 2000; 85(8): 2970–2973.
[39] Boyer J et al. Apple phytochemicals and their health benefits. Nutr J. 2004; 3:5.
[40] Rautiainen S et al. Total Antioxidant Capacity from Diet and Risk of Myocardial Infarction: A Prospective Cohort of Women. Am J Med. 2012; 125(10): 974–980.
[41] Rautiainen S et al. Total Antioxidant Capacity of Diet and Risk of Stroke: A Population-Based Prospective Cohort of Women. Stroke. 2011; 43(2): 335–340.
[42] Black C. Is depression associated with increased oxidative stress? A systematic review and meta-analysis. Psychoneuroendocrinology, 2015; 51: 164–175.
[43] Ma L et al. A dose–response meta-analysis of dietary lutein and zeaxanthin intake in relation to risk of age-related cataract. Arc Clin Exp Opht. 2013; 252(1): 63–70.
[44] Zhang Y et al. Vitamin E and risk of age-related cataract: a meta-analysis. Publ Health Nutr. 2015; 18(15): 2804–2814.
[45] Wei L et al. Association of vitamin C with the risk of age-related cataract: a meta-analysis. Act Opht. 2015; 94(3): e170–e176.

[46] Zhao L. Evidence-Based Eye Disease Study Research Group. The Effect of Multivitamin/Mineral Supplements on Age-Related Cataracts: A Systematic Review and Meta-Analysis. Nutrients. 2014; 6(3): 931–949.
[47] Prior R et al. Plasma antioxidant capacity changes following a meal as a measure of the ability of a food to alter in vivo antioxidant status. J Am Col Nutr. 2007; 26(2): 170–181.
[48] Carlsen M et al. The total antioxidant content of more than 3100 foods, beverages, spices, herbs and supplements used worldwide. Nutr J. 2010; 9(1).
[49] Anmerkung: In der Studie wurde standardisiertes Heidelbeer-Pulver verwendet, was 75g Heidelbeeren entsprechen würde. Blacker B et al. Consumption of blueberries with a high-carbohydrate, low-fat breakfast decreases postprandial serum markers of oxidation. Brit J Nutr. 2012; 109(09), 1670–1677.
[50] Darvin M et al. One-year study on the variation of carotenoid antioxidant substances in living human skin: influence of dietary supplementation and stress factors. Journal of Biomedical Optics, 13(4), 044028.
[51] Grosso G et al. Coffee consumption and risk of all-cause, cardiovascular, and cancer mortality in smokers and non-smokers: a dose-response meta-analysis. Eur J Epid. 2016; 31: 1191–1205.
[52] Crippa et al. Coffee Consumption and Mortality From All Causes, Cardiovascular Disease, and Cancer: A Dose-Response Meta-Analysis. Am J Epid. 2014; 180(8), 763–775.
[53] Grosso G et al. Coffee consumption and risk of all-cause, cardiovascular, and cancer mortality in smokers and non-smokers: a dose-response meta-analysis. Eur J Epid. 2016; 31: 1191–1205.
[54] Pang J et al. Green tea consumption and risk of cardiovascular and ischemic related diseases: A meta-analysis. Int J Card. 2016; 202: 967–74.
[55] U.S. Department of Agriculture, Agricultural Research Service. 2010. Oxygen Radical Absorbance Capacity (ORAC) of Selected Foods, Release 2. Nutrient Data Laboratory Home Page: http://www.ars.usda.gov/nutrientdata/orac
[56] Yashin, A et al. Antioxidant Activity of Spices and Their Impact on Human Health: A Review. Antioxidants. 2017; 6 (3): 70.
[57] Aggarwal B et al. Potential of Spice-Derived Phytochemicals for Cancer Prevention. Planta Medica. 2008; 74(13): 1560–1569.
[58] Kunnumakkara A et al. Chronic diseases, inflammation, and spices: how are they linked. J Transl Med 2018; 16:14.
[59] Aggarwal B et al. Curcumin, the golden nutraceutical: multitargeting for multiple chronic diseases. British Journal of Pharmacology. 2016; 174 (11): 1325–48.
[60] Aggarwal B. Prevention and Treatment of Lung Cancer. Lecture. 23.12.2012. Accessed via YouTube: https://www.youtube.com/watch?v=XT7vXV7MCmE
[61] SDA Database ORAC of Selected Foods, Release 2. Prepared by Nutrient Data Laboratory, Beltsville Human Nutrition Research Center (BHNRC), Agricultural Research Service (ARS), U.S. Department of Agriculture (USDA) – May 2010.
[62] Ghisleni G et al. Curcumin in Depressive Disorders. Curcumin for Neurological and Psychiatric Disorders. Neurochem Pharm Prop. 2019: 459–477.
[63] Lin B et al. Effects of anthocyanins on the prevention and treatment of cancer. Br J Pharmacol. 2016; 174(11): 1226–43.
[64] Statistischen Bundesamtes 2017. www-genesis.destatis.de
[65] Verbringen Sie mit folgenden Medien eher zu viel oder eher zu wenig Zeit? Statistika.com. 3.3.2020.
[66] Schnurrer J et al. Zur Häufigkeit und Vermeidbarkeit von tödlichen unerwünschten Arzneimittelwirkungen. Internist. 2013; 44: 889–895.

[67] Suchwort: Jürgen C Fröhlich. Wikipedia.de. 3.4.2020.
[68] Light D et al. Institutional Corruption of Pharmaceuticals and the Myth of Safe and Effective Drugs. J Law Med Ethics. 2013; 41(3): 590–600.
[69] Bis zu 20.000 Tote durch Krankenhausinfektionen. Tagesschau.de. 14.11.2019.
[70] So viele Medikamente nehmen die Deutschen. TK Gesundheitsreport 16.8.2016. www.gesundheitsstadt-berlin.de
[71] Wie Ärzte Ihre Patienten gefährden. RP-Online. 25.11.2013.
[72] Larsson S et al. Dietary Potassium Intake and Risk of Stroke: A Dose-Response Meta-Analysis of Prospective Studies. Stroke. 2011; 42(10): 2746–2750.
[73] Ochsmann E et al. Medizinstudium: Berufseinstieg bereitet vielen Absolventen Probleme. Dtsch Aerztebl. 2010; 107(14): A-654 / B-570 / C-562.
[74] Weltweite Analyse: Ärzte haben nur wenige Minuten pro Patient. Spiegel. 8.11.2017.
[75] Ornish D et al. Avoiding revascularization with lifestyle changes: the multicenter lifestyle demonstration project. The American Journal of Cardiology. 1998; 82(10): 72–76.
[76] Ornish D et al. Intensive Lifestyle Changes for Reversal of Coronary Heart Disease. JAMA. 1998 ; 280(23): 2001.
[77] Dr. Ulrich Strunz. Neue Wunder der Heilung. Thieme Verlag. 2020.
[78] Aguado T et al. Telomere Length Defines the Cardiomyocyte Differentiation Potency of Mouse Induced Pluripotent Stem Cells. Stem cell. STEMCELLS. 2017; 35: 362–373.
[79] Tucker L et al. Consumption of nuts and seeds and telomere length in 5582 men and women of the national health and nutrition Survey (NHANES). J Nutr Health Aging. 2017; 21 (3): 233–240.
[80] Zellalterung lässt sich bremsen. Der Telomer-Effekt: Nobelpreisträgerin erklärt, wie Sie das Altern hinauszögern. Focus online. 8.10.2019.
[81] Wang Q. et al. Telomere Length and All-Cause Mortality: A Meta-analysis. Ageing Res Rev.2018; 48: 11–20.
[82] Wang Q et al. Telomere Length and All-Cause Mortality: A Meta-analysis. Ageing Res Rev. 2018; 48:11-20.
[83] Haycock P. C. et al. Leucocyte telomere length and risk of cardiovascular disease: systematic review and meta-analysis. BMJ. 2014; 349: g4227.
[84] Aguado T et al. Telomere Length Defines the Cardiomyocyte Differentiation Potency of Mouse Induced Pluripotent Stem Cells. Stem cell. STEMCELLS. 2017; 35: 362–373.
[85] Willeit P et al. Leucocyte Telomere Length and Risk of Type 2 Diabetes Mellitus: New Prospective Cohort Study and Literature-Based Meta-Analysis. Plos One. 2014: 9 (11): e112483.
[86] Weisher M Short telomere length, cancer survival, and cancer risk in 47 102 individuals. J Natl Cancer Inst. 2013; 105: 459–468.
[87] Hongxia M et al. Shortened Telomere Length Is Associated with Increased Risk of Cancer: A Meta-Analysis. 2011. Plos One. 2011; 6 (6): e2046.
[88] Forero D et al. Meta-analysis of Telomere Length in Alzheimer's Disease. Gerontol A Biol Sci Med Sci. 2016; 71 (8): 1069–1073.
[89] Shivappa N et al. Association between the dietary inflammatory index and telomere length and C-reactive protein from the NHANES. Mol Nutr Food Res. 2016; 61(4).
[90] Leung C et al. Soda and cell aging: associations between sugar-sweetened beverage consumption and leukocyte telomere length in healthy adult from the NHANES study. AJPH. 2014; 104 (12): 2425–2431.
[91] Leung C et al. Soda and cell aging: associations between sugar-sweetened beverage consumption and leukocyte telomere length in healthy adult from the NHANES study. AJPH. 2014; 104 (12): 2425–2431.
[92] Astuti Y et al. Cigarette smoking and telomere length: A systematic review of 84 stu-

dies and meta-analysis. Environmental Research. 2017; 158: 480–489.
93 Freitas-Simoes et al. Nutrients, foods, dietary pattern and telomere length: Update of epidemiological studies and randomized trials. Metabolism. Metabolism. 2016; 406–515.
94 Tucker, L. Dietary Fiber and Telomere Length in 5674 U.S. Adults: An NHANES Study of Biological Aging. Nutrients. 2018; 10 (4): 400.
95 Tucker, L.A. Consumption of nuts and seeds and telomere length in 5,582 men and women of the National Health and Nutrition Examination Survey (NHANES). J Nutr Health Aging. 2017; 21: 233–240.
96 Li H et al. Nut consumption and risk of metabolic syndrome and overweight/obesity: a meta-analysis of prospective cohort studies and randomized trials. Nutr Metab. 2018; 15(1).
97 Baer, D et al. Walnuts Consumed by Healthy Adults Provide Less Available Energy than Predicted by the Atwater Factors. J Nut. 2015: 146(1): 9–13.
98 Tapsell L et al. The Effect of a Calorie Controlled Diet Containing Walnuts on Substrate Oxidation during 8-hours in a Room Calorimeter. J Am Coll Nutr. 2008; 28(5): 611–617.
99 Crippa et al. Coffee Consumption and Mortality From All Causes, Cardiovascular Disease, and Cancer: A Dose-Response Meta-Analysis. Am J Epid. 2014; 180(8), 763–775.
100 Crippa et al. Coffee Consumption and Mortality From All Causes, Cardiovascular Disease, and Cancer: A Dose-Response Meta-Analysis. Am J Epid. 2014; 180(8): 763–775.
101 Je, Y et al. Coffee Consumption and Total Mortality: A Meta-Analysis of Twenty Prospective Cohort Studies. Brit J Nutr. 2014;111(7): 1162–73.
102 Tucker, L. A. Caffeine consumption and telomere length in men and women of the National Health and Nutrition Examination Survey (NHANES). Nutr Metab. 2017; 14(1).
103 Liu JJ. Et al. Coffee Consumption Is Positively Associated with Longer Leukocyte Telomere Length in the Nurses' Health Study. J Nutr. 2016; 146: 1373–8.
104 Chan, R. et al. Chinese tea consumption is associated with longer telomere length in elderly Chinese men. Brit J Nutr, 2009; 103(01), 107
105 Mazidi M et al. Mineral and vitamin consumption and telomere length among adults in the US. Pol Arch Intern Med. 2017; 127 (2): 87–90.
106 Mazidi M et al. Mineral and vitamin consumption and telomere length among adults in the US. Pol Arch Intern Med. 2017; 127 (2): 87–90.
107 Qun Xu et al. Multivitamin use and telomere length in women Am J Clin Nutr. 2009; 89 (6): 1857–1863.
108 Brent R et al. Higher serum vitamin D concentrations are associated with longer leukocyte telomere length in women. Am J Clin Nutr: 2007; 86 (5): 1420–1425.
109 Farzaneh-Far R, Blackburn E et al. Association of Marine Omega-3 Fatty Acid Levels With Telomeric Aging in Patients With Coronary Heart Disease. JAMA. 2010; 303 (3): 250.
110 Liu, J. Et al. Plasma Vitamin D Biomarkers and Leukocyte Telomere Length. Am J Epid. 2013; 177 (12): 1411–1417.
111 Brent R et al. Higher serum vitamin D concentrations are associated with longer leukocyte telomere length in women. Am J Clin Nutr: 2007; 86 (5): 1420–1425.
112 Wang, D et al. Association of Specific Dietary Fats With Total and Cause-Specific Mortality. JAMA Int Med. 2016; 176(8): 1134.
113 Seidelmann S et al. Dietary carbohydrate intake and mortality: a prospective cohort

study and meta-analysis. Lancet Pub Health. 2018; 3: e419–28.
[114] Crous-Bou M et al. Mediterranean diet and telomere length in Nurses' Health Study: population based cohort study. BMJ. 2014; 349:g6674.
[115] Ornish D, Blackburn E et al. Increased telomerase activity and comprehensive lifestyle changes.: A pilot study. Lancet Oncol. 2008; 9 (11): 1048–1057.
[116] Ornish D et al. Changes in prostate gene expression in men undergoing an intensive nutrition and lifestyle intervention. Proc Nat Acad Sci. 2008; 105(24): 8369–8374.
[117] Ornish D et al. Effect of comprehensive lifestyle changes on telomerase activity and telomere length in men with biopsy-proven low-risk prostate cancer: 5-year follow-up of a descriptive pilot study. Lancet Oncol. 2013;14(11): 1112–20
[118] Horta B et al. Breastfeeding and intelligence: a systematic review and meta-analysis. Acta Paed. 2015; 104, 14–19.
[119] Mulder et al. Omega-3 Fatty Acid Deficiency in Infants before Birth Identified Using a Randomized Trial of Maternal DHA Supplementation in Pregnancy. PLoS ONE. 2014; 9(1):e83764.
[120] Shulkin M et al. N–3 Fatty Acid Supplementation in Mothers, Preterm Infants, and Term Infants and Childhood Psychomotor and Visual Development: A Systematic Review and Meta-Analysis. J Nutr. 2918; 148(3): 409–418.
[121] Courchesne E et al. Normal Brain Development and Aging: Quantitative Analysis at in Vivo MR Imaging in Healthy Volunteers. Radiology. 200; 216(3): 672–682.
[122] Myanga K et al. DHA shortens P300 latency in healthy persons. Int Conf on Highly unsaturated fatty acids. Barcelona, 1996. In: Simopoulos A. The Omega-3-Diet S. 89f. Harper Publishing, 1999.
[123] Khan N et al. The relation of saturated fats and dietary cholesterol to childhood cognitive flexibility. Appetite. 2015; 93: 51–56.
[124] Muldoon M et al. Serum phospholipid DHA is associated with cognitive functioning during middle adulthood. J Nutr 2010; 140: 848–853.
[125] Muldoon et al. Improved Working Memory but No Effect on Striatal Vesicular Monoamine Transporter Type 2 after Omega-3 Polyunsaturated Fatty Acid Supplementation. Plos One. October 03, 2012.
[126] Chang J et al. Omega-3 Polyunsaturated Fatty Acids in Youths with Attention Deficit Hyperactivity Disorder: a Systematic Review and Meta-Analysis of Clinical Trials and Biological Studies. Neuropsychopharmacol. 2018; 43: 534–545.
[127] Bakre A et al. Association between fish consumption and risk of dementia: a new study from China and a systematic literature review and meta-analysis. Pub Health Nutr. 2018;21(10): 1921–1932.
[128] Witte AV et al. Long-chain omega-3 fatty acids improve brain function and structure in older adults. Cerb Cortex. 2014; 11: 3059–3068.
[129] Samieri C et al. Fish Intake, Genetic Predisposition to Alzheimer Disease, and Decline in Global Cognition and Memory in 5 Cohorts of Older Persons. Am J Epid. 2017; 187(5): 933–940.
[130] Tan ZS et al. Red blood cell omega-3 fatty acid levels and markers of accelerated brain aging. Neurology. 2012; 78(9): 658–664.
[131] Pottala J et al. Higher RBC EPA + DHA corresponds with larger total brain and hippocampal volumes: WHIMS-MRI Study. Neur. 2014; 82(5): 435–442.
[132] Virtanen J et al. Circulating Omega-3 Polyunsaturated Fatty Acids and Subclinical Brain Abnormalities on MRI in Older Adults: JAHA. 2013; 2(5):000305.
[133] Scarmeas N et a. Nutrition and prevention of cognitive impairment. Lancet Neur 2018; 17:1006.
[134] Okereke O et al. Dietary fat types and 4-year cognitive change in community-dwelling older women. Ann Neur. 2012; 72(1): 124–134.

[135] Roher A et al. Intracranial atherosclerosis as a contributing factor to Alzheimer's disease dementia. Alz & Dem. 2011; 7(4): 436–444.
[136] Cao G t al. Dietary Fat Intake and Cognitive Function among Older Populations: A Systematic Review and Meta-Analysis. J Prev Alz Dis. 2019; 6: 204–211.
[137] Del Tredici K et al. Neurofibrillary changes of the Alzheimer type in very elderly individuals: Neither inevitable nor benign. Neuro Aging.2008; 29(8): 1133–1136.
[138] Roher A et al. Intracranial atherosclerosis as a contributing factor to Alzheimer's disease dementia. Alz Dem. 2011; 7(4): 436–444.
[139] ohnson E et al. Relationship between Serum and Brain Carotenoids, α-Tocopherol, and Retinol Concentrations and Cognitive Performance in the Oldest Old from the Georgia Centenarian Study. J Aging Res. 2013; 2013: 1–13.
[140] Renzi L et al. Relationships between macular pigment optical density and cognitive function in unimpaired and mildly cognitively impaired older adults. Neur Aging. 2014; 35(7), 1695–1699.
[141] Morris M et al. Nutrients and bioactives in green leafy vegetables and cognitive decline. Neurology. 2017; 90(3): e214–e222.
[142] Nooyens A et al. Diet and cognitive decline at middle age: the role of antioxidants. Br J Nutr. 2015, 113(09), 1410–1417.
[143] Barnett S et al. Macular pigment optical density is positively associated with academic performance among preadolescent children. Nutr Neuro. 2017; 1–9.
[144] Lindbergh C et al. Lutein and Zeaxanthin Influence Brain Function in Older Adults: A Randomized Controlled Trial. J Int Neuro Soc.2017; 24(01): 77–90.
[145] Devore E et al. Dietary intakes of berries and flavonoids in relation to cognitive decline. Ann Neur. 2012; 72(1): 135–143.
[146] Whyte A et al. Cognitive effects following acute wild blueberry supplementation in 7- to 10-year-old children. Eur J Nutr. 2016; 55: 2151–2162.
[147] Kent Ket al. Consumption of anthocyanin-rich cherry juice for 12 weeks improves memory and cognition in older adults with mild-to-moderate dementia. Eur J Nutr. 2017; 56: 333–341.
[148] Craddock J et al. Vegetarian-Based Dietary Patterns and their Relation with Inflammatory and Immune Biomarkers: A Systematic Review and Meta-Analysis. Adv Nutr.2019; 10(3): 433–451.
[149] Jiang X et al. Increased Consumption of Fruit and Vegatables Is Related to a Reduced Risk of Cognitive Impairment and Dementia: Meta-Analysis. Frontiers in Aging Neurosci. 2017; 9:18.
[150] Grosso G et al. Role of Omega-3 Fatty Acids in the Treatment of Depressive Disorders: A comprehensive Meta-Analysis of Randomized Clinical Trials. PLoS ONE. 2014; 9(5):e96905.
[151] Lucas M et al. Inflammatory dietary pattern and risk of depression among women. Brain Beh Im. 2014; 36: 46–53.
[152] Lindqvist D. Oxidative stress, inflammation and treatment response in major depression. Psychoneuroendocrinology. 2017; 76: 197–205.
[153] Fernandez S et al. Oxidative stress and antioxidant parameters in patients with major depressive disorder compared to healthy controls before and after antidepressant treatment: results from a meta-analysis. J Clin Psy. 2015; 76(12): 1658–1667.
[154] Dixon E. Dietary inhibitors of monoamine oxidase A. J Neural Transm. 2011; 118: 1031–1041.
[155] Beezhold B et al. Restriction of meat, fish, and poultry in omnivores improves mood: A pilot randomized controlled trial. Nutr J. 2012; 11:9.
[156] Fresán U et al. Does the MIND diet decrease depression risk? A comparison with Mediterranean diet in the SUN cohort. Eu J Nutr. 7.3.2018.

[157] Loughrey D et al. The Impact of the Mediterranean Diet on the Cognitive Functioning of Healthy Older Adults: A Systematic Review and Meta-Analysis. Adv Nutr. 2017; 8(4):571–58.
[158] Law M et al. Use of blood pressure lowering drugs in the prevention of cardiovascular disease: meta-analysis of 147 randomised trials in the context of expectations from prospective epidemiological studies. BMJ. 2009; 338: b1665–b1665.
[159] Beauchet O et al. Blood pressure levels and brain volume reduction. J Hypert. 2917; 31(8): 1502–1516.
[160] Albanese E et al. Body mass index in midlife and dementia: Systematic review and meta- analysis. Alz Dem. 2017; 8: 165–178.
[161] Larsson S et al. Dietary Potassium Intake and Risk of Stroke: A Dose-Response Meta-Analysis of Prospective Studies. Stroke. 2011; 42(10): 2746–2750.
[162] okoyama Y et al. Vegetarian Diets and Blood Pressure. A meta-analysis. JAMA. 2014; 174(4): 577.
[163] Yokoyama Y et al. Vegetarian Diets and Blood Pressure. A meta-analysis. JAMA. 2014; 174(4): 577.
[164] McDougall J et al. Effects of 7 days on an ad libitum low-fat vegan diet: the McDougall Program cohort. Nutr J. 2014; 13: 99.
[165] Miller P et al. Long-Chain Omega-3 Fatty Acids. EPA, DHA and Blood Pressure: A Meta-Analysis of Randomized Controlled Trials. Am J Hypert. 2014; 7 (79): 885–96.
[166] Kapil V et al. Dietary Nitrate Provides Sustained Blood Pressure Lowering in Hypertensive Patients: A Randomized, Phase 2, Double-Blind, Placebo-Controlled Study. Hypert. 2014;65(2): 320–327.
[167] Siervo M. Inorganic Nitrate and Beetroot Juice Supplementation Reduces Blood Pressure in Adults: A Systematic Review and Meta-Analysis. J Nutr. 2013; 143(6): 818–826.
[168] Long S et al. Effects of Vitamin and Mineral Supplementation on Stress, Mild Psychiatric Symptoms, and Mood in Nonclinical Samples. Psych Med. 2013; 75(2): 144–153.
[169] ARD Büffett 16.3.2020.
[170] Nationale Verzehrstudie II. Bundesministerium für Ernährung, Landwirtschaft und Verbraucherschutz. Max Rubner Institut. 2007
[171] Smith A. Homocysteine-Lowering by B Vitamins Slows the Rate of Accelerated Brain Atrophy in Mild Cognitive Impairment: A Randomized Controlled Trial. PLoS ONE. 2010; 5 (9): e12244.
[172] Douaud G. Preventing Alzheimer's disease-related gray matter atrophy by B-vitamin treatment. Proc Nat Acad Sci.2013; 110(23): 9523–9528.
[173] Spedding S. Vitamin D and Depression: A Systematic Review and Meta-Analysis Comparing Studies with and without Biological Flaws. Nutrients. 2014; 6: 1501–1518.
[174] Chai B et al. Vitamin D deficiency as a risk factor for dementia and Alzheimer's disease: an updated meta-analysis. BMC Neur. 2019; 19(1.)
[175] Baghai T et al. Major depressive disorder is associated with cardiovascular risk factors and low Omega-3 index. J Clin Psychiatry. 2011;72(9): 1242–7.
[176] Albert, B., Derraik, J., Cameron-Smith, D. et al. Fish oil supplements in New Zealand are highly oxidised and do not meet label content of n-3 PUFA. Sci Rep. 2015; 5: 7928.
[177] Strong J. Prevalence and Extent of Atherosclerosis in Adolescents and Young Adults Implications for Prevention from the Pathobiological Determinants of Atherosclerosis in Youth Study. JAMA. 1999; 281(8): 727.
[178] Miner M et al. Prognostic utility of erectile dysfunction for cardiovascular disease in younger men and those with diabetes. Am Heart J. 2012; 164 (1): 21–28.
[179] Siervo M. Inorganic Nitrate and Beetroot Juice Supplementation Reduces Blood Pressure in Adults: A Systematic Review and Meta-Analysis. J Nutr. 2013; 143(6): 818–826.
[180] David Cameron. The Game Changer. Netflix. 2019.

[181] US-Studie: Bei bestimmten Herzerkrankungen sind OPs oft überflüssig. Spiegel. 19.19.2019. Anmerkung Originalstudie: Mathias I et al. ISCHEMIA Trial: A Hope or a Hype for Patients with Stable Coronary Artery Disease? Am J Med. 2019

[182] Ornish D et al. Avoiding revascularization with lifestyle changes: the multicenter lifestyle demonstration project. The American Journal of Cardiology. 1998; 82(10): 72–76.

[183] Ornish D et al. Intensive Lifestyle Changes for Reversal of Coronary Heart Disease. JAMA. 1998 ; 280(23): 2001.

[184] Die NNT Seite wertet Metaanalysen aus und berechnet die „number need to treat". https://www.thennt.com/nnt/statins-for-heart-disease-prevention-without-prior-heart-disease-2/

[185] https://www.thennt.com/nnt/mediterranean-diet-for-post-heart-attack-care/

[186] https://www.thennt.com/nnt/statins-for-heart-disease-prevention-with-known-heart-disease/

[187] https://www.thennt.com/nnt/mediterranean-diet-for-heart-disease-prevention-without-known-heart-disease/

[188] Devries S et al. A Deficiency of Nutrition Education and Practice in Cardiology. Am J Med. 2017; 130 (11): 1298–1305.

[189] Grosso, G et al. Nut consumption on all-cause, cardiovascular, and cancer mortality risk: a systematic review and meta-analysis of epidemiologic studies. Am J Clin Nutr. 2015; 101(4): 783–793.

[190] Guasch-Ferré, M et al. Frequency of nut consumption and mortality risk in the PREDIMED nutrition intervention trial. BMC Med. 2013; 11: 164.

[191] Estruch, R et al. Primary Prevention of Cardiovascular Disease with a Mediterranean Diet. N Engl J Med. 2013: 368(14): 1279–1290.

[192] Del Gobbo L et al. Effects of tree nuts on blood lipids, apolipoproteins, and blood pressure: systematic review, meta-analysis, and dose-response of 61 controlled intervention trials. Am J Clin Nutr. 2015;102(6): 1347–56.

[193] Hu F et al. Effects of walnut consumption on blood lipids and other cardiovascular risk factors: an updated meta-analysis and systematic review of controlled trials. American J Clin Nutr. 2018; 109; 174-87.

[194] Baltaci Y et al. Effect of pistachio diet on lipid parameters, endothelial function, inflammation, and oxidative status: A prospective study. Nutr. 2010; 26(4), 399–404.

[195] Xiao Y et al. Effect of nut consumption on vascular endothelial function: A systematic review and meta-analysis of randomized controlled trials. Clin Nutr. 2018; 37(3): 831–839.

[196] Grosso, G et al. Nut consumption on all-cause, cardiovascular, and cancer mortality risk: a systematic review and meta-analysis of epidemiologic studies. Am J Clin Nutr. 2015; 101(4): 783–793.

[197] Del Gobbo L et al. Effects of tree nuts on blood lipids, apolipoproteins, and blood pressure: systematic review, meta-analysis, and dose-response of 61 controlled intervention trials. Am J Clin Nutr. 2015;102(6): 1347–56.

[198] Hu F et al. Effects of walnut consumption on blood lipids and other cardiovascular risk factors: an updated meta-analysis and systematic review of controlled trials. American J Clin Nutr. 2018; 109: 174-87.

[199] Baltaci Y et al. Effect of pistachio diet on lipid parameters, endothelial function, inflammation, and oxidative status: A prospective study. Nutr. 2010; 26(4), 399–404.

[200] Kosti R. Mediterranean diet, stroke, cognitive impairment, and depression: A meta-analysis. Annals of Neurology. 2013; 74(4): 580–591.

[201] Sofi F et al. Mediterranean diet and health status: an updated meta-analysis and a proposal for a literature-based adherence score. Pub Health Nutr. 2013; 17(12): 2769–2782.

[202] Grosso G et al. A comprehensive meta-analysis on evidence of Mediterranean diet and cardiovascular disease: Are individual components equal? Crit Rev Food Sci Nutr. 2013; 57(15), 3218–3232.
[203] Sacks F et al. Dietary Fats and Cardiovascular Disease: A Presidential Advisory from the American Heart Association. Circulation. 2017; 136(3): e1–e23.
[204] Aune D et al. Fruit and vegetable intake and the risk of cardiovascular disease, total cancer and all-cause mortality—a systematic review and dose-response meta-analysis of prospective studies. Int J Epid. 2017; 46(3): 1029–1056.
[205] Rautiainen S et al. Total Antioxidant Capacity from Diet and Risk of Myocardial Infarction: A Prospective Cohort of Women. Am J Med. 2012; 125(10): 974–980.
[206] Marventano S et al. Legume consumption and CVD risk: a systematic review and meta-analysis. Public Health Nutr. 2016; 20(02): 245–254.
[207] Bazzano L et al. Non-soy legume consumption lowers cholesterol levels: A meta-analysis of randomized controlled trials. Nutr Metab Cardio Dis. 2011; 21(2): 94–103.
[208] Blanco-Mejia S et al. A Meta-Analysis of 46 Studies Identified by the FDA Demonstrates that Soy Protein Decreases Circulating LDL and Total Cholesterol Concentrations in Adults. J Nutr. 2019; doi:10.1093/jn/nxz020
[209] Yan Z et al. Association between consumption of soy and risk of cardiovascular disease: A meta-analysis of observational studies. Eur J Prev Card. 2017; 24(7): 735–47.
[210] Viranda H et al. Effect of Dietary Pulses on Blood Pressure: A Systematic Review and Meta-analysis of Controlled Feeding Trials. Am J Hypert. 2014; 27: 56–64.
[211] Siri-Tarino P et al. Meta-analysis of prospective cohort studies evaluating the association of saturated fat with cardiovascular disease. Am J Clin Nutr. 2010;91: 535–46.
[212] Locker S. et al. Coconut oil – a nutty idea. British Nutrition Foundation. Nutrition Bulletin. 2016; 41: 42–54.
[213] Endlich erwiesen – Schokolade macht gutgläubig. Spiegel. 27.5.2015
[214] Eyres MF et al. Coconut oil consumption and cardiovascular risk factors in humans. Nutr Rev. 2016; 74: 267–280.
[215] Rimm E et al. Seafood Long-Chain n-3 Polyunsaturated Fatty Acids and Cardiovascular Disease: A Science Advisory From the American Heart Association. Circ. 2018; 138(1): e35–e47.
[216] Yang H. et al. Marine Omega-3 Supplementation and Cardiovascular Disease: AnUpdated Meta-Analysis of 13 Randomized Controlled Trials Involving127 477 Participants. JAHA. 2019; 8e013543.
[217] Anderson J et al. Health benefits of dietary fiber. Nutr Rev. 2009; 67(4): 188–205.
[218] Anderson J et al. Health benefits of dietary fiber. Nutr Rev. 2009; 67(4): 188–205.
[219] Anderson J et al. Health benefits of dietary fiber. Nutr Rev. 2009; 67(4): 188–205.
[220] Streppel MT et al. Dietary Fiber and Blood Pressure A Meta-analysis of Randomized Placebo-Controlled Trials. Arch Intern Med. 2005;165(2): 150–156.
[221] Post RE et al. Dietary Fiber for the Treatment of Type 2 Diabetes Mellitus: A Meta-Analysis. JABFM. 2012; 25 (1): 16–23.
[222] Wang H et al. Effects of dietary fibre type on blood pressure: a systematic review and meta-analysis of randomized controlled trials of healthy individuals. J Hypertension. 2015; 33 (5): 897-911. Eu J Clin Nutr. 2009; 63: 821–827.
[223] Wang H et al. Time- and dose-dependent effect of psyllium on serum lipids in mild-to-moderate hypercholesterolemia: a meta-analysis of controlled clinical trials. Eu J Clin Nutr. 2009; 63: 821–827.
[224] Andreson J et al. Cholesterol-lowering effects of psyllium intake adjunctive to diet therapy in men and women with hypercholesterolemia: meta-analysis of 8 controlled trials. Am J Clin Nutr. 2000; 71(2): 472–479.
[225] Levy J et al. Health Outcomes Associated with Vegetarian Diets: An Umbrella

Review of Systematic Reviews and Meta-Analyses. Clin Nutr. 2020; doi:10.1016/j.clnu.2020.02.037.
[226] ideo: https://nutritionfacts.org/video/academy-of-nutrition-and-dietetics-conflicts-of-interest/
[227] Ellsworth D et al. Intensive Cardiovascular Risk Reduction Induces Sustainable Changes in Expression of Genes and Pathways Important to Vascular Function. Circulation. 2014; 7(2): 151–160.
[228] Ornish D et al. Changes in prostate gene expression in men undergoing an intensive nutrition and lifestyle intervention. Proc Nat Acad Sci. 2008; 105(24): 8369–8374.
[229] Zhang XEffects of Magnesium Supplementation on Blood Pressure. Nov. Hypert. 2016; 68(2): 324–333.
[230] Song Y et al. Effects of oral magnesium supplementation on glycaemic control in Type 2 diabetes: a meta-analysis of randomized double-blind controlled trials. Diabetes. Diabetic Medicine. 2006; 23: 1050–1056.
[231] Guerrero-Romero F et al. Oral magnesium supplementation improves insulin sensitivity in non-diabetic subjects with insulin resistance. A double-blind placebo-controlled randomized trial. Diabetes. 2004; 30 (3): 253–258.
[232] Qu X et al. Magnesium and the Risk of Cardiovascular Events: A Meta-Analysis of Prospective Cohort Studies. PLoS ONE. 2013; 8(3):e57720.
[233] Fang X et al. Dietary magnesium intake and the risk of cardiovascular disease, type 2 diabetes, and all-cause mortality: a dose–response meta-analysis of prospective cohort studies. BMC Med. 2016; 14(1).
[234] Van Mierlo LA et al. Blood pressure response to calcium supplementation: a meta-analysis of randomized controlled trials. J Human Hypertension. 2006; 20: 571–580.
[235] Park J et al. Effect of B-vitamins on stroke risk among individuals with vascular disease who are not on antiplatelets: A meta-analysis. International Journal of Stroke. 2016; 11(2): 206–211.
[236] Dong H et al. Efficacy of Supplementation with B Vitamins for Stroke Prevention: A Network Meta-Analysis of Randomized Controlled Trials. PLOS ONE.2015; 10(9): e0137533.
[237] Chen G et al. Vitamin C Intake, Circulating Vitamin C and Risk of Stroke: A Meta-Analysis of Prospective Studies. J Am Heart Ass. 2013; 2(6):e000329–e000329.
[238] Juraschek S. Effects of vitamin C supplementation on blood pressure: a meta-analysis of randomized controlled trials. Am J Clin Nutr. 2012; 95(5): 1079–1088.
[239] Sleator R. The human superorganism – Of microbes and men. Med Hypo. 2010; 74(2):214–215.
[240] Kort, R., Caspers, M., van de Graaf, A. et al. Shaping the oral microbiota through intimate kissing. Microbiome 2, 41 (2014)
[241] Kelly J. Transferring the blues: Depression-associated gut microbiota induces neurobehavioural changes in the rat. J Psy Res. 2016; 82: 109–118.
[242] Foster J. Stress & the gut-brain axis: Regulation by the microbiome. Neuro Stress. 2017;7: 124–136.
[243] Paige N. The Effects of Probiotic Supplementation on Depressive Symptoms: A Systematic Review. Science J Clin Med. 2019; 7(1): 25–31.
[244] Clarke G. Minireview: Gut Microbiota: The Neglected Endocrine Organ. Mol Endo. 2014; 28(8): 1221–1238.
[245] Ridaura V et al. Gut Microbiota from Twins Discordant for Obesity Modulate Metabolism in Mice. Science. 2013; 341(6150): 1241214.
[246] Hahne D. Intestinale Mikrobiota: Ein „Ökosystem“ mit Potenzial. Dtsch Arztebl 2013; 110(8): A-320.

[247] Thais CA et al. Persistent microbiome alterations modulate the rate of post-dieting weight regain. Natur. 2016;540: 544–551.
[248] Jo-Jo-Effekt: Die Darmflora ist schuld. Übergewicht und Diät verändern Bakteriengemeinschaft im Darm nachhaltig. Scinexx.de. Das Wissensmagazin. URL: http://www.scinexx.de/wissen-aktuell-20879-2016-11–25.html (Stand 20.2.2017)
[249] Lawrence AD et al. Diet rapidly and reproducibly alters the human gut microbiome. Nature. 2014; 505(7484): 559–563.
[250] Qingqing Z et al. Effect of probiotics on body weight and body-mass index: a systematic review and meta-analysis of randomized, controlled trials. Int J Food Sci Nutr. 2016; 67(5).
[251] Sampson T. Gut Microbiota Regulate Motor Deficits and Neuroinflammation in a Model of Parkinson's Disease. Cell. 2016; 167(6): 1469–1480.
[252] Antushevich H. Fecal microbiota transplantation in disease therapy. Clin Chim Acta. 2020; 503: 90–98.
[253] https://www.nytimes.com/2015/10/11/opinion/sunday/should-we-bank-our-own-stool.html
[254] https://www.openbiome.org/stool-donation
[255] Tuohy K et al. The way to a man"s heart is through his gut microbiota' – dietary pro- and prebiotics for the management of cardiovascular risk. Proc Nutr Soc. 2014; 73: 172–185.
[256] Kaoutari A et al. The abundance and variety of carbohydrate-active enzymes in the human gut microbiota. Nat Rev Microbiol. 2013; 11: 497–504.
[257] Sonnenburg E. The ancestral and industrialized gut microbiota and implications for human health. Nat Rev Micro. 2019; 17: 383–390.
[258] Yano J. Indigenous Bacteria from the Gut Microbiota Regulate Host Serotonin Biosynthesis. Cell. 2015; 161(2): 264–276.
[259] David L. Diet rapidly and reproducibly alters the human gut microbiome. Nature. 2013; 505(7484): 559–563.
[260] Fava F. The type and quantity of dietary fat and carbohydrate alter faecal microbiome and short-chain fatty acid excretion in a metabolic syndrome "at-risk" population. Int J Obes. 2012; 37(2): 216–223.
[261] Sie können sich diese Vorlesung von Prof. Rob Knight auf YouTube ansehen. https://www.youtube.com/watch?v=2iKHMyWzclM
[262] Sonnenburg et al. The ancestral and industrialized gut microbiota and implications for human health. Nat Rev Microbiol. 2019; 17, 383–390.
[263] Buford T. Trust your gut: the gut microbiome in age-related inflammation, health, and disease. Microbiome 2017; 5: 80.
[264] Goldsmith J et al. The role of diet on intestinal microbiota metabolism: downstream impacts on host immune function and health, and therapeutic implications. J Gastroenterol. 2014; 49, 785–798.
[265] Tan J et al. The Role of Short-Chain Fatty Acids in Health and Disease. Adv Imm. 2014; 91–119.
[266] Sonnenburg E. Diet-induced extinctions in the gut microbiota compound over generations. Nature. 2016; 529(7585): 212–215.
[267] Hedvig E et al. Short-Term Antibiotic Treatment Has Differing Long-Term Impacts on the Human Throat and Gut Microbiome. PloS One. 2010; 5(3): e9836.
[268] Palleja A et al. Recovery of Gut Microbiota of Healthy Adults Following Antibiotic Exposure. Nature Micro. 2018; 11: 1255–65.
[269] Prof. Blazer Lecture. https://www.youtube.com/watch?v=KwK_O0ahDKo
[270] Foster J et al. Stress & the gut-brain axis: Regulation by the microbiome. Neurobiology of Stress. 2017; 7: 124–136.

[271] Rasmussen S et al. Antibiotic exposure in early life and childhood overweight and obesity: A systematic review and meta-analysis. Diab Obes Metab. 2018; 20(6): 1508–1514.
[272] Maier L et al. Extensive impact of non-antibiotic drugs on human gut bacteria. Nature. 2018; 555: 623–628.
[273] Viennois E. Dietary Emulsifier–Induced Low-Grade Inflammation Promotes Colon Carcinogenesis. Cancer Res. 2016; 77(1): 27–40.
[274] Yuan X. Gut microbiota: an underestimated and unintended recipient for pesticide-induced toxicity. Chemosphere.2019; 425–30.
[275] Chang P et a. The microbial metabolite butyrate regulates intestinal macrophage function via histone deacetylase inhibition. Proc Nat Acad Sci. 2014; 111(6): 2247–2252.
[276] Singh R et al. Influence of diet on the gut microbiome and implications for human health. J Trans Med. 2017; 15:73.
[277] De Filippis F et al. High-level adherence to a Mediterranean diet beneficially impacts the gut microbiota and associated metabolome. Gut. 2015; 65(11): 1812–1821.
[278] Vendrame S. Six-Week Consumption of a Wild Blueberry Powder Drink Increases Bifidobacteria in the Human Gut. J Agr Food Chem. 2011;59(24): 12815–20.
[279] Ozdal T. The Reciprocal Interactions between Polyphenols and Gut Microbiota and Effects on Bioaccessibility. Nutr. 2016; 8(2): 78.
[280] Kumar A et al. Beneficial Effects of Dietary Polyphenols on Gut Microbiota and Strategies to Improve Delivery Efficiency. Nutrients. 2019; 11(9): 2216.
[281] Anmerkung: Die untersuchten Jäger& Sammler des weltweiten Mikrobiom-Projektes produzierten 4-mal mehr kurzkettige Fettsäuren mit einer Zufuhr mit 100mg Ballaststoffen.
[282] Vorlesung Prof. Sonnenburg: https://www.youtube.com/watch?v=EAvL0md46_M
[283] Ho H et al. The effect of oat β-glucan on LDL-cholesterol, non-HDL-cholesterol and apoB for CVD risk reduction: a systematic review and meta-analysis of randomised-controlled trials. Brit J Nutr. 2016;116(08): 1369–1382.
[284] Keenan MJ et al. Role of resistant starch in improving gut health, adiposity, and insulin resistance. Adv Nutr. 2015;6(2): 198–205.
[285] Ludwig D et a. High Glycemic Index Foods, Overeating, and Obesity. PEDIATRICS. 1999; 103.
[286] Vinson J et al. Analysis of Popcorn (for Antioxidant Capacity and Total Phenolic Content. Antioxidants. 2019; 8(1): 22.
[287] Buck K. Metaanalyses of lignans and enterolignans in relation to breast cancer risk. Am J Clin Nutr. 2010; 92(1): 141–153.
[288] Calado A et al. The Effect of Flaxseed in Breast Cancer: A Literature Review. Front Nutr. 2018; 5.
[289] Coronary Heart Disease and Dietary Carbohydrate, Glycemic Index, and Glycemic Load: Dose-Response Meta-analyses of Prospective Cohort Studies. 2019; 3: 52–69.
[290] McRorie J. Evidence-Based Approach to Fiber Supplements and Clinically Meaningful Health Benefits, Part 2. Nutr Today.2015; 50(2): 90–97.
[291] McRorie J. Evidence-Based Approach to Fiber Supplements and Clinically Meaningful Health Benefits, Part 1. Nutr Today. 2015; 50(2): 82–89.
[292] Jovanovski E et al. Effect of psyllium fiber on LDL cholesterol and alternative lipid targets, non-HDL cholesterol and apolipoprotein B: a systematic review and meta-analysis of randomized controlled trials. Am J Clin Nutr. 2018; 108(5): 922–32.
[293] Brum J et al. Meta-Analysis of Usefulness of Psyllium Fiber as Adjuvant Antilipid Therapy to Enhance Cholesterol Lowering Efficacy of Statins. Am J Card. 2018; 1169–74.
[294] Cain C et al. The effect of psyllium supplementation on blood pressure: a systematic review and meta-analysis of randomized controlled trials. Kor J Med. 2020; 19.

[295] Darooghegi M et al. The effects of psyllium supplementation on body weight, body mass index and waist circumference in adults: A systematic review and dose-response meta-analysis of randomized controlled trials. Crit Rev Food Sci Nutr. 2019; 1–14.
[296] Ursoniu S et al. Effects of flaxseed supplements on blood pressure: A systematic review and meta-analysis of controlled clinical trial. Clin Nutr. 2016; 35(3): 615–25.
[297] Mohammadi M et al. The effect of flaxseed supplementation on body weight and body composition: a systematic review and meta-analysis of 45 randomized placebo-controlled trials. Obes Revi. 2018; 18(9): 1096–1107.
[298] Hadi A et al. Effect of Flaxseed Supplementation on Lipid Profile: An Updated Systematic Review and Dose-Response Meta-Analysis of Sixty-Two Randomized Controlled Trials. Pharm Res. 2020; 152:104622.
[299] Ravinder et al. Human-Origin Probiotic Cocktail Increases Short-Chain Fatty Acid Production via Modulation of Mice and Human Gut Microbiome. Sci Rep. 2018; 8 (1): 1–15.
[300] Chan C et al. Preventing Respiratory Tract Infections by Synbiotic Interventions: A Systematic Review and Meta-Analysis of Randomized Controlled Trials. Advances in Nutrition. Adv Nutr. 2020; 00: 1–10.
[301] King S. Does probiotic consumption reduce antibiotic utilization for common acute infections? A systematic review and meta-analysis. Eu J Pub Health. 2019; 29: 494–99.
[302] Alexander C al. Efficacy of Prebiotics, Probiotics, and Synbiotics in Irritable Bowel Syndrome and Chronic Idiopathic Constipation: Systematic Review and Meta-Analysis. Am J Gastro. 2014; 109: 1547–61.
[303] Bibbins K et al. Projected effect of dietary salt reductions on future cardiovascular disease. N Engl J Med.2010; 362: 590–9.
[304] He F. Salt Reduction to Prevent Hypertension and Cardiovascular Disease. J Am Col Card. 2020; 75(6): 632–47.
[305] Chapman M et al. Health Benefits of Probiotics: Are Mixtures More Effective than Single Strains? Eur J Nutr. 2011; 50: 11–17:
[306] Santoro A. Gut microbiota changes in the extreme decades of human life: a focus on centenarians. Cell Mol Life Sci. 2017;75(1): 129–148.
[307] De Filippis F et al. High-level adherence to a Mediterranean diet beneficially impacts the gut microbiota and associated metabolome. Gut. 2015; 65(11): 1812–1821.

Impressum
2. Auflage 2024

Cover, Layout und Satz: Gerzmann-Design. Cartoons: Marek Blaha; Sreejith U.

ISBN 978-3-948319-00-7

Fotorechte
Cover: Shutterstock: Watchara
Innenteil nach Seiten: Adobe Stock: 6,7, 27, 47, 81, 203fresh idea; 61 kolesnikoserg, New Africa; dule964, LumenST, Yeti Studio; nipaporn; AlenKadr; Mara Zemgaliete; 77 eestingnef; 160 Elymas; 237 michael_art. Shutterstock: 6, 7, 8, 9, 17, 69, 101, 133, 167 Lightspring; 177, 186 Teguh Mujino; 208 watchara. 219 Bildnr. 609286937. Mit freundlicher Genehmigung: 19 Dr. Friedrich A.G; 112 Alex Roher; 141 Caldwell Esselstyn; 179 Kristen Earle, Gabriel Billings, KC Huang, Justin Sonnenburg, Stanford University; 161 Dean Ornish; 31, 50, 54, 87, 138 Andreas Jopp. 219 ClipartKey.

Wichtiger Hinweis
Die hier dargestellten Inhalte dienen ausschließlich zur Information. Die Ratschläge und Informationen im Buch wurden vom Autor und vom Verlag nach bestem Wissen und Gewissen erarbeitet und sorgfältig geprüft. Sie bieten jedoch keinen Ersatz für kompetenten medizinischen Rat. Jede Leserin und Leser ist für ihr/sein eigenes Handeln selbst verantwortlich. Alle Angaben in diesem Buch erfolgen daher ohne jegliche Gewährleistung oder Garantie seitens des Autors und des Verlages. Eine Haftung des Autors bzw. des Verlages und seiner Beauftragten für Personen-, Sach- und Vermögensschäden ist ausgeschlossen.